国医大师谈食物保健

主　编　　柴嵩岩　刘清泉

副主编　　黄玉华　丁　毅

编　委　　（按姓氏笔画排序）

王　鹏　　王伏生　　刘玉超

刘宝利　　刘菁源　　杜　元

杜　琨　　李　敏　　李云晴

张歆竹　　陈远哲　　郭菲宇

程五中　　谭佐霖　　谭晓婷

人民卫生出版社

·北京·

图书在版编目（CIP）数据

国医大师谈食物保健 / 柴嵩岩，刘清泉主编.
北京 ： 人民卫生出版社，2025. 1. -- ISBN 978-7-117
-37442-2

Ⅰ. R247. 1

中国国家版本馆CIP数据核字第2025BS9265号

人卫智网	www.ipmph.com	医学教育、学术、考试、健康，
		购书智慧智能综合服务平台
人卫官网	www.pmph.com	人卫官方资讯发布平台

国医大师谈食物保健
Guoyi Dashi Tan Shiwu Baojian

主　　编：柴嵩岩　刘清泉
出版发行：人民卫生出版社（中继线 010-59780011）
地　　址：北京市朝阳区潘家园南里 19 号
邮　　编：100021
E - mail：pmph @ pmph.com
购书热线：010-59787592　010-59787584　010-65264830
印　　刷：北京汇林印务有限公司
经　　销：新华书店
开　　本：710 × 1000　1/16　印张：25
字　　数：408 千字
版　　次：2025 年 1 月第 1 版
印　　次：2025 年 2 月第 1 次印刷
标准书号：ISBN 978-7-117-37442-2
定　　价：118.00 元

打击盗版举报电话：**010-59787491**　E-mail：WQ @ pmph.com
质量问题联系电话：**010-59787234**　E-mail：zhiliang @ pmph.com
数字融合服务电话：**4001118166**　E-mail：zengzhi @ pmph.com

前言

药食同源是中药学的一大特色，改革开放以来，国务院卫生行政部门共发布了三批次按照传统既是食品又是中药材的名单，共102种。同时，随着人民生活水平的提高，各种新的食物也不断出现在日常的餐桌上，如何科学、安全、合理地应用这些食物，并从中医的角度指导群众养生保健，也是新时期普通大众读者的迫切需求。

《国医大师谈食物保健》系以《中医谈食物保健》为雏形修改完善而成。《中医谈食物保健》一书已经问世数十载，是一本集专业与科普知识于一身的小册子，向人民群众普及中医理论指导下的食物保健知识，深受欢迎。3年前，刘清泉院长知悉我曾参与《中医谈食物保健》的编写，就和我商讨一同完善内容后重新出版的相关事宜。他觉得此书内容一定会惠及众多读者，对于宣传中医、提高居民健康水平都是实实在在的工作。因此，我就和刘院长一起，带领我的几位徒弟和几位年轻的同事，共同开始了编写工作。

本书总体沿用《中医谈食物保健》的体例架构，共介绍了约160种食物，分为粮油、肉、禽、蛋、蔬菜、果品、水产、茶、酒、调味品等，从中医经典古籍的历代论述、中药的药性、常用养生保健处方，以及近年来现代营养学和医学等学科的最新研究成果几个方面介绍每一种食物，同时在本书的最后一章总结了中医理论指导下的饮食配伍禁忌，从正反两个方面告知读者。同时，考虑到主要读者群体和阅读习惯，我们严格控制篇幅，力争做到精炼准确。书中提到的一些经验和事例，均来自我带领的编写团队的临床经验，更加能突出"中医谈食物保健"的中医特色。

感谢刘清泉院长在百忙中对于本书出版所给予的悉心指导，感谢全体编委大量细致的工作，让本书得以顺利完成，早日与读者见面。

我本来是一名临床医生，经过几十年临床工作，获得了一些初步的经验体会，不揣冒昧，以飨读者。其中定有谬误之处，请读者指正。

2024 年 10 月

目录

第七章　水产类

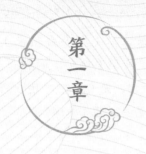

第一章

粮油类

粳米

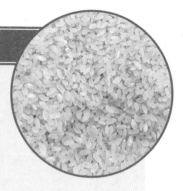

粳米，又名大米、粳粟米（即今白稻米）、稌、嘉蔬等，为禾本科植物稻（粳稻）的种仁，在我国南北方均有广泛种植，是日常不可缺少的食粮。入药以陈久多年者为佳（图1-1）。

图1-1　粳米

历代论述

粳米用于治疗疾病有很长的历史，汉代张仲景《伤寒论》中的白虎汤即是由粳米加生石膏、知母、甘草组成。白虎汤除热生津，主治阳明热盛，口干舌燥、烦渴引饮、面赤恶热、大汗出、脉洪大有力或滑数诸症，至今为现代临床所沿用。桃花汤、竹叶石膏汤中，粳米也有应用，《本草蒙筌》论述粳米"少阴证，桃花汤每加，取甘以补正气也。竹叶石膏汤频用，取甘以益不足焉。白虎汤入手太阴，小同甘草用者，取甘以缓之，使不速于下尔"。粳米也作为附子粳米汤的成分之一出现，《长沙药解》中记载粳米"入太阴而补脾精，走阳明而化胃气，培土和中，分清泌浊，生津而止燥渴，利水而通热涩"。其在附子粳米汤中，可起到补脾胃和中之效。《得配本草》记载粳米"甘，平，得天地中和之气，同造化生育之功。和五脏，通血脉，壮筋骨，长肌肉"。

分　类

粳米有早、中、晚之分，《本草纲目》："北粳：凉；南粳：温；赤粳：热；白粳：凉；晚白粳：寒；新粳：热；陈粳：凉。"晚收色白者得金气多，性凉入肺，清热除烦，解渴，凉血，利便。粳米粉，扑自汗不止。关于早、中、晚粳米的入药和功用，李时珍在《本草纲目》中这样解释："北方气寒，粳性多凉，八九月收者即可入药。南方气热，粳性多温，惟十月晚稻气凉乃可入药。迟粳、晚粳得金气多，故色白者入肺而解热也。早粳得土气多，故赤者益脾而白者益胃。"

药　性

粳米性味甘平，入脾、胃二经，有健脾养胃，止渴除烦，固肠止泻之功。主治肠胃不和，暑日吐泻，小便不畅，烦渴等症。

附　方

1. 腹泻　粳米磨成米粉，炒至焦黄，每服 4 ~ 6g。
2. 小儿吐乳　粳米 15g 炒至焦黄，水煎服用，连服数日。
3. 肠风下血　粳米 30g、柿蒂 7 个，水煎服。
4. 霍乱吐泻，烦渴欲绝　粳米 200g 磨粉，冲水后加入 100g 竹沥，一次服用。
5. 治赤痢热躁　粳米 100ml。水研取汁，入油瓷瓶中，蜡纸封口，沉井底一夜，平旦服之。(《普济方》)
6. 治受胎未足，初生无皮，色赤，但有红筋　早白米粉扑之。(《圣济总录》)

注--

　　粳米可以炒、蒸、煮食用，而不可生吃，古人有"凡人嗜生米，久成米瘕，治之以鸡屎白，不可和苍耳食，令人卒心痛，急烧仓米灰，和蜜浆服之，不尔即死"之记载，应引起注意。制作米粥时不可放碱，碱能破坏粳米中的维生素 B_1；制作米饭时要"蒸"，不要"捞"，捞饭会损失掉大量维生素；糖尿病患者不宜多食粳米。清代医家王士雄曰："炒米虽香，性燥助火，非中寒便泻者忌之。"

现代研究

　　现代研究发现，粳米米糠层的粗纤维分子，有助胃肠蠕动，对胃病、便秘、痔疮等疗效很好；能提高人体免疫功能，促进血液循环，降低胆固醇，从而降低患高血压、心脏病和中风的概率；能预防糖尿病、脚气病和便秘等疾病；能防止一些过敏性皮肤病的发生。有研究认为粳米有抗衰老的功效，其大米蛋白可酶解制备生物活性肽，其中的抗氧化肽有一定的抗衰老功效。马俊等认为大米中的大米多肽具备预防机体衰老、增强机体抗疾病能力的作用。

附：谷芽

谷芽是经发芽干燥后的粳稻颖果，为淡黄色或灰黄色的颗粒，扁长椭圆形，两头尖，先端遗留着弯曲的胚芽，基部有长短不定的须根，内部种子破碎面为灰白色的粉质。药用分生用和炒用。

历代论述

《本草纲目》言其"快脾开胃，下气和中，消食化积"。《本经逢原》言其"启脾进食，宽中消谷而能补中"。谷芽消食和胃之力较大，麦芽、山楂为缓，故有促消化而不伤胃气之特点。

药　性

谷芽性味甘、平，入脾、胃经，有消食和中、健脾开胃之功。

附　方

1. 食积，消化不良　炒谷芽、生山楂（或大麦芽）各10g，水煎服。
2. 脚气病　生谷芽、生麦芽各30g，水煎服。

附：饭锅粑

饭锅粑又叫饭焦，是人们焖饭时在锅底部的焦黄饭粑，吃起来焦脆而且香甜。饭锅粑性味甘、温，无毒，入肠、胃二经，有助消化、厚肠胃、止泄泻的作用，主治消化不良、食滞成积诸症以及久泻不愈。

附　方

1. 脾胃虚弱、消化不良，久泻不愈　焦黄饭锅粑500g、焦山楂100g、山药200g，砂仁50g，共为细末，每服10g，以白糖水调服，每日两次，连服数日。
2. 食滞成积、消化不良、水泻不止　饭锅粑炒成炭、研末，每服5～10g。
3. 脾胃虚弱、胃脘饱胀、食欲不振　焦饭锅粑60g，砂仁、小茴香、橘皮、花椒、白术各6g，共为细末，每服6g。

附：粳米泔

粳米泔为淘洗粳米时第二次滤出之米泔水。

历代论述

《本草纲目》称其"清热，止烦渴，利小便，凉血"，"淅音锡，洗米也；潘，汁也；泔，甘汁也。第二次者，清而可用，故曰淅二泔"。

药　　性

甘、寒，无毒，清热凉血，利小便。治热病烦渴，吐血，衄血，风热目赤。

附　　方

1. 治吐血鼻衄　陈红米泔水一盏，温服。(《普济方》)
2. 治鼻衄　时进淅二泔，仍令其以麻油滴入鼻，或以萝卜汁滴入亦可。(《证治要诀》)
3. 治眼风热，赤甚　以淅二泔，睡时冷调洗肝散或菊花散服。(《证治要诀》)
4. 治酒渣鼻　淅二泔，食后用冷饮。外用硫黄入大菜头内碾涂之。(《证治要诀》)
5. 治服药过剂及中毒烦闷欲死　青粳米取其沉汁1 500ml饮之。(《备急千金要方》)

附：粳谷奴

又名稻曲菌、丰年谷、丰年穗等，为真菌类子囊菌纲肉座目麦角科粳谷奴，以菌核入药。

历代论述

《本草纲目》称其"清热，止烦渴，利小便，凉血"。

药　　性

味咸，性平，归肺经，清热，解毒，利咽。主喉痹，咽喉肿痛。

附　方

治走马喉痹，烧研，酒服 3g。（《备急千金要方》）

糯米

糯米，又名稻米、江米、元米，为禾本科植物糯稻的去壳种仁，《字林》中说："糯，粘稻也。"（图 1-2）

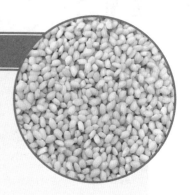

图 1-2　糯米

历代论述

糯米可用于治疗多种疾病，可煮水研末，还可熬糖入药。东汉张仲景所著《伤寒论》中的小建中汤，有温中补虚、和里缓急之功，其成分为桂枝、芍药、生姜、甘草、大枣与胶饴，明代陈嘉谟认为此胶饴就是糯米熬饧而成。《本草备要》记载"糯米酿酒则热，熬饧尤甚。饧即饴糖，润肺和脾，化痰止嗽。仲景建中汤用之，取其甘以补脾缓中"。《本草备要》记载糯米"补脾、肺虚寒，坚大便，缩小便，收自汗（同龙骨、牡蛎为粉，能扑汗），发痘疮（解毒化脓）"。

分　类

糯米分为籼糯米和粳糯米。籼糯米质软，多用于酿酒，粳糯米口感甜腻，常用于制作食物。

药　性

糯米性味甘温，入肺、脾、胃经，有补益中气，健脾和胃，缩尿敛汗之功，可用于治疗脾胃虚寒之泄泻、消渴多尿、气虚自汗、劳心吐血等病症。《本草易读》称其"坚大便而缩小便，收自汗而发痘疮"。

附　方

1. 噤口痢　糯米 100g，炒出白花去米壳后拌入姜汁，再炒制为末，以白汤送服。

2. 久泻久痢，饮食减少　糯米 60g，清水浸泡一夜后，炒熟为米粉，拌 30g 山药。

3. 鼻衄　糯米炒黄后为末，吹入鼻中。

4. 霍乱烦渴、消渴欲饮　糯米 30g，蜂蜜 10g，水煎服。

5. 糖尿病，消渴不止　用糯米爆成的米花 30g，桑根白皮 30g，水煎服。

6. 治自汗不止　糯米、小麦麸（同炒）。为末，每服三钱，米饮下，或煮猪肉点食。（《本草纲目》）

7. 治虚劳不足　糯米入猪肚内蒸干，捣作丸子，日日服之。（《本草纲目》）

8. 治腹痛　糯米 750～1 500g，炒极热，盛长袋中，缚于痛处，细研八角、茴香 10g，以盐酒随时之。（《摄生众妙方》）

9. 治妊娠胎动，腹痛，或下黄赤汁　糯米 3g，黄芪 15g（锉），川芎 15g（锉），分温三服。（《太平圣惠方》）

10. 治小儿头上生疮及肥痂疮　糯米饭烧灰，入轻粉，清油调敷。（《普济方》）

11. 治小儿泄泻，日久不止，及男妇脾泄　糯米 300g（姜汁浸一宿炒熟），山药 250g（炒黄）。为末，加大椒末 3g，和匀，瓷罐收贮，每服 3～6g，赤砂糖汤调化下。（《婴童类萃》）

12. 治妊娠胎动不安　糯米 15g，阿胶 15g（捣碎，炒令黄燥，捣为末）。先煎糯米作粥，临熟下胶末，搅匀食之。（《太平圣惠方》）

13. 治龙缠疮，身上生疮如粟米大，成块成路极痛者　取糯米不拘多少，浸胀擂浆，淀粉搭之。（《片玉心书》）

14. 治病后津液燥少，大便不通　糯米 6g（炒灰存性研细），猪胆一枚，取汁，砂糖少许。上三味，和研如膏，纳少许入下部，立通。

15. 治鼻衄不止　糯米 150g。捣罗为散，冷水调下 6g。（《圣济总录》）

16. 治虚寒腰痛　糯米炒热，袋盛之，熨痛处，内用八角、茴香研末，酒服下。（《华佗神医秘传》）

17. 治三消渴利　糯谷（旋炒作爆蓬），桑根白皮（厚者，切细）等份。上每用
　　称 30g，水一大碗，煮取半碗，渴则饮，不拘时。(《三因极一病证方论》)

18. 治鹤膝风　糯米煮饭，酒并曲三味共捣，敷痛处。(《万氏秘传外科心法》)

19. 下乳汁　糯米、莴苣子各 6g 并淘洗，生甘草 15g。上煎汁一升，研药令细，
　　去渣，分作三服。(《医学纲目》)

20. 治大病后，虚汗出不禁　粱粉、豉各等份（炒焦），故竹扇如掌大（烧灰）。
　　上合捣，以绢囊盛，粉身。(《普济方》)

注

　　糯米性质黏滞，难以消化，易生积滞，病人及儿童应少食。多食则易发湿热、
动痰火、损齿，久食易心悸。《本草拾遗》："久食令人身软，缓人筋也。小猫、犬
食之，亦脚屈不能行。马食之，足重。妊妇杂肉食之，令子不利。"《得配本草》：
"多食昏五脏，缓筋骨，发风气，生湿热。素有痰热风病，及脾病不能转输，食之
最能发病成积。病患及小儿，最宜忌之。"

现代研究

　　糯米营养成分丰富，除了水、蛋白质、脂肪和糖类外，还可以提供铁、
锰、铜、锌、钙等微量元素。一项泰国研究表明，糯米糠提取物可以通过减轻
炎症反应和细胞增殖，有效抑制大鼠早期肝癌的发生。

附：糯稻根

　　近年来，临床实践证明，糯稻根有治虚汗、多汗和治疗血丝虫、乳糜尿的
作用。

药　性

　　味甘，性平。养阴，止汗，健胃。用于自汗，盗汗，肝炎。

附　方

1. 自汗、盗汗、多汗　糯稻根 30 ~ 60g、红枣 4 ~ 6 枚，水煎服；或用糯稻根
　　60g、浮小麦 30g，水煎服。

2. 血丝虫、乳糜尿　糯稻根 60 ～ 120g，水煎服。

3. 百日咳　陈年糯稻根 60g，水煎后加入冰糖 30g，内服。

附：糯稻草

糯稻草即糯秆。

附　方

1. 肝炎　糯稻草 60g，水煎服。

2. 跌打损伤、痔核肿痛　糯稻草烧灰淋汁，黄酒调后外用。

小米

小米又称粟子、稞子、秫米等，为去壳后的禾本科植物粟子的种子（图1-3）。

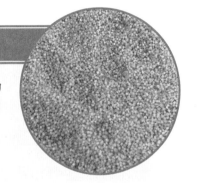

图1-3　小米

历代论述

《神农本草经》记载小米"主养肾气，去胃脾中热，益气"，早在《黄帝内经》中，便记载小米为半夏秫米汤中的药物，"补其不足，泻其有余，调其虚实，以通其道而去其邪"，有化痰和胃之功用，对痰饮内阻、胃气不和之失眠有很好的疗效。《本草撮要》中记载小米"功专补虚损，益丹田，开脾胃，利小便，治反胃热痢"。

药　性

甘、咸、凉，归脾、胃、肾经。陈者苦寒。

附 方

1. 肺病　粟米为肺之谷，宜常食。

2. 胃弱消化不良、失眠　粟米 10 ～ 15g、制半夏 5g，水煎服。

3. 孕妇带下如黄水或豆汁　粟米、黄芪各 30g，水煎分 3 次服用。

4. 反胃吐食　将小米舂粉制水丸，以米醋送服。

5. 治赤白痢，下水谷，食不消　煮粟米粥，和曲末 2ml，日四五服。（《卫生易简方》）

注

　　小米与杏仁同食，易令人呕吐腹泻。气滞者、胃冷者不宜食用，故小米炒后入药可减少涩滞之弊。

现代研究

　　小米营养丰富，含有多种维生素、蛋白质、脂肪、糖类及钙、磷、铁等人体所必需的营养物质。小米中的多酚提取物具有较强的抗氧化能力，能够有效清除 ABTS 自由基 ［2, 2′ –Azino–bis–（3–ethylbenzothiazoline–6–sulfonic acid）diammonium salt］、DPPH 自由基（1, 1–diphenyl–2–picryl–hydrazyl radical）和超氧阴离子自由基。小米的多酚提取物还能有效抑制癌细胞的增殖。

高粱

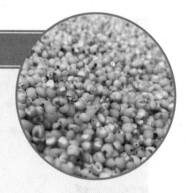

　　高粱又称蜀黍、芦粟、蜀秫、芦穄、荻粱等，其籽粒可食用、制糖、制酒，也可入药（图 1-4）。

图 1-4　高粱

历代论述

《得配本草》中记载高粱"甘涩，温，调中益气，涩肠胃，止霍乱"。高粱有止霍乱的功效，其机理在于利小便以实大便，《本草乘雅半偈》中这样论述："黍为心谷，蜀黍色赤气温，又属手太阳小肠心之腑药矣。小肠腑主泌水谷，调水道输膀胱，传谷魄下大肠，水谷既分，霍乱遂定。"

药　　性

高粱味甘、涩，性温，入脾、胃、肺经，有健脾止泻、化痰安神的功效。主治脾虚泄泻，霍乱，痰湿咳嗽，失眠多梦等症。

附　　方

1. 膝痛、足跟痛　高粱根 7 个，煎汤去渣，汤煮鸭蛋 2 个，加糖少许内服。
2. 四肢无力、周身倦怠　高粱根水煮代茶饮，频服。
3. 小便不通、浮肿气短　红高粱根 60g，萹蓄草 30g，灯芯草 6g，水煎服。
4. 尿闭　高粱裤（高粱秆上的叶）5 个，加红糖水煎服。
5. 小儿腹泻、痢疾　高粱花炒黄研末，每日 5g，红糖水冲服；或高粱米 6g 炒黄，石榴皮 15g，水煎服。
6. 高血压　高粱穗、茜草、茶叶、红糖各 5g，代茶饮。
7. 治小儿消化不良　红高粱 30g，大枣 10 个。大枣去核炒焦，高粱炒黄，共研细末。2 岁小孩每服 6g；3 ～ 5 岁小孩每服 9g，每日服 2 次。(《中草药新医疗法资料选编》)

注
糖尿病便秘及燥热体质者不宜食用。

现代研究

高粱中含有丰富的营养物质和有益健康的酚类化合物。高粱中含有的酚类物质种类丰富，主要由酚酸、3- 脱氧花色素和缩合单宁组成。研究表明，高粱的酚类化合物在体外具有有效的抗氧化活性，食用高粱全谷物可以改善肠道健康，降低患慢性疾病的风险。

大麦

　　大麦，属禾本科大麦属一年生草本植物，又名牟麦、饭麦、赤膊麦，是世界上第五大耕作谷物，在世界种植作物中，大麦的种植总面积和总产量仅次于小麦、水稻、玉米，而居第四位，也是中国主要的粮食和饲料作物之一。大麦在中国是个古老的作物。我国是世界上栽培大麦最早的国家之一，青藏高原是大麦的发祥地。据考证，早在新石器时代中期，古羌族（居住在青海）就已在黄河上游开始栽培，距今已有5 000年的历史。大麦的成熟果实经发芽干燥所形成的炮制加工品可以用作中药，称为麦芽。

历代论述

　　大麦功专充实脏腑，令人多肥，作为古代劳动人民补充营养的优选，被称为"五谷之长"，如《吴普本草》："大麦一名麦，五谷之长也。"《本草纲目》："久食，令人肥白，滑肌肤。为面，胜于小麦，无躁热……久食，头发不白。"

药　性

　　咸，温，微寒。入脾经。止渴除热，益气调中，补虚养血，消食止泻，充实脏腑，滑肥肌肤。

附　方

1. 卒患淋痛　大麦三两煎汤，入姜汁、蜂蜜，代茶饮。（《太平圣惠方》）
2. 小便不通　陈大麦秸煎汁，服之。（《本草易读》）
3. 外用治烫伤　大麦炒黑为末，油和敷之。

注

　　久服宜人，但不可暴食，若暴食后觉脚弱，为下气故也。熟食则有益，带生则冷而损人。石蜜为之使。孕妇勿食，恐堕胎元。虚者少煎，防消肾水。

现代研究

大麦具有"三高二低"的特点，即高蛋白、高膳食纤维、高维生素、低脂肪、低糖，可以通过减少食欲和延缓食后葡聚糖的消化吸收而控制糖尿病。大麦中所含的脂肪主要为不饱和脂肪酸，钙、磷、铁、镁等矿物质元素含量均高于大米和小麦粉，对于促进幼儿和青少年成长发育，促进人体纤维蛋白溶解、血管扩张，抑制凝血酶的生成，降低血清胆固醇具有一定疗效。

附：麦芽

由大麦成熟果实经发芽干燥而成，生麦芽功偏消食健胃，炒用多用于回乳消胀。麦芽又名"麦蘖""大麦蘖""穬麦"等，药用历史悠久，始载于陶弘景的《名医别录》，在《药性论》《新修本草》《本草纲目》《本草拾遗》《中华人民共和国药典》中均有记载。

历代论述

《本草新编》提及为何麦芽可以消米食而米谷不行："不知麦芽虽与米谷同类，而气味相克，麦钟四时之气，而尤得夏气俱多，米谷则得秋气者也。夏气克秋，米谷逢麦，犹秋得夏气也，安得不消化乎。"为何小麦不能消米食？"大麦得夏之初气，小麦得夏之中气，初气克削，中气和平。故大麦消谷，而小麦养胃。"亦提及：为何多食小麦面不能消痰？因大麦与小麦性殊，小麦养人而大麦伤人，且未发芽之大麦性静，已发芽之大麦性动，动则变，变则化，可消痰。

药　性

甘，平。入脾、胃经。行气消食，健脾开胃，和中宽肠，散气破血，通乳落胎。化一切米面果食，消诸般胀结痰气。

附　方

1. 乳胀　水煎麦芽 9g，服之立效。
2. 胀饱　麦芽同莱菔子煎服。

3. 谷劳　嗜卧，饱食便卧，四肢烦重，大麦芽 45g、花椒 15g、干姜 45g，切末炒，白汤下 6g。(《本草易读》)

注

麦芽有通乳落胎的功效，孕妇禁用。

现代研究

麦芽中 α 淀粉酶和 β 淀粉酶的含量很高，有助于淀粉分解成麦芽糖，帮助机体吸收。从炒麦芽水煎剂中提取出一种胰淀粉酶激活剂，经鉴定为硝酸钙（带有少量氯化钠）。该激活剂可以解释炒麦芽水煎剂的助消化作用。有研究发现麦芽煎液对胃酸与胃蛋白酶的分泌有轻度的促进作用。

附：大麦面

大麦成熟果实磨粉。

药　性

咸，温，微寒。入脾经。平胃止渴，消食除胀，宽胸下气，凉血进食。久食，头发不白。和针砂、没石子等，染发黑色。

附　方

1. 食饱胀烦　大麦面炒香，白汤下，以愈为度。
2. 小儿伤乳　胀烦欲睡，大麦面微炒，水下一钱 (《本草易读》)。
3. 食饱烦胀但欲卧者　大麦面熬微香，每白汤服方寸匕。(《肘后备急方》)。
4. 膜外水气　大麦面、甘遂末各半两，水和做饼，蒸熟食用。(《圣济总录》)。

注

大麦面较小麦面无燥热，可平胃解渴。(《本草蒙筌》)

小麦

　　小麦，禾本科植物，是一种在世界各地广泛种植的谷类作物，小麦的颖果是人类的主食之一，磨成面粉后可制作面包、馒头、饼干、面条等食物，发酵后可制成啤酒、酒精、白酒（如伏特加），或生物质燃料。小麦是三大谷物之一，几乎全作食用，仅约有1/6作为饲料使用。

历代论述

　　两河流域是世界上最早栽培小麦的地区，中国是世界较早种植小麦的国家之一。小麦作为药物，从唐代《新修本草》即有记载："……主除热，止燥渴，咽干，利小便，养肝气，止漏血、唾血。"汉代张仲景《金匮要略》："妇人脏躁，喜悲伤欲哭，象如神灵所作，数欠伸者，甘麦大枣汤主之。"甘麦大枣汤即是由小麦加甘草、大枣组成，主治脏躁，症见精神恍惚，常悲伤欲哭，不能自主，心中烦乱，睡眠不安，甚则言行失常，呵欠频作，舌淡红苔少，脉细微数，可养心安神、和中缓急，至今为现代临床所应用。

分　类

　　新麦性热，陈麦平和。小麦带皮气寒，去皮气热。小麦秋种夏熟，受四时气足，兼有寒热温凉。故麦凉、曲温、麸冷、面热。

药　性

　　小麦性味甘、凉，入心、肝、脾、肾经，有养心益脾、除烦止渴、利尿之功，治妇女脏躁，精神不安、烦热、消渴、口干和泄泻、热淋、小便不利诸症，外用治痈肿、外伤、烫伤。

附　方

1. 妇人脏躁，喜悲伤欲哭　甘草三两，小麦一升，大枣十枚。上三味，以水六升，煮取三升，温分三服。（《金匮要略》）

2. 心悸，怔忡不安，失眠，自汗盗汗　小麦 30 ～ 60g，粳米 90g，大枣 5 枚。将小麦洗净煮熟，捞出小麦取汁，再放粳米、大枣同煮；或先将小麦捣碎，同枣、米煮粥食用，3 ～ 5 天为 1 个疗程，每天温服 2 ～ 3 次。(《饮食辨录》)

3. 烦热消渴　小麦 30 ～ 60g。小麦加水煮成稀粥，分 2 ～ 3 次食。(《食医心镜》)

4. 泻痢，肠胃不固　小麦 500g。将小麦磨成面，炒令焦黄，每日空心温水调服一汤匙。(《饮膳正要》)

5. 老人小便淋沥，滞涩不通　小麦 30g，通草 10g。小麦、通草加水煎汤服。(《养老奉亲书》)

6. 外用

   (1) 乌龙膏：陈小麦研粉炒如饧，加米醋调糊，熬如黑漆，为乌龙膏。主治痈肿发背，无名肿毒，热痛而未破溃者，外敷即可。

   (2) 江苏高邮治疔、肿、痈、蜂窝织炎、流行性腮腺炎、急性乳腺炎、丹毒、外伤感染：以小麦粉炒焦研末，米醋调糊。

   (3) 眉炼头疮：用小麦烧存性，研磨成粉末，加油调和后外敷于患处。(《儒门事亲》)。

   (4) 白癜风、癣：用烧热的铁物压摊平在石板上的小麦至出油，用其油搽之。(《医学正传》)。

注

　　小麦带皮气寒，去皮气热，现均去皮磨粉食用，且麦种于北方者因霜雪多而毒少，麦种于南方因霜雪少、湿热重而热毒多。故多食用去皮小麦或南方小麦易积热毒，致壅气作渴，气滞、口渴、湿热者宜少食，可食白萝卜解毒。

现代研究

　　在小麦制粉工艺中提取的胚芽，具有低糖、高蛋白质、高纤维素的特点，含有不饱和脂肪酸、多种维生素及微量元素，还含有合成胰岛素必需的丝氨酸、缬氨酸、亮氨酸及锌元素等。小麦富含膳食纤维，通过对肠道内容物的水合作用、脂质的乳化作用，调节过剩营养素的消化吸收，能阻碍中性脂肪和胆固醇的吸收以及葡萄糖的吸收，可抑制血糖、血脂的升高，促进胰岛素的分泌，增加粪便中类固醇的排出，有益于治疗糖尿病、降低血脂。

小麦粉入大肠后可呈海绵状态，能被肠道细菌选择性地分解、发酵，改变肠内菌群的代谢，从而使有用的细菌增加，刺激肠黏膜，促进粪便的排泄使肠道功能正常化，起到润肠通便的作用。

附：浮小麦

为小麦干燥轻浮瘪瘦的果实，呈长圆形，表面黄白色或浅黄棕色，略抽皱，腹面有一深陷的纵沟。顶端钝形，带有黄色柔毛，另一端呈斜尖形，有脐。质硬或较软，断面白色，有粉性。无臭，味淡。以粒均匀、轻浮、无杂质者为佳。充实饱满的小麦粒，不宜作本品入药。药用分生用和炒用。

历代论述

《卫生宝鉴》中有记载独圣散即浮小麦的功效："治盗汗及虚汗不止。浮小麦不以多少，文武火炒令焦，为细末，每服二钱，米饮汤调下，频服为佳。"另外《本草纲目》中记载浮小麦的功效主治为"益气除热，止自汗盗汗，骨蒸虚热，妇人劳热"。小麦具有除客热，止烦渴咽燥，利小便，养肝气止漏血、唾血。《名医别录》谓"养心气，心病宜食之"。故可用于心火旺盛所致骨蒸劳热，自汗盗汗。

药　性

甘、凉，入心经，有除骨蒸劳热、止自汗盗汗之功。

附　方

1. 治盗汗及虚汗不止　浮小麦炒至焦，研磨细末，一次用米汤调和6g浮小麦粉，频服为佳。也可将陈小麦同干枣煎服。(《卫生宝鉴》)
2. 治男子血淋不止　浮小麦加童便炒为粉末，砂糖煎水调服。(《奇方类编》)

附：小麦麸

为小麦磨取面粉后筛下的种皮。

历代论述

《本草纲目》言"麸乃麦皮也。与浮麦同性，而止汗之功次于浮麦，盖浮麦无肉也"，且"凡人身体疼痛及疮疡肿烂沾渍，或小儿暑月出痘疮，溃烂不能着席睡卧者，并用夹褥盛麸缝合藉卧，性凉而软，诚妙法也"。《本草易读》述其外用效力："醋蒸熨手足痹痛，寒湿香港脚，醋炒损伤血瘀，汤火伤烂。"

药　性

甘、凉，入大肠经，内用有除热止渴、敛汗、消肿之功，外用可止痛散血，调中祛热。

附　方

1. 产后虚汗　小麦麸、牡蛎等量，研磨为粉末，以猪肉汁调服 6g，一日服 2 次。
2. 小便尿血　面麸炒香，以肥猪肉蘸食之。
3. 外用
   （1）走气作痛：用酽醋拌麸皮炒热，袋盛熨于痛处。
   （2）灭诸瘢痕：春夏用大麦麸，秋冬用小麦麸，筛粉与酥调和敷于患处（《圣济总录》）。
   （3）小儿眉疮：小麦麸炒黑，研磨为粉末，用酒调和敷于患处。

现代研究

小麦麸皮膳食纤维可抑制葡萄糖的吸收，降低血糖浓度。

附：麦粉

小麦成熟果实磨成粉。

历代论述

南北方小麦药性不同。《本草纲目》："北面性温，食之不渴；南面性热，食之烦渴；西边面性凉，皆地气使然也。"

药　性

甘，温。《本草易读》言其："补虚养气，浓肠强力，助益五脏，充实体肤。敷痈肿损伤，止鼻衄吐血。"

附　方

1. 热渴心闷　温水一盏，调面 30g，饮之。(《圣济总录》)
2. 夜出盗汗　麦面作弹丸，空腹、睡前煮食之，次日一早服妙香散一帖。
3. 内损吐血　飞罗面略炒，以京墨汁或藕节汁调和，服 6g。(《医学集成》)
4. 口耳衄血　白面中放入盐少许，冷水调和，服 9g。(《普济方》)
5. 呕吐不止　用醋和面，搓弹丸二三十枚，沸水煮熟，沥水放浆水中，待变温吞 2 ~ 3 枚。呕吐定，即不用再吞。未定，至晚再吞。
6. 寒痢白色　炒面，每次放方寸匕入粥中食之。(《外台秘要》)
7. 泄痢不固　白面 250g，炒焦黄。每日空腹温水送服一二匙。(《本草纲目》)
8. 咽喉肿痛，难以进食　白面和醋，涂喉外肿处。(《普济方》)
9. 妇人吹奶(哺乳期乳腺炎)水调面煮糊，将熟之时投无灰酒(不放草木灰的酒)一盏，搅匀热饮。令人徐徐按之，药行即疗。
10. 乳痈不消　白面 125g 炒黄，加醋煮为糊状，涂之即消。(《太平圣惠方》)
11. 妇人断产　白面 200ml 加酒 200ml，煮沸去渣，分三次服。月经至前一天、当天早服之。(《备急千金要方》)
12. 瘭疽出汁，生手足肩背，累累如赤豆　剥净，以酒和面敷之。(《备急千金要方》)
13. 伤米食积　白面 30g，白酒曲二丸，炒为末。一次服二匙，白汤调服。如伤肉食，山楂汤下。

荞麦

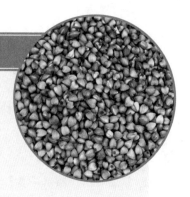

荞麦，为蓼科荞麦属一年生草本植物，别名：花麦、花荞、甜荞、荞子、三角麦。我国是荞麦主要生产国之一。药用荞麦通常指为蓼科植物荞麦的种仁（图1-5）。

图1-5 荞麦

历代论述

荞麦较其他麦类，炼除脏腑滓秽效用更强，但不适用于脾胃虚寒者。《本草纲目》曰："荞麦最降气宽肠，故能炼肠胃滓滞。"《本草便读》曰："凡谷麦之可充食者，皆能养胃助脾，惟荞麦能炼脏腑滓秽浊垢、一切带浊痔漏。由于湿淫所胜，沉积肠胃之中者，皆可用此宣之导之。则降气宽胸之理，自可知矣。……然则脾胃虚者。似又不宜也。"

分 类

荞麦主要有苦荞和甜荞两个栽培品种，甜荞为通常意义上的荞麦，苦荞为食之苦者。

药 性

甘、微酸，寒。归脾、胃、大肠经。健脾消积，降气宽肠，解毒敛疮。

附 方

1. 慢性泄泻，肠胃积滞　煮食荞麦面，连食3～4次。（《家庭自疗简便方》）
2. 噤口痢疾　气盛湿热者适用。砂糖水调炒面6g服。（《本草纲目》）
3. 肠绞痛　荞麦炒至焦，热水冲服。（《本草纲目》）
4. 咳嗽上气　荞麦粉120g，茶末6g，生蜜60g，水1碗。将荞麦粉、茶末、生蜜共入水1碗，顺手搅千下，饮之，良久下气不止即愈。（《儒门事亲》）

5. 男子白浊，女子赤白带下　荞麦适量炒焦为末，加蛋白和成梧桐子的大丸药，一次服 50 丸，用盐汤送服，日 3 服。(《本草纲目》引《摄生众妙方》)

6. 水肿喘憋　生大戟 3g，荞麦面 6g，加水和作饼，蒸熟后空腹伴茶水服用，以大小便利为度。

7. 痈疽发背，一切肿毒　荞麦面、硫黄各 30g，研末加水和作饼，晒干，每次用一个饼磨于患处。

8. 疮头黑凹　煮食荞麦面，即可发起。(《仁斋直指方》)

9. 痘疮溃烂　用荞麦粉频繁外敷。

10. 蛇盘瘰，围于颈项　用荞麦（炒去壳）、海藻、白僵蚕（炒去丝）等分，研末。白梅泡热水，取肉减半，与药粉和成绿豆大的丸。一次服六七十丸，饭后、睡前饮下，一日五服。其毒当从大便泄去。

11. 积聚败血　通仙散，治男子败积，女人败血，不动真气。荞麦面 9g，大黄 8g，调服。

12. 头风，首裹重绵　荞麦粉 960g，水调作二饼，交替贴合头上，微汗即愈。

13. 头风风眼　荞麦作铜钱样大饼，贴眼睛的四角，用米粒大艾炷灸之，即效如神。(《本草纲目》)

14. 小儿口疮　寒食面 15g，硝石 21g，水调 1.5g，涂足心，男左女右。(《普济方》)

注

不宜久服，久食动风，令人头眩。脾胃虚寒者忌服，若脾胃虚寒人食之，则大脱元气而落须眉。若作面和猪、羊肉热食，不过八九顿，即患热风，须眉脱落，还生亦希。不可与平胃散、黄鱼、白矾同食。

现代研究

荞麦中的芦丁具有强化血管，增加毛细血管通透性，降低血脂和胆固醇的作用，对高血压和心脑血管疾病有较好的预防和治疗作用。荞麦中的抗性淀粉对抑制饭后血糖的升高有明显的效果，能影响胰岛素的分泌，还能改善脂质结构，因此具有控制和治疗糖尿病的作用。抗性淀粉的摄入还会使排便增加，对缓解便秘、盲肠炎与肛门不适等病症有一定的疗效。荞麦中含有丰富的硒元素，硒化合物是人体癌变和衰老自由基的捕获剂，可修复脱氧核糖核酸，控制细胞分裂繁殖，因此具有抗癌作用。

附：苦荞

历代论述

《本草纲目》："苦荞出南方，春社前后种之。茎青多枝，叶似荞麦而尖，开花带绿色，结实亦似荞麦，稍尖而棱角不峭。其味苦恶，农家磨捣为粉，蒸使气馏，滴去黄汁，乃可作为糕饵食之，色如猪肝。谷之下者，聊济荒尔。"《食疗本草》称其可实肠胃、益气力，但久食动风，令人头眩。

药　　性

甘、苦，温，有小毒。

注

《本草纲目》：多食伤胃，发风动气，能发诸病，黄疸人尤当禁之。

附　　方

明目枕：苦荞皮、黑豆皮、绿豆皮、决明子、菊花，同作枕，至老明目。(《邓才笔峰杂兴方》)

现代研究

有研究表明，苦荞可明显降低高脂血症小鼠血清胆固醇、甘油三酯的含量，苦荞麦的黄酮提取物可提高正常小鼠糖耐量水平，苦荞中提取的蛋白复合物对机体内的酯质过氧化物有一定的清除作用。

附：荞麦叶

注

作茹食，下气，利耳目。多食即微泄，生食，动刺风，令人身痒。

附：荞麦秸

附　方

1. 噎食　荞麦秸（烧灰淋汁，入锅内煎取白霜）3g，入蓬砂 3g。研末。每酒服 1.5g。
2. 壁虱蜈蚣　荞麦秸作荐，并烧烟熏之。

注

　　烧灰淋汁取碱熬干，同石灰等分，蜜收。能烂痈疽，蚀恶肉，去靥痣，最良。穣作荐，辟壁虱。

绿豆

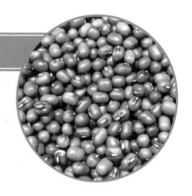

　　绿豆，又名青小豆，为豆科草本植物绿豆的成熟种子，在我国已有两千多年的栽培史，作为粮食作物在各地都有种植。因其营养丰富，可作豆粥、豆饭、豆酒，或发芽作菜，故有"食中佳品，济世长谷"之称（图1-6）。

图1-6　绿豆

历代论述

　　《开宝本草》记载："绿豆，甘、寒、无毒。入心、胃经。主丹毒烦热，风疹，热气奔豚，生研绞汁服，亦煮食，消肿下气，压热解毒。"《本草纲目》云："消肿治痘之功虽同于赤豆，而压热解毒之力过之"，且"益气、厚肠胃、通经脉，无久服枯人之忌"，"外科治痈疽，有内托护心散，极言其效"，并可"解金石、砒霜、草木一切诸毒"。《本草求真》曰："绿豆味甘性寒，据书备极称善，有言能厚肠胃、润皮肤、和五脏及资脾胃，按此虽用参、芪、归、术，不是过也。第所言能厚、能润、能和、能资者，缘因毒邪内炽，凡脏腑经络皮肤脾胃，无一不受毒扰，服此性善解毒，故凡一切痈肿等症，无不用此奏效。"可见各家对绿豆清热祛暑、解毒、利水等药用功效都极为推崇。

药　性

甘，寒。入肾、脾、肝经。清热解毒，消肿下气，利小便，止消渴，治泻痢，补益元气，和调五脏。解金石、砒霜、草木一切诸毒，宜连皮生研水服。与榧子相反，忌与鲤鱼同食。

附　方

1. 治天行痘疮　扁鹊三豆饮，预服此饮，疏解热毒，纵出亦少。用绿豆、赤小豆、黑大豆各50g，甘草节60g，用水1 600ml煮熟，随餐食豆饮汁，七日乃止。

2. 痘后痈毒初起　三豆膏，绿豆、赤小豆、黑大豆等分，研磨成末，用醋调和后外用。（《医学正传》）

3. 小儿丹肿　绿豆15g，大黄10g。研磨成末，用生薄荷汁、蜂蜜调和外涂。（《全幼心鉴》）

4. 赤痢不止　大麻子加水研磨后滤汁，煮绿豆食用。粥食亦可。（《必效方》）

5. 老人淋痛　青豆100g，橘皮120g，煮豆粥，加麻子汁200ml。空腹渐食之，并饮其汁。（《养老奉亲书》）

6. 消渴饮水　绿豆煮汁，并作粥食。（《普济方》）

7. 心气疼痛　绿豆二十一粒，胡椒十四粒，一同研磨，温开水调服。

8. 多食易饥　绿豆、黄麦、糯米各50g，炒熟磨粉。每以温开水调服一杯，三五日见效。

9. 十种水气　绿豆15g，大附子一只（去皮脐，切作两片），加水三碗煮熟，空腹睡前食豆。次日将附子加至四片，再以绿豆15g，如前煮食。第三日别以绿豆15g、附子四片煮食。第四日如第二日法煮食。水从小便下，肿自消。未消再服。忌生冷、毒物、盐、酒六十日，无不效者。（《类编朱氏集验方》）

注

　　胃寒者不宜食，功在绿皮，去壳即壅气。（《本草从新》）

现代研究

绿豆具有抑菌作用，通过抑菌试验证实绿豆衣提取液对葡萄球菌有抑制作用。绿豆所含有的众多生物活性物质如香豆素、生物碱、植物甾醇、皂苷等可以增强机体免疫功能，增加吞噬细胞的数量或增强吞噬功能。绿豆中含有的植物甾醇可通过与胆固醇竞争酯化酶，使之不能酯化而减少肠道对胆固醇的吸收，并可通过促进胆固醇异化和 / 或在肝脏内阻止胆固醇的生物合成等途径，使血清胆固醇含量降低。生绿豆水浸磨成的生绿豆浆蛋白含量颇高，内服可保护胃肠黏膜。绿豆蛋白、鞣质和黄酮类化合物可与有机磷农药、汞、砷、铅化合物结合形成沉淀物，使之减少或失去毒性，并不易被胃肠道吸收。

附：绿豆粉

豆科植物绿豆的种子经水磨加工而得的淀粉。

药　性

甘，凉、平。归胃经。清热解毒，益气健脾，外治发背痈疽疮肿。

注

《本草纲目》曰："绿豆……以作凉粉，造豆酒，或偏于冷，或偏于热，能致人病，皆人所为，非豆之咎也。豆粉须以绿色黏腻者为真。"脾胃虚人不可多食。

附　方

1. 诸痈疽　护心散（内托散、乳香万全散），疽疾一日至三日之内，宜连进十余服，方免变证，使毒气出外。四五日后，亦宜间服之。绿豆粉30g，乳香15g，灯心同研和匀，以生甘草浓煎汤调下一钱，时时呷之。(《李嗣立外科方》)。诸痈疽服之，使毒气外出，防内攻也。(《本草易读》)
2. 疮气呕吐　绿豆粉9g，干胭脂15g，研匀。新汲水调下，一服立止。(《普济方》)
3. 霍乱吐利　绿豆粉、白糖各60g，新汲水调服，即愈。
4. 解烧酒、鸩酒毒　绿豆粉荡皮，水调服，多食之即解。

5. 解砒石毒 绿豆粉、寒水石等分，以蓝根汁调服 9～15g。（《卫生易简方》）

6. 解诸药毒 用绿豆粉调水服。（《卫生易简方》）

7. 打扑损伤 绿豆粉（用新铫炒至紫色），用新汲井水调敷，外以杉木皮缚定，其效如神。此汀人陈氏梦传之方。（《澹寮集验秘方》）

8. 杖疮疼痛 绿豆炒后研磨成末，用蛋清调和外涂。

9. 一切肿毒初起 绿豆粉（炒至黄黑色），猪牙皂荚 30g 研磨成末，用米醋调，外敷。皮破者油调。（《经验方》）

附：绿豆皮

药　　性

甘，寒，无毒。解热毒，退目翳。（《本草纲目》）

附　　方

治痘目生翳：通神散，取等量绿豆皮、白菊花、谷精草研磨成末，混合均匀，取 3g，加干柿饼一枚、粟米泔 200ml，一同煮干，后食柿，一日三服。病浅者五七日见效，远者半月见效。（《仁斋直指方》）

赤小豆

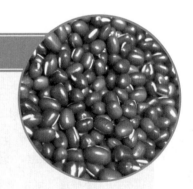

赤小豆为豆科植物赤小豆的干燥成熟种子，又名赤豆、红小豆，既是常用中药，又是我国广泛食用的豆类（图1-7）。

图1-7 赤小豆

历代论述

赤小豆始载于《神农本草经》，其后历代本草、医方亦多有记载。《本草纲目》云："赤小豆，小而色赤，心之谷也。其性下行，通乎小肠，能入阴分，治有形之病。故行津液，利小便，消胀除肿，止吐，而治下痢肠澼，解酒病，除寒热痈肿，排脓散血，而通乳汁，下胞衣产难，皆病之有形者。"《本草新编》云："赤小豆专利水逐津，久服令人枯燥，亦可暂用以利水，而不可久用以渗湿。湿症多属气虚，气虚利水，转利转虚，而湿愈不能去矣，况赤小豆专利下身之水，而不能利上身之湿。盖下身之湿，真湿也，用之而效。上身之湿，虚湿也，用之而益甚，不可不辨也。"《本经逢原》曰："赤小豆，即赤豆之小而色黯者，俗名猪肝赤。其性下行通利小肠，故能利水、降火，久食令人枯燥，瓜蒂散用之，以泄胸中寒实，正以其利水清热也。生末敷痈肿，为伤寒发颐要药。发芽同当归，治便红肠痈，取其能散蓄积之毒也。"

分　类

赤小豆通常被分为赤小豆和赤豆。赤小豆：干燥种子略呈圆柱形而稍扁，种皮赤褐色或紫褐色，种脐线形，白色，约为全长的2/3，中间凹陷成一纵沟，背面有一条不明显的棱脊。以身干、颗粒饱满、色赤红发暗者为佳。赤豆：又名饭赤豆。呈矩圆形，两端圆钝或平截，种皮赤褐色或稍淡，种脐位于侧缘上端，白色，不显著突出，亦不凹陷；其他性状与亦小豆相似。赤小豆偏凉，药用力优，赤豆甘平略偏于补，多用于食物，二者已混用。

药　性

甘、酸，平。归肾、脾经。行水散血，消肿排脓，清热解毒，止渴解酒，通乳下胎。

附　方

1. 水气肿胀　赤小豆100ml，大蒜一颗，生姜15g，商陆根一条，一起打碎，加水煮烂，去药渣，空腹食豆，旋旋啜汁令尽，肿立消也。(《本草纲目》)
   外用治水肿：治水肿从脚起，入腹则杀人。赤小豆2L，煮极烂，取汁1L，温

渍足膝。若已入腹，但食小豆，勿杂食，亦愈。(《集验独行方》)

治水肿：以东行花、桑枝烧灰200ml，淋汁，煮赤小豆200ml，以代饭，良。(《梅师集验方》)

2. 伤寒狐惑　狐惑病，脉数，无热微烦，默默但欲卧，汗出。初得三四日，目赤如鸠眼；七八日，目四眦黑。若能食者，脓已成也。赤豆当归散主之。赤小豆150g(浸，令芽出，曝干)，当归30g。上二味，杵为散，浆水服方寸匕，日三服。(《金匮要略》)

3. 伤寒湿热发黄兼表证　伤寒瘀热在里，身必黄，麻黄连翘赤小豆汤主之。麻黄6g去节，连翘根6g，杏仁四十个去皮尖，赤小豆30g，大枣十二枚擘，生梓白皮15g切，生姜6g切，甘草6g炙。上八味，以潦水2L，先煮麻黄再沸，去上沫，内诸药，煮取90ml，去滓。分温三服，半日服尽。(《伤寒论》)

4. 肠痔下血　小豆二升，苦酒五升，煮熟日干，再浸至酒尽乃止，为末。酒服一钱，日三服。(《肘后备急方》)

5. 热淋血淋　赤小豆60ml，慢火炒为末，煨葱一茎，擂酒热调6g服。(《修真秘旨》)

6. 香港脚　用袋盛赤小豆，朝夕践踏之，遂愈。(《本草备要》)

7. 重舌鹅口　赤小豆末，醋和涂之。(《普济方》)

8. 呕逆　赤小豆煮汁，徐徐饮之。(《食鉴本草》)

9. 妇人难产　赤小豆生吞七枚。(《经效产宝》)

治难产日久气乏：赤小豆30g，以水270ml，煮取汁，入炙过黄明胶3g，同煎少时。一服100ml，不过三四服，即产。(《类编朱氏集验方》)

胞衣不下：用赤小豆，男七枚，女二七枚，东流水吞服之。(《本草纲目》引《救急方》)

10. 产后目闭心闷　赤小豆生研，东流水服方寸匕。不瘥更服。(《肘后备急方》)

11. 产后闷满，不能食　用小豆三七枚，烧研，冷水顿服。(《备急千金要方》)

12. 乳汁不通　赤小豆煮汁饮之。(王岳《产书》)

13. 妇人吹奶　赤小豆，酒研，温服，以滓敷之。(熊宗立《妇人良方补遗》)

14. 妇人乳肿　赤小豆、荞草等分。为末。苦酒和敷，佳。(《梅师集验方》)

15. 石痈，诸痈　赤小豆100ml，纳苦酒中五宿，炒研，以苦酒和涂即消。加栝蒌根等分。腮颊热肿：赤小豆末，和蜜涂之，一夜即消。或加芙蓉叶末尤妙。(《范汪方》)

16. 风瘙瘾疹　赤小豆、荆芥穗等分，为末，鸡子清调涂之。(《本草纲目》)

17. 金疮烦满　赤小豆200ml，苦酒浸一日，熬燥再浸，满三日，令黑色，为末。每服方寸匕，日三服。(《备急千金要方》)

注

《本草纲目》："弘景曰：小豆逐津液，利小便。久服令人肌肤枯燥。……好古曰：治水者惟知治水，而不知补胃，则失之壅滞。赤小豆消水通气而健脾胃，乃其药也。"

现代研究

赤小豆所含的黄酮类化合物具有较强的体外抗氧化作用，对 Fe 导致的大鼠原代肝细胞氧化损伤具有保护作用，是预防和治疗肿瘤、肝病等疾病的有效成分。

附：赤小豆叶

去烦热，止小便数(《名医别录》)。煮食，明目。(《日华子本草》)

附　方

1. 小便频数　小豆叶一斤，入豉汁中煮，调和作羹食之。(《食医心镜》)
2. 小儿遗尿　小豆叶捣汁服之。(《备急千金要方》)

注

《本草纲目》：小豆利小便，而藿止小便，与麻黄发汗而根止汗。

黑豆

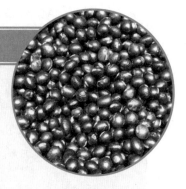

　　黑豆，为豆科植物大豆的黑色种子，又名乌豆、黑大豆、橹豆、乌料豆、料豆、冬豆子、零乌豆，又称为菽，中国各地均有种植，表面黑色或灰黑色，具光辉，质坚硬，气微，味淡，具有高蛋白、低热量的特征。明朝李时珍在《本草纲目》中有记载："常食黑豆，百病不生。"（图1-8）

图1-8　黑豆

历代论述

　　《本草纲目》中记载盐水煮黑豆补肾效用佳，并解释其功效与入肾经关联，"盖豆乃肾之谷，其形类肾，而又黑色通肾，引之以盐，所以妙也……惟黑豆属水性寒，为肾之谷，入肾功多，故能治水消胀下气，制风热而活血解毒，所谓同气相求也"，并称黑豆解毒作用与甘草相配效力最佳，"古方称大豆解百药毒，予每试之大不然；又加甘草，其验乃奇"。《本草备要》也称其"能补肾镇心，明目，利水下气，散热祛风"。

分　类

　　《本草纲目》中记载大豆有黑、白、黄、褐、青、斑数色：黑者名乌豆，可入药，及充食，作豉；黄者可作腐，榨油，造酱。其中黑大豆即为如今黑豆。

药　性

　　甘，平，归脾、肾经。利水下气，散热祛风，活血解毒，消肿止痛，补肾镇心，补血，明目。久服，令人身重。与五参、龙胆、猪肉相恶。得前胡、杏仁、牡蛎、石蜜、诸胆汁良。

附　方

1. 辟谷　用黑豆300g淘净，蒸三遍，晒干，去皮为末。秋麻子180g，浸去皮，晒研。糯米 180g 作粥，和捣为剂如拳大，入甑中蒸一宿，取晒为末。用红小枣 300g，煮去皮核，和为剂如拳大，再蒸一夜。服之，至饱为度。如渴，饮麻子水，便滋润脏腑也。脂麻亦可。但不得食一切之物。

2. 炒豆紫汤　破血去风，除气防热，产后两日尤宜服之。黑豆 300g，清酒 200ml，炒豆至干燥，加入清酒熬煮，待酒变为紫赤色，过筛去黑豆。可每日服两次，每次服三盏。若有中风口噤，加鸡屎白 120g，和黑豆一起炒。

3. 豆淋酒法　"治产后百病，或血热，觉有余血水气，或中风困笃，或背强口噤，或但烦热瘛疭口渴，或身头皆肿，或身痒呕逆直视，或手足顽痹，头旋眼眩，此皆虚热中风也"（《本草纲目》）。大豆 180g，熬熟至微烟出，入瓶中，以酒 300g 沃之，经一日以上。服酒 60ml，温覆令少汗出，身润即愈。口噤者，加独活 240g，微微捶破，同沃之。产后宜常服，以防风气，又消结血。

4. 妊娠腰痛　大豆一升，酒三升。煮七合，空心饮之。（《食医心镜》）

5. 身面浮肿　黑豆 60g，水 1L，煮汁为 600ml，入酒 1L，更煮 600ml，分温三服。不瘥再合。（《备急千金要方》）

6. 水痢不止　大豆 60g，炒白术 15g，研磨为末。每次服 9g，米饮下。

7. 肾虚消渴，难治者　黑大豆（炒）、天花粉等量，研磨为末，面糊搓丸如梧子大。每次用黑豆汤下七十九，日二。名救活丸。（《普济方》）

8. 解毒　黑豆煮汁一升服用，呕吐即解。

注
　　黑豆的药性随炮制方法的不同有所变化，《本草纲目》曰："大豆生平，炒食极热，煮食甚寒，作豉极冷，造酱及生黄卷则平。"并恶五参、龙胆，小儿忌与猪肉同食，得前胡、乌喙、杏仁、牡蛎、诸胆汁良。

现代研究

　　黑豆含有花青素、丰富的维生素 E，是很好的抗氧化剂，能清除体内自由基，减少皮肤皱纹，祛除色斑。黑豆中含有的异黄酮是一种植物性激素，可以调节雌性激素在人体里的功能作用，尤其是解决更年期女性雌激素下降的问题，不仅可以用于预防更年期综合征，对乳腺癌、子宫癌、前列腺癌、骨质疏松等疾病的预防也有好处。黑豆脂肪中不饱和脂肪酸占比高达 80% 以上，能促进儿童的神经发育，还具有降低血液中胆固醇的作用，能够有效预防高血压、冠心病、动脉硬化等。

附：大豆黄卷

大豆黄卷为豆科植物大豆的成熟种子经发芽干燥的炮制加工品。大豆黄卷的制法为取净黑大豆，用水浸泡至膨胀，放去水，用湿布覆盖，每日淋水2次，待芽长至0.5～1cm时，取出，干燥。

历代论述

大豆黄卷始载于《神农本草经》，历代本草著作对大豆黄卷的药性认识大体相同，认为其性味甘平，以清热利湿为主，《本草纲目》云其"除胃中积热，消水病胀满"。自古就有祛湿除痹功能，现代用于治疗湿痹、水肿等症。记载于《金匮要略》中的薯蓣丸，就包含大豆黄卷等二十一味药，具有培土生金、生化气血、祛风除邪、通经活络的作用。

药　性

味甘，平。归脾、胃、肺经。祛湿除痹，解挛镇痛，散胃气，解表祛暑，清热利湿。得前胡、杏子、牡蛎、乌喙、天雄、鼠屎，共蜜和良。恶海藻、龙胆。

附　方

1. 周痹　痹在血脉之中，随脉上下，本痹不痛，今能上下周身，故以名之。大豆散主之：治周痹，注五脏留滞，胃中结聚，益气出毒，润皮毛，补肾气。大豆散：用大豆黄卷480g（炒香），研磨成末，每次空腹用温酒调1.5g服用，可加至3g，一日三服。（《黄帝素问宣明论方》）
2. 诸风湿痹，筋挛膝痛　黄卷散，大豆黄卷（炒熟捣末）服用。
3. 水病肿满喘急，大小便涩　大豆黄卷（醋炒）、大黄（炒）研磨成末，取等量，用葱、橘皮汤送服。
4. 小儿撮口　初生黑大豆芽研烂，绞汁和乳，灌少许。（《普济方》）

现代研究

　　大豆发芽可增加大豆异黄酮、大豆皂苷等成分的含量。通过小鼠实验研究，经过测定分析，证明大豆黄卷中异黄酮类成分在体外具有显著的抗氧化活性，异黄酮苷元的抗炎效果也极为显著，发现大豆异黄酮可明显改善腰椎和股骨颈骨质流失以及骨吸收，大豆胚芽提取物可减少绝经女性的潮热次数。

蚕豆

　　蚕豆又称胡豆、兰花豆、罗汉豆，是豆科野豌豆属的植物，含有钙、锌、锰、磷脂等成分，可促进人体骨骼的生长发育、预防心血管疾病、延缓动脉硬化。

历代论述

　　《本草撮要》称其"功专补中益气。涩精实肠"。

药　性

　　蚕豆性味甘平，微辛，有小毒，入肺、大肠经。有健脾利水，解毒消肿之功，主治膈食，水肿，疮毒等病。

附　方

1. 肾炎　蚕豆（陈久为佳）125g，红糖90g，水煎服。

2. 治膈食　蚕豆磨粉，红糖调食。（《史载之方》）

3. 痢疾　蚕豆60g（炒黄）、百草霜30g，放锅内同炒后加米汤煎服。

4. 治水胀　虫胡豆（有虫之胡豆）30～240g，炖牛肉服。（《民间常用草药汇编》）

5. 吐血、咯血、衄血、妇人带下　蚕豆花阴干后研末，每服10g，开水冲服。

6. 治水肿　蚕豆60g，冬瓜皮60g。水煎服。(《湖南药物志》)

7. 高血压　蚕豆花10g，开水泡后代茶饮，每日服。

8. 治癫痫秃疮　鲜蚕豆打如泥，涂疮上，干即换之。三五次即愈。如无鲜豆，即用干豆，浸胖打如泥敷之，干即换，数五次即愈。(《吉人集验方》)

9. 胎漏　蚕豆衣炒熟研末，每服10g，加入白糖少许，白水冲服。

10. 产后风　蚕豆衣炒熟研末，每服10g，黄酒送服。

11. 小儿脓疱疮　蚕豆花炒焦研末，以植物油调和，外涂于患处，一日两次。

12. 产后腹痛　蚕豆梗苗15g，水煎后加甜酒少许，饮服。

13. 治扑打及金刃伤，血出不止　蚕豆炒，去壳，取豆捣细和匀，蜡熔为膏，摊贴如神。(《串雅外编》)

14. 治阴发背由阴转阳　甘草三钱，大蚕豆三十粒，水二碗，煮熟，取蚕豆去皮食，半日后即转阳。(《仙拈集》)

15. 治误吞铁针入腹　蚕豆同韭菜食之，针自大便同出。

16. 治小便不利　鲜蚕豆壳三两，水煎服(《本草纲目拾遗》)

注..

对蚕豆过敏的人慎用，若稍多食，则会发生类似黄疸的蚕豆病，导致急性溶血性贫血，有发热、腹痛、呕吐等症状，须及时救治。脾虚者不可多服蚕豆，多服则易腹胀，《本经逢原》中记载蚕豆"性滞，中气虚者食之，令人腹胀"。

现代研究

蚕豆中含有丰富的黄酮类物质、原花色素、活性蛋白和肽类、巢菜碱苷等生物活性物质，其中黄酮类物质具有降血脂、抗动脉硬化、抗肿瘤、抗骨质疏松等作用，而原花色素具有抗氧化、抑菌、抗癌和抗突变等生理活性。窦国祥等人认为蚕豆制剂有降低尿蛋白、红细胞、管型的作用，可以有效治疗慢性肾炎。

附：蚕豆壳

蚕豆壳味甘、淡，性平，具有利水渗湿，止血，解毒的功效。主治水肿，脚气，小便不利，吐血，胎漏，下血，天疱疮，黄水疮，瘰疬等病症。

附　方

1. 治小便日久不通，难忍欲死　蚕豆壳 45g，煎汤服之。如无鲜壳，取干壳代之。(《活人慈航》)
2. 治吐血　蚕豆壳，四五年陈者妙，煎汤饮之。(《秘方集验》)
3. 治大人小儿头面黄水疮，流到即生，蔓延无休者　蚕豆壳炒成炭，研细，加东丹少许和匀，以真菜油调涂，频以油润之。
4. 治胎漏　炒熟蚕豆壳磨末。每服 9～12g，加砂糖少许调服。(《种福堂公选良方》)
5. 治瘰串　油盐蚕豆壳一钟，麻油浸一周时，取起，将豆壳瓦上焙，研为末，麻油调搽患处。

附：蚕豆花

蚕豆花味涩，性平，有止血、止带、降血压的功效，主治劳伤吐血，咳嗽咯血，崩漏带下，高血压。《本草纲目拾遗》中记载其可蒸馏制成蚕豆花露，有清热止血之效，可治疗咯血、吐血、衄血等热性出血病症。配伍白茅根、丹皮等凉血药，其清热凉血止血之功更为明显。

附：蚕豆茎、叶

蚕豆茎味苦，性温，具有止血，止泻，解毒敛疮的功效。主治各种内出血，水火烫伤等。

蚕豆叶味苦，微甘，性温，归肺、心、脾经，有止血，解毒之功。主咯血、吐血、外伤出血、臁疮等。

扁豆

扁豆又名白扁豆、蛾眉、凉衍豆等，《本草衍义》中记载了扁豆有三种颜色，分别为黑、白、鹊豆，皆于豆脊有白路，而其中只有白扁豆有治疗疾病之功效。

历代论述

中医对扁豆的应用记载很多。《名医别录》："和中，下气。"《本草纲目》："止泄痢，消暑，暖脾胃，除湿热。"《本草求真》："盖缘脾喜甘。扁豆得味之甘，故能于脾胃而有益也；脾得香而能舒，扁豆禀气芬芳，故能于脾而克舒也；脾苦湿而喜燥，扁豆得性之温，故能于脾而克燥也。"《食疗本草》："主呕逆，久食头不白。"《本草备要》认为其"调脾暖胃，通利三焦，降浊升清，消暑除湿，止渴止泻，专治中宫之病。解酒毒，河豚毒"。《本草新编》认为单味扁豆味轻气薄，补益之力稍不足，"必须同补气之药共用为佳矣"。

扁豆补脾但不滋腻，化湿且不燥烈。生用可治疗暑湿吐泻等症，常配伍荷叶、香薷等，是夏日不可缺少的良药，配伍人参、茯苓、苍术、白术等，有良好的止泻效果，配伍人参、白术等，又有种子安胎之妙；炒用健脾和胃化湿，常配以白术、山药，可治疗脾虚诸证及妇人白带等症；炒炭则可止湿火吐血。

药　性

扁豆味甘、性微温，入肺、脾、胃经。有和中化湿、补脾止泻、清暑解毒的功效。主治脾胃虚热、呕吐泄泻、口渴烦躁、酒醉呕吐、妇人带下、霍乱转筋等症。

附　方

1. 百日咳　生扁豆10g，红枣十枚，水煎内服，连服3～5日。

2. 妇人白带过多、胎动不安、呕逆少食　扁豆煮熟，每日服（汤豆同服）。

3. 妇人白带量多味臭　生扁豆（去皮）、白糖各等分，煮熟服用，每日1次，连服1周。

4. 妊娠误服药、胎动欲堕　生扁豆阴干研细末，米汤调服，每服30g；亦可煮浓汁服。

5. 妊娠恶阻、呕吐重者　生扁豆50g，晒干，研粉，配黄连面1g，每日饭前服10g。

6. 中毒（鸟肉、轻粉类中毒）　生扁豆15g，晒干，研粉，水冲内服。

注--

　　扁豆有健脾化湿止泻之功，但脾胃虚寒、满闷壅滞者应慎用，《食疗本草》：患冷气人勿食。此外，外感病患者也应慎用，《本草害利》中论述扁豆功擅补益，而患者邪疟未尽或伤寒外邪方炽时，不可服此补益之物。

现代研究

　　白扁豆中含有蛋白质、糖类、甾体及苷类、维生素和矿物类等物质，在抗菌、抗病毒方面，对痢疾杆菌有一定的抑制作用。在免疫功能方面，白扁豆可以促进溶血素生成，增强 T 淋巴细胞活性，提高细胞免疫功能，促进机体防御功能。在抗肿瘤方面，白扁豆中的凝集素可以改变肿瘤细胞表面结构及增强机体对肿瘤的免疫能力。白扁豆还具有抗氧化、抑制神经细胞凋亡、提高造血功能、升高白细胞、降血糖、降低胆固醇的功效。

附：扁豆皮

　　扁豆皮为扁豆的干燥种皮，呈黄白色，稍有光泽。

历代论述

　　《本草便读》认为扁豆皮"皮可达肌而行水"，有行皮的功效。《本草撮要》："用皮胜于用肉。以皮清暑而不壅气。若用之补脾，则皮肉全用为是。"《本草害利》称其可"清皮肤之湿热"。

药　　性

　　功用近于扁豆，擅治暑天腹泻、呕吐，除湿，消肿，且无壅滞之弊。

附　　方

1. 小便不利　扁豆皮 15g、秋豆角 9g，水煎后加红糖，内服。每日一次，连服数日。
2. 中暑发热、烦躁口渴　扁豆皮煮汁饮服。

附: 扁豆花

历代论述

《本草纲目》:"焙研服,治崩带。作馄饨食,治泄利。"《本草便读》:"花堪治痢以疏邪……赤者入血分而宣瘀,白者入气分而行气。"《得配本草》:"米饮调末,治赤白带下。入盐少许,疗血崩不止。"

药　性

扁豆花有解暑化湿之功,可用于感受暑热、发热、呕吐、泄泻等。

附　方

1. 腹痛　扁豆花3g,煎鸡蛋1个,共食之;或扁豆花焙干研末,每服3g,米汤送服。
2. 妇人赤白带下　扁豆花焙干研末,每服3g,空腹米汤送服,每日2～3g。加盐少许,治崩漏不止。
3. 肠炎痢疾　扁豆花60g,炒焦,水煎服。
4. 小儿消化不良　扁豆花15～30g,水煎后加糖服。

附: 扁豆叶

扁豆叶为豆科植物扁豆的叶。

历代论述

《经史证类备急本草》:"叶主吐痢后转筋,生捣,研以少酢,浸取汁饮之,立止……其叶治瘕,和醋煮。"《本草害利》:"叶,利暑湿。"《饮膳正要》:"叶主霍乱吐下不止。"《本草蒙筌》:"叶敷蛇虫咬伤。"

药　性

扁豆叶味辛甘,性平,有小毒,治吐泻转筋,疮毒,跌打创伤。

附：扁豆根

历代论述

《滇南本草》："治大肠下血，痔漏，冷淋。"《生草药性备要》："治白浊，去腐。"

药　性

扁豆根有消暑，化湿，止血之功。主治暑湿泄泻，痢疾，淋浊，带下，便血，痔疮，瘘管。

附　方

风湿性关节炎、麻木不仁：扁豆根30g，煮水内服，连服数日。

黄豆

黄豆又称毛豆、菽，为豆科植物大豆的种皮黄色的种子。大豆原产于我国，广泛种植于亚洲和美洲，因其物美价廉、营养丰富，广受人们喜爱（图1-9）。

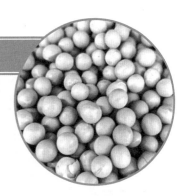

图1-9　黄豆

药　性

性味甘平，归脾、胃、大肠经。有健脾利水、宽中导滞、解毒消肿的功效。主治脾虚水肿、胃中积热、腹胀纳呆、疮痈肿毒、小便不利等疾病。《本草纲目》称黄豆：宽中下气，利大肠，消水胀肿毒。研末，熟水和，涂痘后痈。

附 方

1. 感冒 黄豆一把，加葱白三根，白菜头一个，白萝卜五片，水煎温服。有预防和治疗四季感冒的效果，对秋冬季感冒效果更佳。

2. 胃腹疼痛 黄豆30g，花椒一撮，水煎服。治疗寒性胃腹痛疗效较佳。

3. 疖肿 黄豆适量，水浸至软，加鲜马齿苋，白矾少许，捣烂如泥。外敷能治疗疔毒、疖肿、疮痈诸症。

4. 贫血（缺铁性贫血） 黄豆适量，煮熟，入适量猪肝，每日服，2~3周后有一定效果。

5. 盐卤中毒 生黄豆、生绿豆各250g，加水500ml，研磨后，取上清液饮服；或用生黄豆250g，加水1 000ml，研磨，取上清液饮服。

6. 脾气虚弱 黄豆30g，籼米60g，煮粥食用。(《食疗粥谱》)

7. 黄疸 黄豆120g，青矾60g，炒海金沙150g。将上三味药研末，米汤泛为丸，每日服9~15g。(《湖南药物志》)

8. 肝肾精血亏虚引发的须发早白 黄豆50g，何首乌15g，猪肝250g，黄酒、姜、盐、白糖适量。将何首乌加沸水煮20分钟，滤清液。起油锅，油热后下黄豆煸炒，出香味后加首乌汁，煮沸后下猪肝，文火煮至豆酥烂后调味起锅。

注

《本草纲目》称黄豆"多食塞气、生痰、动嗽，令人身重，发面黄疮疥"。《本草求真》称黄豆"生则疏泄，熟则作滞"。

现代研究

黄豆中含有丰富的蛋白质、脂肪、卵磷脂及多种维生素。黄豆中的皂草苷可延缓人体衰老；卵磷脂可除掉血管壁上的胆固醇，软化血管；黄豆中磷对大脑神经非常有益，对神经衰弱及体质虚弱者有一定益处；黄豆中富含铁质且较易吸收，对缺铁性贫血患者有一定好处。黄豆中还含有丰富的异黄酮，与雌激素有相似的结构，与成骨细胞内的雌激素受体结合，可预防骨质疏松症的发生。此外，黄豆中的生物凝血素能够帮助人体增强免疫力，胰蛋白酶抑制素具备良好的抗癌作用，膳食纤维则能够优化改善人体消化器官功能，多肽物质容易被人体吸收消化，能起到降低人体血糖血压、防止动脉硬化的重要作用。

附：豆腐

历代论述

《本草纲目》："按《延寿书》云：有人好食豆腐中毒，医不能治。作腐家言：莱菔入汤中则腐不成。遂以莱菔汤下药而愈。大抵暑月恐有人汗，尤宜慎之。"

《本草纲目》称豆腐"宽中益气，和脾胃，消胀满，下大肠浊气。清热散血"。《本草蒙筌》："性寒，亦动正气。食多积聚，萝卜能消。"《随息居饮食谱》中指出："豆腐清热，润燥，生津，解毒，补中，宽肠，降浊。"《食物本草》还记载了将热豆腐切片，满身贴之，冷后即换，可以解饮烧酒过多，遍身红紫的酒毒。长期食用豆腐或不辣的豆制品，可以使皮肤光滑，使肌肉润泽。

药　　性

味甘、咸，性寒，无毒，入肺、大肠二经，有清热利尿，益气宽中，消胀散血的功用，主治大便下血、白浊、白带、乳少，外用可治疗烫伤、烧伤、下腿溃疡、臁疮等病。

附　　方

1. 吐血（胃出血）　豆腐 500g，冰糖 100g，煮汤服用。

2. 支气管哮喘　豆腐 500g、麦芽糖 100g、生萝卜汁一杯，混合煮开后饮服，连服数日。

3. 小儿麻疹后期、余热未清　豆腐 250g，鲫鱼二条，煮汤食用。

4. 产后乳汁量少，奶水不畅　豆腐 500g，炒王不留行 50g，同煮，食豆腐饮汤。

5. 妇人白带　白果（去心皮）10 粒，打碎冲入豆汁 200ml，炖煮后同服，连服数日。

6. 烫、烧伤　豆腐二份、白糖一份，捣烂调匀，外敷。

附：豆油

豆油为豆种植物大豆的种子所榨取之油脂。

药　性

豆油味辛、甘，性热，微毒，归大肠经。功能润肠通便，驱虫解毒。主治疥癣，肠道梗阻，大便秘结不通等病症。《本草纲目》称其性味辛、甘，热，微毒，主治涂疮疥，解发。

现代研究

大豆油精制过程中的副产物大豆磷脂，含有丰富的磷脂酰胆碱、磷脂酰乙醇胺、磷脂酰肌醇和磷脂酰丝氨酸等成分，具有丰富的生理活性和功效，可以保护肝脏、改善机体血脂代谢、改善人脑记忆力、预防癫痫和老年痴呆，并能缓解疲劳。大豆油中有大量的 α- 亚麻酸，其有"明星脂肪酸"之称，对人体健康意义重大。大豆中的脂肪酸可以帮助人体降低血液黏稠度，优化改善血液微循环，还能够提升人们的记忆力与思维能力，增强人体脑细胞的活性。

芝麻

芝麻是胡麻科植物脂麻的干燥成熟种子。种子扁卵圆形，表面黑色，一端圆一端尖，尖端有圆点状棕色种脐。嚼之有清香味（图 1-10）。

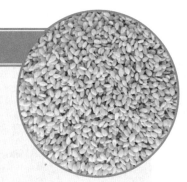

图 1-10　芝麻

历代论述

芝麻历代别名较多，最常见的别名为胡麻、脂麻、巨胜。胡麻一名始载于

《神农本草经》："胡麻，一名巨胜，一名鸿藏。味甘，平，无毒。治伤中虚羸，补五内，益气力，长肌肉，填髓脑。久服轻身，不老。生川泽。"书中未对胡麻作植物形态的描述，但从"巨胜"一名可知，应是指胡麻科植物"芝麻"无疑。沈括在《梦溪笔谈》中云："胡麻直是今之油麻（芝麻），更无他说，予已于灵苑方论之。其角有六棱者，有八棱者。中国之麻，今谓之大麻是也。有实为苴麻，无实为枲，又曰'牡麻'。张骞始自大宛得麻油之种，亦谓之麻，故以胡麻别之，谓汉麻为大麻也。"沈括将中国原产芝麻与中国原产大麻（火麻仁），张骞通西域带回的油麻（胡麻）等的名称及鉴别说得很详细。陶弘景认为胡麻与油麻为同一种植物（今芝麻），但以植株的方圆区分胡麻和巨胜，"本生大宛，故名胡麻。又以茎方者为巨胜，圆者为胡麻。"据李时珍《本草纲目》所言，胡麻外观与今黑芝麻类似，白油麻与今白芝麻类似，为芝麻的不同颜色分类，应当统称。"胡地所出者皆肥大，其纹鹊，其色紫黑，取油亦多。"《嘉祐本草》："白油麻与此乃一物，但以色言之，比胡地之麻差淡，不全白尔。今人通呼脂麻，故二条治疗大同。如川大黄、上党人参之类，特以其地所宜立名，岂可与他土者为二物乎？"

关于巨胜，李时珍认为巨胜是胡麻（芝麻）中较为粗壮的分类，仍属同类："……并不知巨胜即胡麻中丫叶巨胜而子肥者。"《本草纲目》在胡麻一条中总结："胡麻即脂麻也。有迟、早二种，黑、白、赤三色，其茎皆方。秋开白花，亦有带紫艳者。节节结角，长者寸许。有四棱、六棱者，房小而子少；七棱、八棱者，房大而子多，皆随土地肥瘠而然。苏恭以四棱为胡麻，八棱为巨胜，正谓其房胜巨大也。其茎高者三四尺，有一茎独上者，角缠而子少；有开枝四散者，角繁而子多，皆因苗之稀稠而然也。"目前大多沿用《本草纲目》说法，即"胡麻""油麻""巨胜"都是今芝麻，胡麻为黑芝麻，白油麻为白芝麻，巨胜黑芝麻较多。

分　类

以颜色分为黑（巨胜）、白、赤、青四类，"胡麻甘温，质润性燥，专入足少阴血分。巨胜子丸以之为君，专补肾脏阳虚，兼行肝、心、脾、肺四经，益脾滋肺，降心包之火，滋肝木之阴，平补五脏，但不若附桂之雄健耳。其白者名白油麻，亦能润肺除燥，下通脾约便难。赤者专发肾经之毒，钱氏治小儿痘疹变黑归肾，用赤芝麻煎汤送百祥丸。青，巨胜苗也"（《本经逢原》）。

药　性

　　甘，平，归肝、肾、肺、脾经。治虚劳，滋补肝肾，益精填髓，坚筋骨，明耳目，润五脏，滑肠胃，行风气，通血脉，去头风，润肌肤。(《本草备要》)

附　方

1. 养生补益

　　(1) 静神丸：胡麻三升(筛去色黄褐者，蒸三十遍，微炒香，研磨成末)，入白蜜三升，杵三百下，每丸搓如梧桐子大。一次服五十丸，人过四十以上，久服明目洞视，肠柔如筋也。治肺气，润五脏，休粮，填人骨髓，甚有益于男子。(《经史证类备急本草》)

　　(2) 巨胜丸：巨胜 500g、杏仁 60g (汤浸，去皮尖双仁，麸炒微黄)、细辛 15g、生地黄 1 250g (捣绞取汁，以慢火熬去一半)、陈橘皮 15g (汤浸，去白瓤，焙)、续断 15g、旋覆花 15g、覆盆子 30g、白芷 15g、附子 15g (炮裂，去皮脐)、秦皮 15g、桂心 30g、青葙子 30g、秦椒 30g (去目及闭口者，微炒去汗)、熟干地黄 60g。以上药物研磨为末，入地黄汁中，以少许白蜜相和搓为梧桐子大丸，一次服三十丸，空腹以桶皮汤送下，晚饭前再服。变白发令黑，补益驻颜。忌生葱、萝卜、大蒜等。(《太平圣惠方》)

　　(3) 九蒸九晒黑芝麻：用上党胡麻 150g，淘净甑蒸，令气遍，日干，以水淘去沫再蒸，如此九度，以汤脱去皮，簸净，炒香为末，白蜜或枣膏丸弹子大。每温酒化下一丸，日三服。忌毒鱼、狗肉、生菜。服至百日，能除一切痼疾；一年，身面光泽不饥；二年，白发返黑；三年，齿落更生；四年，水火不能害；五年，行及奔马；久服，长生。若欲下之，饮葵菜汁。(《抱朴子》)

　　(4) 白发返黑：乌麻，九蒸九晒，研末，枣膏丸，服之。(《备急千金要方》)

2. 解毒

　　百祥丸：钱乙治小儿痘疹变黑归肾，用赤脂麻煎汤送下。

3. 筋骨疼痛

（1）腰脚疼痛：新胡麻一升，熬香杵末。日服一小升，服至一斗永瘥。温酒、蜜汤、姜汁皆可。

（2）手脚酸痛微肿：用脂麻五升熬研，酒一升，浸一宿。随意饮。（《外台秘要》）

4. 内伤杂病

（1）中暑毒死：救生散，用新胡麻50g，微炒令黑，摊冷为末，新汲水调服9g。（《本草纲目》）

（2）大呕不止：白油麻约20g，清酒100ml，煎取60g，去麻顿服。（《近效方》）

（3）妇人乳少：脂麻炒研，入盐少许，食之。

（4）小便尿血：胡麻150g杵末，以东流水400ml浸一宿，平旦绞汁，顿热服。（《备急千金要方》）

（5）牙齿痛肿：胡麻250g，水2L，煮汁1L。含漱吐之，不过二剂，神良。（《肘后备急方》）

（6）热淋茎痛：乌麻子、蔓荆子各100g，炒黄，绯袋盛，以井华水600ml浸之。每食前服3g。（《太平圣惠方》）

（7）小儿下痢赤白：用油麻20g捣，和蜜汤服之。（《外台秘要》）

5. 外用

（1）入水肢肿作痛：生胡麻捣涂之。（《备急千金要方》）

（2）小儿急疳：油麻嚼敷之。（《外台秘要》）

（3）小儿软疖：油麻炒焦，乘热嚼烂敷之。（《小儿方》）

（4）诸疮痒痛：脂麻生嚼敷之。（《普济方》）

（5）阴痒生疮：胡麻嚼烂敷之，良（《肘后备急方》）。乳疮肿痛：用脂麻炒焦，研末。以灯窝油调涂，即安。

（6）汤火伤灼：胡麻生研如泥，涂之。（《外台秘要》）

（7）诸虫咬伤：油麻研烂敷之。

注

白、黑芝麻药性略有不同，白芝麻药性随炮制方法变化："生者性寒而治疾，炒者性热而发病，蒸者性温而补人"（《炮炙全书》）。黑芝麻功专补肾、通任督之脉且润心："芝麻性润而汁乌，乌自入肾，既入肾，自能润髭矣，况又通任督之脉乎。……乌芝麻更能上润于心，使心火不炎，不烧任督之路，引补肾之药至于唇口，故能变白也。"（《本草新编》）

现代研究

芝麻中富含油脂，黑芝麻的平均含油量达 47.8%，主要含有 10 种脂肪酸，其中不饱和脂肪酸为主要成分。黑芝麻中富含的 n-6 系列不饱和脂肪酸亚油酸和 n-3 系列不饱和脂肪酸 α- 亚麻酸是人体缺少、而自身又不能合成的必需脂肪酸。亚油酸是某些生理调节物质（如前列腺素）的前体，参与胆固醇的代谢，有助于生长发育及妊娠；α- 亚麻酸可以在体内代谢生成二十碳五烯酸（EPA）、二十二碳六烯酸（DHA），能防治心血管疾病，增强机体免疫效应。黄万元等人发现，黑芝麻制剂、复方（核桃、黑芝麻）制剂能显著提高小鼠血液中的超氧化物歧化酶（SOD）活力，明显降低丙二醛（MDA）活力，说明黑芝麻具有抗衰老作用。芝麻素可有效防止胆固醇在肝脏中堆积，表明芝麻素可有效调节血清和肝脏中的胆固醇代谢。

附：香油

芝麻炒熟，乘热压出油，谓之生油，但可点照，须再煎炼，乃为熟油，可食。入药，以乌麻油为上，白麻者次之。（《本草述钩元》）

药　性

甘，微寒。凉血解毒，止痛生肌。解诸毒而杀虫，消痈肿而滑肠。（《本草易读》）

附　方

1. 引虫外出

（1）发症（发瘕）饮油：一种寄生虫病，因虫形细长似发而得名。用油200ml，入香泽煎之。盛置病患头边，令气入口鼻，勿与饮之。疲极眠睡，虫当从口出。急以石灰粉手捉取抽尽，即是发也。初出，如不流水中浓菜形。又云：治胸喉间觉有症虫上下，尝闻葱、豉食香，此乃发症

虫也。二日不食，开口而卧。以油煎葱、豉令香，置口边。虫当出，以物引去之，必愈。（《外台秘要》）

（2）吐解蛊毒：以清油多饮，取吐。（《岭南卫生方》）

（3）蚰蜒入耳：用油麻油作煎饼，枕卧，须臾自出。（《传信方集释》）

2. 解毒

（1）解河豚毒：一时仓卒无药。急以清麻油多灌，取吐出毒物，即愈。（《卫生易简方》）

（2）解砒石毒：麻油一碗，灌之。（《卫生方》）

（3）蜘蛛咬毒：香油和盐，掺之。（《普济方》）

（4）毒蜂蜇伤：清油搽之妙。（《本草纲目》）

3. 内伤杂病

伤寒发黄：生乌麻油一盏，水半盏，鸡子白一枚，和搅服尽。（《外台秘要》）

4. 外用

（1）小儿发热：以葱涎入香油内，手指蘸油摩擦小儿五心、头面、项背诸处，最能解毒凉肌。（《仁斋直指方》）

（2）预解痘毒：外台云：时行暄暖，恐发痘疮。用生麻油一小盏，水一盏，旋旋倾下油内，柳枝搅稠如蜜。每服二三蚬壳，大人二合，卧时服之。三五服，大便快利，疮自不生（《本草纲目》）。小儿初生大小便不通。用真香油一两，皮硝少许，同煎滚。冷定，徐徐灌入口中，咽下即通（《本草纲目》）。小儿丹毒：生麻油涂之。（《备急千金要方》）

（3）鼻衄不止：纸条蘸真麻油入鼻取嚏，即愈。（《普济方》）

（4）肿毒初起：麻油煎葱黑色，趁热通手旋涂，自消。（《是斋百一选方》）

（5）喉痹肿痛：生油20g灌之，立愈。（《圣济总录》）

（6）身面疮疥、梅花秃癣：用清油一碗，以小竹子烧火入内煎沸，沥猪胆汁一个，和匀，剃头擦之，二三日即愈。勿令日晒。（《普济方》）

（7）赤秃发落：香油、水等分，以银钗搅和。日日擦之，发生乃止。（《普济方》）

（8）发落不生：生胡麻油涂之。（《普济方》）

（9）令发长黑：生麻油、桑叶煎过，去滓。沐发，令长数尺。（《普济方》）

（10）滴耳治聋：生油日滴三五次。候耳中塞出，即愈。（《圣济总录》）

（11）身面白癜：以酒服生胡麻油20g，一日三服，至1L瘥。忌生冷、猪、鸡、鱼、蒜等百日。（《备急千金要方》）

5. 下胎

（1）胎死腹中：清油和蜜等分，入汤顿服。（《普济方》）

（2）漏胎难产：因血干涩也。用清油7.5g，好蜜15g，同煎数十沸，温服，胎滑即下。（《普济方》）

（3）产肠不收：用油1 250g，炼熟盆盛。令妇坐盆中，饭久。先用皂角（炙，去皮）研末，吹少许痈疽发背，初作即服此，使毒气不内攻：以麻油250g，银器煎二十沸，和醇醋二碗。分五丹石毒发，发热者：不得食热物，不用火为使。但着浓衣暖卧，取油一匙，含咽。戒怒二去滓。合酒每服60g，百日气血充盛也。（《普济方》）

注

生香油虽源于芝麻，但有寒性，刘完素曰："油生于麻，麻温而油寒，同质而异性也。"故需忌寒凉之物的人不可食用，士良曰："有牙齿疾及脾胃疾人，切不可吃。"而熟香油则热性重，"是油与火同性矣。用以煎炼食物，尤能动火生痰。……但生用之，有润燥解毒、止痛消肿之功，似乎寒耳"（《本草纲目》）。食用时需注意寒热。

甘薯

甘薯为旋花科植物，以根、藤入药，又称白薯、红薯、红苕、番薯、地瓜等，原产于南美，明代引进后广泛种植于我国南方。甘薯用途广泛，可以作为主食蒸烤、作为蔬菜、加工为粉条等食用，亦可以制糖酿酒，深受广大人民喜爱（图1-11）。

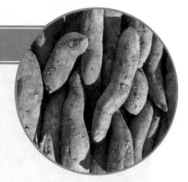

图1-11 甘薯

历代论述

《本草纲目》称其：补虚乏，益气力，健脾胃，强肾阴，功同薯蓣。

分　类

甘薯有白皮和红皮之分，红者肉红黄，味甜。白皮者肉白黄色，质干，有栗子味。

药　性

甘薯味甘，性平，无毒。功能补虚乏，益气力，健脾胃，强肾阴。

附　方

1. 妇人产后腹痛　烤甘薯去皮，与黄酒一盅同食，食后饮红糖姜汤一杯。
2. 口干、咽痛　甘薯粉加白糖，开水冲服。
3. 疟疾　生甘薯 250g，加常山 12g，煮熟，去常山，食甘薯。

附：甘薯叶、藤

附　方

1. 急性胃肠炎　甘薯藤 30g、辣蓼头 30g，水煎内服。
2. 糖尿病（饮多溲多者）　甘薯藤 30g，冬瓜皮 12g，水煎内服。
3. 小儿消化不良（疳积）　鲜甘薯叶 100g，鸡内金 5g，水煎内服。
4. 便秘　鲜甘薯叶 250g 加适量盐，用油炒熟，早晚各空腹服一次。
5. 夜盲症　鲜甘薯叶 60 ~ 90g，羊肝 120g，水煎食之。
6. 带状疱疹　鲜甘薯叶、冰片少许，捣烂，外敷于患处。
7. 阴囊湿疹　鲜甘薯叶加盐少许，捣烂加水煎后趁热湿敷。

注

甘薯中含有粗纤维类物质和某种氧化酶，易在人体内产生二氧化碳气体，多食易滞气、烧心、反酸、腹胀等，可搭配米、面、咸菜等食用。

甘薯生黑斑则有毒，不宜食用，患急性皮肤病者，也应谨慎食用。

现代研究

甘薯含有蛋白质、脂肪、膳食纤维、胡萝卜素、维生素 A、维生素 B、维生素 C、维生素 E 以及钾、铁、铜、硒、钙等 10 余种微量元素，营养价值高，是上好的低脂、低热食品。甘薯中含有黏蛋白，有助于保持心血管壁的弹性和防止动脉粥样硬化，对呼吸、消化系统以及关节腔、浆膜腔也有很好的润滑作用。甘薯属于"生理碱性"的食物，有助于保持人体的酸碱平衡。甘薯中丰富的植物纤维素能增加粪便体积，而且吸水性好，可预防便秘和肠道疾病。甘薯叶中的提取物红薯叶黄酮具有抗癌、抗氧化和降糖的等生物活性。

玉米

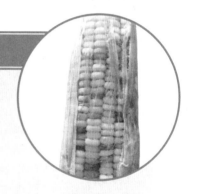

玉米，禾本科玉蜀黍属，一年生草本植物。李时珍在《本草纲目》中记载"玉蜀黍，释名玉高粱"，故玉蜀黍也称玉高粱（图 1-12）。

图 1-12　玉米

历代论述

玉米大约于明朝嘉靖年间自东南海路、西北丝绸之路等方式传入中国，明人李时珍也说"玉蜀黍种出西土"，对玉米形状有较为具体的描述"其苗叶俱似蜀黍而肥矮，亦似薏苡。苗高三四尺。六七月开花成穗如秕麦状。苗心别出一苞，如棕鱼形，苞上出白须垂垂。久则苞拆子出，颗颗攒簇。子亦大如棕子，黄白色"（《本草纲目》）。明清年间玉米逐渐在中国本土推行种植，乾隆、嘉庆数十年间是玉米传播比较广泛的时期。

药 性

甘，平，归胃、肾经。调胃和中，祛湿，散火清热。

附 方

1. 动脉硬化，冠心病，心肌梗死及血液循环障碍 煮玉米，宜经常食用。
2. 消化不良，腹泻痢疾 烧玉米，食用；亦可用两份玉米，一份石榴皮，炒黄研末过罗，备用，每服 10g，每日两次。
3. 慢性胃炎 玉米、白扁豆各 60g，木瓜 15g，水煎后饮汁。

现代研究

玉米籽粒中含有多种特殊的营养素。据现代营养学研究，每 100g 干玉米含蛋白质 8.7g、脂肪 4.3g、热能 1 448.6kJ、磷 293mg、钙 10mg、铁 3.1mg，含有淀粉 70.6% ~ 76.5%、蛋白质 5.8% ~ 9.0%、脂肪 3.9% ~ 4.6%（其中人体必需的亚油酸占 19% ~ 71%，粗纤维 1.0% ~ 1.6%，还含有维生素 B_1、维生素 B_2、维生素 B_6、泛酸、烟酸、生物素等 B 族维生素，玉米黄素等类胡萝卜素，丰富的磷、钾、硅、镁、硒等人体必需的微量元素）。鲜玉米还含有维生素 C，胚芽中含有丰富的维生素 E，其中玉米黄素是小麦、大米没有的。玉米的钙、磷、铁、钾含量均高于大米和小麦。玉米中含有的丰富核黄素（每 100g 可食部中含 0.13mg），可在一定程度上抗肿瘤。

附：玉米须

药 性

甘，寒。入胃经。宽肠下气，利尿消肿，利湿退黄。

附 方

1. 妇人乳结红肿，或小儿吹着，或睡卧压着，乳汁不通，红肿疼痛，怕冷发热，头痛体困 新鲜玉米须焙干，研磨为末，不拘多少，引点酒服。(《滇南本草》)

2. 小便淋沥砂石，痛不可忍　玉米须煎汤，频饮。(《本草纲目》)

3. 膀胱炎、小便不通、尿道疼痛　玉米须 30g，车前子 15g，甘草 6g，水煎服。

4. 肾炎、肾盂肾炎　玉米 30 粒，玉米须 6g，蝉衣 3 个，西瓜皮、冬瓜皮、赤豆适量，煮水代茶饮。

现代研究

玉米花丝（玉米须）是《中华人民共和国卫生部药品标准》里收录的常用药材品种之一。现代研究发现玉米须中含有黄酮、多糖、甾醇类化合物、有机酸、矿物元素、氨基酸等功能性成分。现代药理研究证实玉米须有改善高脂血症引发的肝组织损伤、改善血糖、改善尿酸对肾脏的损害、改善急性痛风关节炎、治疗水肿、抗肿瘤、抗氧化等作用。

附：玉米油

玉米油（又称玉米胚芽油）是一种高品质的食用植物油，它以玉米胚芽为原料，经离心分离脱胶、脱酸、脱色、脱臭、脱蜡等先进生产工艺过程精制而成。玉米油中含有 86% 的不饱和脂肪酸，其中亚油酸约占 55%，油酸约占 30%，还含有维生素 E、维生素 A、植物甾醇、卵磷脂、辅酶、β- 胡萝卜素等营养成分。由于制备玉米油的过程，脱除了玉米胚中的胶质、游离脂肪酸、色素、微量重金属、气味物质等，使其富含维生素 E，自然纯净不含胆固醇易消化，清香透亮少油烟，符合现代人健康饮食的观念。

现代研究

玉米油和其他常用食用油相比，不仅营养丰富，富含维生素 E 和亚油酸，而且更易于消化吸收。经人体试验和动物实验证明，玉米油的消化吸收率在 97% 以上。经常食用玉米油对调整人体血液中胆固醇含量有一定作用。玉米油中富含的亚油酸是人体自身不能合成的必需脂肪酸，可以缓解人体前列腺疾病的发作和皮炎的发生，同时，对视网膜和大脑皮质的发育有益，并且可与胆固醇结合，从而达到降低人体胆固醇水平、降血压、软化血管、预防和改善动脉粥样硬化等作用的目的。维生素 E 具有抗氧化的作用，以及加速细胞分裂，防止细胞衰老，延缓人体衰老的功效。

薏苡仁

薏苡仁为禾本科植物薏苡的干燥成熟种仁，又名解蠡、薏珠子、米仁、薏仁等，生于屋旁、荒野、河边、溪涧或阴湿山谷中，主产于我国福建、河北、辽宁等地。以粒大、饱满、色白者为佳（图1-13）。

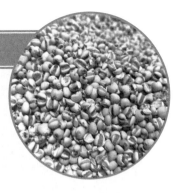

图1-13　薏苡仁

历代论述

《神农本草经》中描述薏苡仁："微寒，无毒。治筋急拘挛，不可屈伸，风湿痹，下气。久服轻身，益气。利肠胃，消水肿，令人能食。"《本草求真》称其"上清肺热，下理脾湿，以其色白入肺，性寒泻热，味甘入脾，味淡渗湿故也"。薏苡仁在中医古籍中早有出现。张仲景在《金匮要略》中记载薏苡仁功能清肺肠之热，有排脓消痈之效，在治疗肠痈方面，薏苡附子败酱散可治疗肠痈脓已成者："其身甲错，腹皮急，按之濡如肿状，腹无积聚，身无热，脉数。"在治疗肺痈、咳吐脓痰方面，薏苡仁也是苇茎汤的重要组成部分："治咳有微热，烦满，胸中甲错，是为肺痈。"薏苡仁还可以治疗湿痹拘挛，《金匮要略》中记载麻黄杏仁薏苡甘草汤主治"病者一身尽疼，发热，日晡所剧者，名风湿。此病伤于汗出当风，或久伤取冷所致也。"薏苡仁药性偏凉，可以清热利湿，治湿温初起或暑湿邪在气分，配伍苦杏仁、白蔻仁等，则为三仁汤，三仁合用，从三焦分消，是为君药。薏苡仁有一定的补益效果，可治疗脾虚湿盛之泄泻，在参苓白术散中有所应用，体现了培土生金的中医理论。《本草纲目》中李时珍这样总结："薏苡仁属土，阳明药也，故能健脾益胃。虚则补其母，故肺痿、肺痈用之。筋骨之病，以治阳明为本，故拘挛筋急风痹者用之。土能胜水除湿，故泄痢水肿用之。"

药　　性

薏苡仁味甘、淡，性凉。归脾、胃、肺经。功能利水渗湿，健脾止泻，除痹，排脓，解毒散结，主治水肿，脚气浮肿，小便不利，脾虚泄泻，湿痹拘挛，肺痈，肠痈，赘疣，癌肿等。薏苡仁生用与炒用药效有差异，生用者清热利湿，炒用者健脾止泻。

附　方

1. 生用

（1）面部扁平疣：生薏苡仁煮粥饮汤，饮后兑水再煮汤，每日饮食 15～30g；或生薏苡仁配大青叶、板蓝根、紫草适量，水煎服。

（2）肺痈：生薏苡仁煮粥，常食有效。

（3）治肺痿唾脓血：薏苡仁 130g。杵碎，以水 600ml，煎 200ml，入酒少许服之。（《梅氏验方新编》）

（4）治肺痈咳唾，心胸甲错者：以淳苦酒煮薏苡仁令浓，微温顿服之。肺若有血，当吐出愈。（《范汪方》）

（5）治肺痈咯血：薏苡仁 60ml。捣烂，水二大盏，入酒少许，分二服。（《济生方》）

（6）肺损咯血：生薏苡仁 150g、猪肺 300g，炖熟分 10 次服，每日服 1 次。

（7）齿痛：生薏苡仁 15g、桔梗 10g，水煎服，每日 1 剂。

（8）痈疮（已成脓）：生薏苡仁 15g、败酱草 15g，水煎服，每日 1 剂。

（9）砂石热淋，痛不可忍：用薏苡仁，子、叶、根皆可用，水煎热饮。夏月冷冻饮料。

（10）治风湿痹气，肢体痿痹，腰脊酸疼：薏苡仁 250g、真桑寄生、当归身、川续断、苍水（米泔水浸炒）各 60g。分作 16 剂，水煎服。（《广济方》）

（11）治久风湿痹，补正气，利肠胃，消水肿，除胸中邪气，治筋脉拘挛：薏苡仁为末，同粳米煮粥，日日食之。（《本草纲目》）

（12）去风湿，强筋骨，健脾胃：薏苡仁粉，同曲米酿酒，或袋盛煮酒饮之。（《本草纲目》）

（13）治水肿喘急：郁李仁 30g。研，以水滤汁，煮薏苡仁饭，日二食之。（《集验独行方》）

（14）治消渴饮水：薏苡仁煮粥饮，并煮粥食之。（《本草纲目》）

（15）泄泻，不思饮食：薏苡仁 60g、粳米 60g，洗净，共煮粥，每日食之。

（16）暑湿外感，头身困重：薏苡仁、白扁豆各 30g，粳米 100g，共煮成粥，每日分 2 次服用。

2. 炒用

（1）由湿盛所致的腰腿痛：炒薏苡仁 15g、白术 10g，水煎服，每日 1 剂。

（2）阴虚火旺：炒薏苡仁、山药、莲子、大枣各 30g，百合、沙参、芡实、玉竹各 15g，煮汤加糖，饮之，是夏日去火的清凉佳品。

现代研究

薏苡仁主要营养成分为脂肪酸及酯类、多糖类、黄酮类、糖蛋白等，具有抗肿瘤、提高机体免疫力、降血糖、抗炎镇痛、调节血脂代谢等多重药理作用。薏苡仁也能治疗多种癌症、高血压、高脂血症、脂肪肝、类风湿性关节炎等疾病，还能增强免疫力、调节肠道菌群。

附：薏苡根

历代论述

《神农本草经》：其根，微寒。下三虫。

药 性

薏苡根味甘，性微寒，无毒。下三虫（《神农本草经》），去蛔虫，堕胎（陈藏器）。

附 方

1. 膀胱炎、尿道炎、盆腔炎（石淋、热淋、小便痛） 薏苡根、叶各适量，煮水代茶饮。

2. 蛔虫症（胆道蛔虫、蛔虫腹痛） 薏苡根 250g，水煮代茶饮，每日 2 ～ 3 次。

3. 寒性闭经 薏苡根 50g，水煮内服，经前服 3 ～ 5 日。

4. 黄疸如金 薏苡根煎汤频服。

5. 牙齿风痛 薏苡根四两，水煮含漱，冷即易之。(《延年秘录》)

注

肾水亏虚、脾阳不足、气虚下陷者及妊娠妇女禁用薏苡仁。

菜籽油

　　菜籽油又名香油、芸薹子油等，是十字花科植物芸薹种子榨取的油。菜籽油是全球三大食用植物油之一，也是我国第一大自产食用植物油，占国产食用植物油 50% 以上，是一种物美价廉的健康食用油。

历代论述

　　《本经逢原》："治痈疽及痔漏中生虫，以香油涂之。"《随息居饮食谱》称菜籽油："甘辛温，润燥杀虫，散火丹，消肿毒。熬熟可入烹炮。凡时感、痧胀、目疾、喉证、咳血、疮伤、痧痘、疟疾、产后并忌之。以有微毒，而能发风动疾也。"

药　　性

　　菜籽油味辛、甘，性平，归肺、胃经，功能解毒消肿、润肠杀虫、散火丹等，可治无名肿毒、风疹、皮肤瘙痒、湿疹、肠梗阻、汤火灼伤等病症。

附　　方

1. 治风疮不愈　陈菜籽油同穿山甲末，熬成膏涂之。(《摄生众妙方》)

2. 治汤火伤灼　菜籽油调蚯蚓屎搽之。(《师古斋汇聚简便单方》)

3. 治无名肿毒，风疹，皮肤瘙痒，湿疹　生菜籽油，外搽，一日数次。治疗时期，忌用水洗患处。(《浙江中医》)

4. 石灰入口　先以菜籽油洗涤，再滴入糖水少许，不久自愈。(《华佗神医秘传》)

注

油菜籽润肠通便，平素便溏者应慎用。菜籽油不适用于高温油炸及凉拌，仅适用于炒菜等做法。在高温油炸时，菜籽油会产生辛辣刺激性气味。因含有较高的芥酸和芥子苷，菜籽油不适合凉拌。同时，患有高血压、冠心病等疾病的老年人不适合长期食用。

现代研究

菜籽油为人体提供的营养包括脂肪酸和脂溶性营养素，主要脂肪酸包括油酸、亚油酸和亚麻酸等，脂溶性营养素包括多酚、植物甾醇、维生素 E、类胡萝卜素等，对人体健康有至关重要的作用。菜籽油中的脂肪酸可降低人体血液中低密度脂蛋白胆固醇含量，防止动脉血管硬化，具有抗炎效果，可用于治疗关节和肌肉的炎症和疼痛。

菜籽油中的脂溶性营养素具有降血糖、预防动脉粥样硬化、抗氧化、抗菌消炎、抗癌、防治心血管疾病和糖尿病等重要作用。菜油甾醇可降低胆固醇含量，还具有抗炎、抗癌、防治心脏病、防治前列腺疾病和调节免疫功能等作用。

花生油

花生油又名落花生油、果油，为豆科植物落花生的种子榨出的脂肪油。

历代论述

《本草纲目拾遗》称花生油"色白，甘平气腥，滑肠下积，腻膈生痰"。

药　　性

花生油味甘性平，归肺、脾、大肠经。功能润燥滑肠、去积，可应用于心脏病、高血压、脑血管病、冠心病、营养不良等。

附　方

1. 蛔虫性肠梗阻　花生油 60g，葱头 5g，顿服；继用凤尾草 30g，水煎，冲玄明粉 15g 服。
2. 烫伤　花生油 500g，石灰水 500ml，混合调匀，涂抹患处。

注

痢疾、急性胃肠炎、腹泻、胃肠功能紊乱者不宜多食。

现代研究

花生油所含的不饱和脂肪酸比例较高，还含有白藜芦醇和胆碱，对预防血栓、改善血管微循环、改善记忆力、延缓脑功能衰退等有一定价值。适合煎、炒、炸等烹饪方法，也可以作为老年人健康用油。

亚麻籽油

亚麻籽油又称胡麻油、月子油、麻条子油等，是亚麻科植物亚麻的籽实所制取的油。亚麻于西汉被张骞引进中国，现于我国西北、东北、华北等地广泛种植。亚麻籽初为药用，自明清之后始作油用。

历代论述

《本草图经》称亚麻籽油"润燥、祛风"。

药　性

亚麻籽油味甘、性平，归心、大、小肠经。

现代研究

亚麻籽油中含有丰富的 ω-3 脂肪酸，通过改变信号转导、细胞代谢和细胞膜脂的组成，以及调控基因表达而发挥其功效，可以减少自身免疫性疾病和神经系统疾病，改善糖尿病、降压、抗氧化、预防动脉粥样硬化性心血管疾病、防治肥胖、改善酒精性肝病和抗癌。

山茶油

山茶油，也称茶油、茶籽油，取自成熟的油茶种子，色泽呈金黄或浅黄色，品质纯净，澄清、透明，味道香醇，适口性极强。

历代论述

山茶油作为食用油，早在《山海经》中便有记载。山茶油的药用保健功效也较早发现，最早见于《本草纲目》："茶油性偏凉，有凉血、止血、清热、解毒之功效，主治肝血亏损，驱虫，益肠胃，明目。"清朝《本草纲目拾遗》记载：茶油有润肠、清胃和解毒杀菌之效;《中华人民共和国药典》中论述：茶油可预防和治疗高血压、心血管疾病，且可清热化湿、杀虫、解毒，长期食用能够清胃润肠、治疗便秘。在江西、福建等茶油产地，长期保留着口服或外用山茶油的习惯。

药　　性

甘，寒。清热化湿，杀虫解毒。主治痧气腹痛，疥癣，汤火伤等。

附　　方

1. 治绞肠痧　油茶种子油 60g。冷开水送服。(《福建中草药》)

2. 治小儿脸部生癣　茶油涂患部，日涂数次。(《岭南草药志》)

3. 治汤火伤　茶油、鸡蛋清、百草霜。共擂细，搽伤处。(《岭南草药志》)

现代研究

　　山茶油营养丰富，不仅蕴含各种脂肪酸、角鲨烯、茶多酚、皂苷等物质，而且含有蛋白质、维生素和钙、锌等微量元素。茶油脂肪酸主要由油酸、亚油酸和少量的饱和脂肪酸组成，有"东方橄榄油"之美称，不会引起人体血液中胆固醇含量的增加，能减少血液中的低密度脂蛋白胆固醇，但不减少甚至可增加血液中的高密度脂蛋白胆固醇，有效地预防和治疗冠心病、高血压等心血管疾病。山茶油所含的茶多酚是一种天然的抗氧化剂，能实现降血脂、强心等作用。山茶皂苷有强心之效、溶血栓之能，可防止血管硬化带来的心脑血管病。

橄榄油

　　油橄榄又称洋橄榄，在植物学上属于木犀科木犀属，原产于小亚细亚，主要分布在地中海沿岸地区，以西班牙、意大利、葡萄牙及阿尔巴尼亚为集中产地，现在世界各国均引种栽培。从油橄榄果实中压榨而成的油称为橄榄油，鲜果含油率一般为20%～30%，其油年总产量约为200万吨，居世界植物油总产量的第四位。橄榄油品质在食用植物油中居首位，有"食用植物油皇后"的美称。

分　类

　　橄榄油有初榨橄榄油和精炼橄榄油之分。初榨橄榄油也称原生橄榄油或天然橄榄油，是直接从新鲜橄榄果实中采取机械冷压榨的方法榨取，经过过滤等处理除去异物后得到的油汁，加工过程中完全不经化学处理。精炼橄榄油则是通过溶剂浸出法从橄榄油渣中提取并经过精炼而得到的。我国按照橄榄油的质量指标，将其分为橄榄油和油橄榄果渣油两大类。

现代研究

橄榄油以含丰富的不饱和脂肪酸著称。橄榄油中不饱和脂肪酸占比可高达88%，它既容易被人体吸收，又不易氧化沉积于人体内，被称为安全脂肪酸。橄榄油中油酸、亚油酸、亚麻油酸含量的比例经研究是最适合人体需要的比例，这是其他植物油不能与之比拟的优良特性。

在保健方面，橄榄油能降低人体血浆中甘油三酯、胆固醇、低密度脂蛋白的含量，增加高密度脂蛋白的含量，防止心血管病的发生。另外，油酸等 ω–3 脂肪酸能降低血小板的黏稠度，降低血栓形成的几率，预防脑出血。橄榄油人体消化吸收率极高，有减少胃酸、防止胃炎及十二指肠溃疡病等功能；并可刺激胆汁分泌，以减少胆囊炎和胆结石的发生；还可增加肠道蠕动功能，长期食用可以有效缓解便秘。橄榄油中的天然抗氧化剂和 ω–3 脂肪酸有助于人体对矿物质的吸收，促进骨骼生长，尤其能促进婴幼儿神经的生长发育。长期食用橄榄油也可以预防糖尿病，这是因为橄榄油中 ω–3 脂肪酸中的二十二碳六烯酸（DHA）可以增加胰岛素的敏感性。

葵花籽油

葵花籽，又叫葵瓜子，是向日葵的果实。它的籽仁中含脂肪 30%～45%，最多的可达 60%。由葵花籽提取而来的葵花籽油颜色金黄，澄清透明，气味清香，是一种重要的食用油。葵花籽含油量高，富含不饱和脂肪酸（85%～90%），其中亚油酸含量占不饱和脂肪酸的 60% 以上，因此葵花籽油被誉为"高级营养油"。

现代研究

葵花籽仁中富含油脂，葵花籽油富含不饱和脂肪酸，其中又以亚油酸含量最高。亚油酸是人体必需脂肪酸，人体每天摄取 6g 亚油酸，才能维持正常的生理代谢，它具有防癌抗癌，抗动脉粥样硬化，参与脂肪分解与新陈代谢，增强机体免疫力，促进骨组织的代谢等作用。长期食用葵花籽油，有利于心血管病和高脂血症的防治，达到增进营养，增强人体健康和益寿延年的目的。

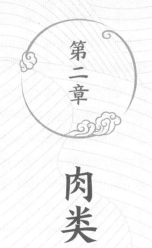

第二章

肉类

猪

猪是普遍饲养的一种家畜，其肉为我国人民的主要肉食。家猪是由野猪经人类长期驯养而成，种类很多。猪的全身除毛外，均可食用，又都可入药。中医认为："猪为水畜，乃六阴之极，性懒饱食无所用力，周身脂膏不流，其肉容易助湿生痰。"猪的心、肝、肺、肾、胆、肚、蹄、皮等，均具其特有的药物性能，也就是对不同疾病有各自的辅助治疗作用。野猪肉亦属补品之一，其性味甘、平，能滋补五脏虚损，可止血补气（图2-1）。

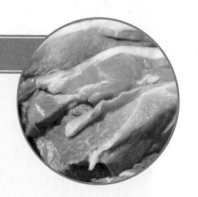

图2-1　猪肉

历代论述

《本草纲目》对猪进行了分类："猪天下畜之，而各有不同。生青、兖、徐、淮者耳大，生燕、冀者皮浓，生梁、雍者足短，生辽东者头白，生豫州者咮短，生江南者耳小，谓之江猪，生岭南者白而极肥。"

附：猪肉

药　性

甘咸、微寒。滋阴补肌、润肠养胃。

反乌梅、桔梗、黄连、胡黄连及苍耳。合生姜食，生面发风；合荞麦食，落毛发，患风病；合葵菜食，少气；合百花菜、吴茱萸食，发痔疾；合胡荽食，烂人脐；合牛肉食，生虫；合羊肝、鸡子、鲫鱼、豆黄食，滞气；合龟、鳖肉食，伤人。

附　方

1. 钱乙治小儿疳病　麝香丸，用猪胆和丸，猪肝汤送服。疳渴者，用猪肉汤。（《小儿药证直诀》）

2. 小儿噤口痢疾　小儿刮肠痢疾，噤口闭目至重者：精猪肉 15g，薄切炙香，将腻粉 1.5g 铺在猪肉干上食用，或放在鼻头闻香。

3. 风狂歌笑，行走不休　用猪肉 250g，煮熟切脍，和酱、醋食。或羹粥炒，任服之。(《食医心镜》)

4. 解丹石毒，发热困笃　用肥猪肉 1 250g，葱、薤各 125g，煮食或作食。必腹鸣毒下，以水淘之得石，沙石尽则解钟乳毒。

5. 咳嗽少痰、大便秘结　瘦猪肉 250g、南沙参 30g、杏仁 10g，同煮食之。

6. 身体消瘦、口干、腰痛、心烦、便秘　瘦猪肉 500g、黑豆 60g，同煮食之，每周一次。

7. 气虚浮肿、大便不畅　瘦猪肉 250g、冬瓜 250g，煮汤，分 2 日用，连食 14 日。

注

　　李时珍认为久食猪肉易动风，但与姜同食可缓其动风之力，《本草纲目》记载，"久食杀药，动风发疾。伤寒疟痢痰痼痔漏诸疾，食之必再发"，"猪不姜，食之发大风，中年气血衰，面发黑也"。朱震亨认为猪肉补阳而不补阴，入胃易化湿热生痰，痰咳者忌食："猪肉补气，世俗以为补阴误矣，惟补阳尔。今之虚损者，不在阳而在阴。以肉补阴，是以火济水。盖肉性入胃便作湿热，热生痰，痰生则气不降，而诸证作矣，故痰嗽家最忌。"《新修本草》认为，久食猪肉虽肥人但虚肌，"猪为用最多，惟肉不宜人，人有多食，皆能暴肥，此盖虚肌故也"。猪肉忌与乌梅并食，以免生痰敛湿；外感风邪、气喘痰盛时也应忌食猪肉。为维持身体健康，不宜过食猪肉。

现代研究

　　猪肉富含有大量水分、蛋白质、丰富的脂肪及矿物质、维生素等。猪肉中所含蛋白质主要是高分子的肌球蛋白和肌红蛋白，是比较稳定的可溶性高价蛋白质，容易消化和吸收，具有较高的营养成分及其食用价值。猪和其他动物肉一样，含有较多的钙、镁、磷、钠、钾、铁、氯等必需的微量元素。其中钙、磷是生长骨骼的营养要素。铁元素不仅是合成血红蛋白所不可缺少的，而且是维持人体正常生命活动最重要的十几种酶的组成要素；钠、氯等元素，可以补充机体消耗的盐分，同时也是生成胃酸的原料。猪肉含 B 族维生素多，特别是含维生素 B_1 最多。缺乏维生素 B_1，人体就会患脚气病、多发性神经炎、厌食、呕吐、脚气性心脏病、心肌障碍性浮肿及磺胺类药物中毒等疾病。

附：猪油

猪油又称荤油或猪大油，从猪肉提炼出的食用油之一。其初始状态是略黄色半透明液体的食用油，常温下为白色或浅黄色固体，凝者为肪为脂，释者为膏为油。

药　性

甘，微寒。润肺利肠，利水消肿，破血消积，生发解毒，下胎衣。外用杀虫治风，涂恶疮，治痈疽。反乌梅、梅子。

附　方

1. 五种疸疾　黄疸、谷疸、酒疸、黑疸、女劳疸，黄汗如黄柏汁。用猪脂250g，温热服，日三，当利乃愈。(《肘后备急方》)

2. 小便不通　猪脂250g，水 400ml，煎三沸，饮之立通。(《备急千金要方》)

3. 关格闭塞　猪脂、姜汁各400ml，微火煎至600ml，下酒 100ml，和煎分服。(《备急千金要方》)

4. 中诸肝毒　猪膏顿服 200ml。(《备急千金要方》)

5. 肺热暴喑　猪脂油250g炼过，入白蜜 250g，再炼少顷，滤净冷定。不时挑服一匙。无疾常服，亦润肺。

6. 产后虚汗　猪膏煎，猪膏、姜汁、白蜜各200ml，酒 100ml，煎五上五下。膏成随意以酒服2g。(《备急千金要方》)

7. 胞衣不下　猪脂15g，水 5ml，煎至五七沸，服之当下。(《太平圣惠方》)

8. 冬月唇裂　炼过猪脂，日日涂之。手足皲破：猪脂着热酒中洗之。

附：猪脑髓

药　性

甘，寒，有毒。治风眩脑鸣，冻疮。

附　方

1. 喉痹已破疮口痛　猪脑髓蒸熟，入姜、醋吃之，即愈。(《普济方》)
2. 手足皲裂出血　以酒化洗猪脑，并涂之。(《本草纲目》)

注

　　猪脑髓为猪全身胆固醇含量最高的部分，故患高血压、动脉硬化、高脂血症、冠心病、肾炎等病症者均应忌食。猪脑髓性寒，有损及男子阳道之弊，临房、酒后不可食用。若与酒或盐同食，是引"贼"入肾，会影响性功能。《备急千金要方》：猪脑损男子阳道，临房不能行事。酒后尤不可食。《三元参赞延寿书》：今人以盐酒食猪脑，是自引贼也。

附：猪脊髓

药　性

甘，寒。补骨髓，益虚劳。外用治扑损恶疮，涂小儿解颅、头疮，及脐肿、眉疮、疥。

附　方

1. 大补阴丸，降阴火，补肾水　黄柏、知母各60g，熟地黄、龟板各90g。以上药物研磨成末，加入猪脊髓与蜜炼丸。服七十九，空腹用盐白汤送下。(《丹溪心法》)
2. 治三消渴疾　大枣四十九枚（去皮核），新莲肉四十九粒（去心），西木香5g，炙甘草30g。加雄猪脊骨一尺二寸一同煎药，用水五碗，去肉骨，滤滓，取汁一碗，空腹任意呷服。以滓减去甘草一半，焙干为末，米汤调服，不以时。(《三因极一病证方论》)

3. 骨蒸劳伤　猪脊髓一条，猪胆汁一枚，童便15ml，柴胡、前胡、胡黄连、乌梅各3g，韭白七根，同煎2g，温服。(《瑞竹堂经验方》)

4. 小儿解颅　猪牙车骨煎取髓敷，日三。(《备急千金要方》)

5. 小儿脐肿　猪骨髓28g，杏仁7g，研敷。(《备急千金要方》)

6. 小儿眉疮　猪骨髓六七枚，白胶香6g。同入铜器熬稠，待冷为末涂于疮上。

7. 小儿头疮　猪筒骨中髓，和腻粉成剂，复纳骨中，火中煨香，取出研末。先温盐水洗净，敷之。亦治肥疮出汁。(《普济方》)小儿痦疮方同上。

注

丹溪治虚损补阴丸，多用猪脊髓和丸。取其通肾命，以骨入骨，以髓补髓之意。

附：猪血

药　性

咸，平。治中风绝伤，头风眩晕，及淋沥。卒下血不止，清酒和炒食之。清油炒食，治嘈杂有虫。压丹石，解诸毒。

附　方

1. 交接阴毒，腹痛欲死　猪血乘热和酒饮之。(《肘后备急方》)

2. 中满腹胀　旦食不能暮食。用不着盐水猪血，漉去水，晒干为末。酒服取泄，甚效。(《怪病奇方》)

3. 杖疮血出　猪血一升，石灰七升，和剂烧灰，再以水和丸，又烧，凡三次，为末敷之，效。(《外台秘要》)

4. 中射罔毒　猪血饮之即解。(《肘后备急方》)

5. 蜈蚣入腹　猪血灌之。或饱食，少顷饮桐油，当吐出。

注

《本草纲目》认为可以炒猪血治妇人嘈杂，取以血导血归原之意。亦有因蛔虫而嘈杂者，用猪血后，虫得血腥则饱而伏。服地黄、何首乌诸补药者忌服猪血，因为猪血损阳。猪血同黄豆食，滞气。

附：猪肝

药　性

苦，温。入肝经。治小儿惊痫。治冷劳脏虚，冷泄久滑赤白。

附　方

1. 浮肿胀满不下食，心闷　猪肝一颗（洗，切），加葱、豉、姜、椒炙食之。或单煮羹亦可。（《食医心镜》）

2. 食即汗出　脾胃气虚也。猪肝250g薄切，瓦上曝干为末，煮白粥，布绞汁和，和丸如梧桐子大，空腹服五十丸，一日五次。（《食医心镜》）

3. 目难远视，肝虚也　猪肝一颗（细切去皮膜），葱白一握，用豉汁作羹，待熟下鸡子三个，食之。（《普济方》）

4. 肝热目赤碜痛　猪肝一颗薄切，水洗净，以五味食之。（《食医心镜》）

5. 牙疳危急　猪肝一颗，煮熟，蘸赤芍药末，任意食之。后服平胃散二三贴，即效。（《本草纲目》）

6. 急劳瘦悴　日晚即寒热，惊悸烦渴。用猪肝一具（切丝），生甘草（末）225g，于铛中布肝一重，掺甘草末一重，以尽为度，取童便15ml，文武火煮干，捣烂，众手丸梧桐子大。每空心米饮下二十丸，渐加至三十丸。（《圣济总录》）

7. 身体虚弱、贫血、浮肿　猪肝150g、鸡蛋1枚，同炒食之或加入茄子同炒尤佳。

8. 慢性痢疾久治不愈　猪肝500g切片、杏仁泥30g，分层纳入锅中，加入适量调料，小火煎熟分六次食之，早晚各一次。

注

肝主藏血，故诸血病用猪肝为向导引药入肝，猪肝有养肝明目和补血的功用，有丰富的营养。肝虚血枯及失血后的眼花、夜盲、失眠、急躁等症患者，食煮猪肝汤最宜。

现代研究

猪肝含有丰富的蛋白质、维生素 A、维生素 B 族、维生素 C 以及钙、磷、铁、锌、硒等矿物质，营养价值很高。猪肝中的维生素 A 可以改善眼睛疲劳、干涩，维持皮肤上皮细胞活性；维生素 C 和硒可以增强人体免疫力、抗氧化、防衰老，并能抑制肿瘤细胞的产生，也可防治急性传染性肝炎；猪肝中含量高的铁还可以调节和改善贫血病人造血系统的功能。

由于猪肝含有一定量的胆固醇，因此心血管疾病患者应少食，避免加重病情。另有报道称，孕妇过量吃猪肝或猪肝酱可能导致胎儿畸形。猪肝中铜元素较多，吃猪肝时要注意避免同时摄入与铜相拮抗的物质，如维生素 C 和一些酶制剂药物。健康成人一天吃猪肝量不要超过 50g，若一次性摄入大量猪肝可能导致恶心、呕吐、头痛、嗜睡、视线模糊等维生素 A 中毒症状，甚至可能出现对肝脏的损害，也有报道推荐 1 周吃 1 次猪肝即可。

附：猪肺

药　　性

甘，微寒。入肺经。补肺。

附　　方

1. 疗肺虚咳嗽　猪肺一具，切片，麻油炒熟，同粥食。又治肺虚嗽血，煮蘸薏苡仁末食之。

2. 气短、咳嗽少痰、盗汗、恶寒等症久治不愈者　猪肺 250g 切块，开水煮捞后，再用香油炒熟加入适量调料，分二次服，早晚各一次，连食 5～7 日。尤以老年肺虚者，于秋、冬两季食用，补肺之力甚良。

注
　　与大麻仁同食良，与白花菜合食则易令人气滞发霍乱（《本草纲目拾遗》）。八月和饴同食至冬日易发疽（《本草纲目》）。

现代研究

　　猪肺与猪肉相比，蛋白质含量相当，但脂肪更少，含铁量更高。从猪肺灌洗液中可制取肺表面活性物质，动物实验和临床试验均表明这种活性物质不仅对呼吸窘迫综合征有显著疗效，而且对机体有防御保护作用。从猪肺提取的神经营养物质，对体外培养的胚胎腱状神经有保养作用，并能提高其胆碱乙酰转移酶的活性。

附：猪肾

药　　性

　　咸，冷。和理肾气，通利膀胱。

附　　方

1. 肾虚遗精盗汗，夜梦鬼交　用猪肾一枚，切开去膜，入附子末 3g，湿纸裹煨熟，空心食之。

2. 饮酒肾虚，阴痿羸瘦，精衰少力　用猪肾一对（去脂膜切片），枸杞叶半斤，以豉汁二盏半相和，同椒、盐、葱煮羹，空腹食。

3. 肾虚腰痛　猪肾一枚切片，以椒、盐腌去腥，内包杜仲末 9g，荷叶包煨食之，酒下。(《本草权度》)

4. 曾伤九月胎　猪肾方，猪肾（一具），茯苓、桑寄生、干姜、干地黄、川芎（各 45g），白术（60g），麦冬（100g），附子（中者一枚），大豆（约 200ml）。以水一斗，煮肾令熟，去肾纳诸药，煎取 700ml，分四服，日三夜一,十日更一剂。(《备急千金要方》)

5. 老人耳聋　猪肾一对去膜切，以粳米 400ml，葱白二根，薤白七根，人参 2g，防风 1g，为末，同煮粥食。(《养老奉亲书》)

6. 猝然肿满　用猪肾批开，入甘遂末 3g，纸裹煨熟食。以小便利为效，否则再服。(《肘后备急方》)

7. 猝得咳嗽　猪肾二枚，细切。干姜三两末，水七升，煮取二升，稍服取汗。(《肘后备急方》)

8. 久嗽不瘥　猪肾二枚（去脂膜），入椒四七粒开口者，水煮啖之。(《本草纲目》引张文仲方)

9. 心气虚损　猪腰子一枚，水二碗，煮至一碗半，切碎，入人参、当归各半两，煮至八分。吃腰子，以汁送下。未尽者，同滓作丸服。(《是斋百一选方》)

10. 久泄不止　猪肾一个批开，掺骨碎补末，煨熟食之。(《濒湖集简方》)

11. 产后蓐劳寒热　产后虚羸，喘乏，乍寒乍热，如疟状。猪肾汤：猪肾（去脂，剖一具），香豉（绵裹），白粳米、葱白各一斗，以水三斗，煮取五升，去滓，任情服之，不瘥更作。(《备急千金要方》)

12. 小儿啼　小儿五十日以来，胎寒腹痛，啼上视，聚唾弄舌，微热而惊，此痫候也。猪肾一具薄切，去脂膜，当归一两，锉微炒，上二味相和。以清酒一升，煮七合。每以杏仁大与咽之，日三夜一。(《太平圣惠方》)

13. 小儿头疮　猪腰子一个，批开去心、膜，入五倍子、轻粉末等分在内，以砂糖和面固济，炭火炙焦为末。清油调涂。(《经验良方》)

14. 肾阴不足　五心烦热、腰膝疼痛、耳聋、遗精、头晕、失眠，以及尿频、月经过多、月经频发、浮肿等症。猪肾一对去皮切片，配枸杞子30g、豆豉1匙、椒盐少许，同煮去药食之，每周1～2次为佳；或取猪肾一对剖开，去色白部分，纳入胡桃肉20g（打碎）、黑芝麻20g，扎好，煮熟食之，每周1～2次；或取猪肾一对切片，煮粥食之。

注

　　猪肾入药补益肾水，而久食亦伤肾，《本草纲目》："久食，令人伤肾。冬月不可食，损人真气，兼发虚壅。"《本草纲目》认为猪肾性寒，入药借其入肾之力，故肾虚热食猪肾佳，补肾虚劳常猪羊肾同用。"猪肾性寒，不能补命门精气。方药所用，借其引导而已。……肾有虚热者，宜食之；若肾气虚寒者，非所宜矣。今人不达此意，往往食猪肾为补，不可不审。又《千金》治消渴有猪肾荠苨汤，补肾虚劳损诸病有肾沥汤，方甚多，皆用猪、羊肾煮汤煎药。"

现代研究

　　猪肾含有蛋白质、脂肪、碳水化合物、硒、钙、磷、铁等矿物质及核黄素、维生素 A、硫胺素（维生素 B_1）、抗坏血酸等成分。猪肾和猪肉相比，含有更多的硒、铁、铜、锰、磷等微量元素。从猪肾制取的猪肾谷酰胺酶较天冬酰胺酶有更强的抗癌作用，因某些癌细胞的谷酰胺合成缓慢而利用较快，与天冬酰胺酶合用，能抑制癌细胞对甲氨蝶呤的抗药性，且使其毒性降低。

附：猪胆

药　性

苦，寒。清肝热、通便、除烦。

附　方

1. 少阴下利不止　厥逆无脉，干呕烦者，以白通汤加猪胆汁主之。葱白四茎，干姜，生附子一枚，人尿 75ml，猪胆汁 15ml。前三味以水 600ml 煮取 200ml，去滓，内胆汁人尿和合相得，分温再服。

2. 灌肠通便　仲景以猪胆汁和醋少许，灌谷道中，通大便神效。盖酸苦益阴润燥而泻便也。

3. 或泻或止久而不愈　二圣丸，用黄连、黄柏末各，以猪胆煮熟，丸如绿豆大。每顿饮服之。(《小儿卫生总微论》)

4. 热病上下蚀人　猪胆一具，苦酒 100ml 和之，火煎令沸，三上三下，药成放温，空腹饮三满口，虫死便愈。(《备急千金要方》)

5. 消渴无度　雄猪胆五个，同煎成芡子大丸。每次含化二九咽下，日二次。(《圣济总录》)

6. 目赤肿痛　猪胆汁一枚，和盐绿五分，点之。(《普济方》)

7. 小儿初生　猪胆入汤浴之，不生疮疥。

8. 产妇风疮因出风早　用猪胆一枚，柏子油，和敷。(《本草纲目》引《杏林摘要》)

9. 汤火伤疮　猪胆调黄柏末，涂之。(《外台秘要》)

10. 瘰疬出汁　生手足肩背，累累如赤豆。剥净，以猪胆涂之。(《备急千金要方》)

注

　　方药中用猪胆，取其寒能胜热，滑能润燥，苦能入心，又能去肝胆之火也。脾虚、腹泻者不宜食用猪胆。

附：猪肚

即猪胃。

药　　性

甘，微温。补中益气止渴，止痢除虚热，补羸助气。

附　　方

1. 补益虚羸　用猪肚一具，内填入人参75g，蜀椒15g，干姜23g，葱白7个，粳米100ml，密缝，煮熟食。(《千金翼方》)

2. 水泻不止　猪肚一枚，加蒜煮烂捣膏，搓梧桐子大药丸，每次用盐汤或米送服三十丸。也可入平胃散末三两。(《普济方》)

3. 消渴饮水　雄猪肚一枚，煮取汁，入少量豆豉，渴即饮之，肚亦可食。煮粥亦可。(《食医心镜》)

4. 仲景猪肚黄连丸　治消渴。雄猪肚一枚，填入黄连末75g，栝蒌根、白粱米各60g，知母45g，麦门冬30g，缝后蒸熟，捣丸如梧桐子大。(《本草纲目》)

5. 赤白癜风　白煮猪肚一枚，食之顿尽。忌房事。(《外台秘要》)

6. 疥疮瘙痒　猪肚一枚，同皂荚煮熟，去荚食之。(《本草纲目》引《救急方》)

7. 脾虚浮肿、腹泻、胃下垂、体乏无力、产后气虚以及肾病少尿等症　猪肚150g切片、小米100g，同煮，加入适量调料成粥，每隔2～4日食一次；或猪肚半个，加适量姜片煮烂，食肚及饮汤；或猪肚250g、升麻10g，同煮去药食肚；或猪肚一具，纳入党参30g、花椒6g（用布袋装）、小米500g，密缝肚口，煮熟去药，分八份，早晚各服一次。(《本草纲目》)

注

猪水畜而胃属土，故方药用猪肚补虚，取以胃治胃之意也。

现代研究

猪肚锰、钙、铁含量较猪肉高。猪胃可提取胃泌素、胃蛋白酶、胃膜素、胃蛋白酶稳定因子等，胃泌素可促进胃肠道的分泌功能；胃蛋白酶可用于消化不良、慢性胃炎、慢性胃扩张、慢性十二指肠炎等；胃膜素用于治疗胃及十二指肠溃疡、胃酸过多症及胃痛等；胃蛋白酶稳定因子可保护胃蛋白酶，防止其碱变性。

附：猪皮

药　性

甘，寒。少阴下痢，咽痛。

附　方

少阴病下利，咽痛，胸满心烦者：猪肤汤，猪皮一斤，以水一斗，煮取五升，取汁，入白蜜一升，白粉五合，熬香，温分六服。(《伤寒论》)

现代研究

猪皮中含有大量的胶原蛋白和弹性蛋白。胶原蛋白对保持人体水分具有重要作用。猪皮中还含有皮肤细胞生长的主要原料，能滋润肌肤、舒展和消除皮肤皱纹，并使头发柔顺，富有光泽，有益于美容、护发。经常食用猪皮可使皮肤娇嫩、油润、皱纹减少或消失，延缓皮肤的衰老过程，从而起到护肤养颜的作用。大分子胶原蛋白对出血、失血、失水及肌营养不良、贫血也有一定疗效。胶原蛋白也是骨胶原的重要组成部分，补充胶原蛋白可预防骨质疏松。

附：猪蹄

即猪的四蹄。

药　性

甘、咸，小寒。下乳通乳，托痈解毒，滑肌肤，去寒热。

附　方

1. 产后缺乳　猪蹄一只，煮汤去油，服之。若加入生麦芽 60g，生乳之力尤佳。

2. 痈疽发背　猪蹄一具，黄连、芍药各 45g，黄芩 30g，蔷薇根、野狼牙根各

120g，以水 2L，煮熟猪蹄熟，下诸药，煮取 1L，去滓，洗疮，一食顷，以帛
拭干，贴生肉膏，日二。如痛加当归、甘草各二两。(《备急千金要方》)

3. 老人面药，令面光泽　用母猪蹄一具，煮浆如胶。夜以涂面，晓则洗去。
(《千金翼方》)

牛

牛是属于偶蹄目牛科牛亚科的一种草食类动
物，广泛栖息于草原、稀树草原、湿地、热带雨
林和温带森林等地，品种较多，有水牛、黄牛、
牦牛等。牛全身都可入药，其中牛肉、牛骨、牛
脑髓、牛乳、牛皮、牛筋、牛的脏腑等，均有一
定的药性（图2-2）。

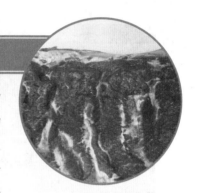

图2-2　牛肉

历代论述

《名义别录》称牛"主消渴，止泄，安中益气，养脾胃"。《本草拾遗》称
牛"消水肿，除湿气，补虚，令人强筋骨，壮健"。《本草撮要》认为牛肉入手
足太阴阳明经，有补脾益气、止渴、补虚劳、治反胃噎膈之功。《本经逢原》
认为黄牛肉取四蹄各五斤熬膏，去滓收干如鹿胶法，名霞天膏。主中风偏废，
口眼歪斜，痰涎壅塞，五脏六腑留痰宿饮癖块，手足皮肤中痰核，及大病后极
虚羸瘦。在我国古代，牛是一种重要牲畜，可以耕种、拉车、运输物资等，是
人类的朋友，也是重要生产资料，故古人不提倡食用牛肉，称"牛者，稼穑之
资，不多屠杀"。

分　类

牛分水牛及黄牛，在我国西部，牦牛被广泛养殖食用。其中水牛肉甘、
凉，黄牛肉甘、温。《滇南本草》认为水牛肉能安胎补血，《韩氏医通》认为黄
牛肉补气，与黄芪同功。李时珍认为，牦牛有治疗瘿气之功效。

药　性

　　牛肉味甘，性温，无毒，其中水牛肉性甘凉，黄牛肉性甘温，归心、脾、肾经，有润肺补肾、补中、补血止血、止渴、止泄止带、益精益气、强壮筋骨之功。用于虚损羸瘦，消渴，脾虚不运，鼓胀，水肿，腰膝酸软等病症。

附　方

1. 老年人，婴幼儿，病后恢复期、身体虚弱者　瘦牛肉 500g 切片炖汤，身体肥胖者加茯苓 15g、陈皮 10g、半夏 10g 同煮，食肉饮汤。

2. 消渴病，水肿病　水牛肉 500g，冬瓜 1 000g，葱白 2 根，加入适量豆豉和食盐同煮，空腹食。(《食医心镜》)

3. 水气大腹浮肿，小便涩少　水牛肉 500g 煮烂，拌姜、醋空腹食。

4. 鼓胀　黄牛肉 500g，河水煮极烂，加皮硝 30g，任意食之。

5. 补诸虚百损　黄犍牛肉、山药、莲肉、白茯苓、小茴香（炒）各 120g，为末。每牛肉 500g，入药末 500g，以红枣蒸熟，去皮和捣，丸梧子大。每空心酒下五十丸，日三服。(《本草纲目》引《乾坤秘韫》)

6. 治脾胃久冷，不思饮食　牛肉 3 000g（去脂膜，切作大片），胡椒 15g，荜茇15g，陈皮 10g（去白），草果 10g，缩砂 10g，良姜 10g。上为细末，生姜汁100ml，葱汁 20ml，盐 150g，同肉拌匀，腌二日，取出焙干作脯，任意食之。(《饮膳正要》)

7. 治腹中癖积　牛肉 150g（切片）。以风化石灰一钱擦上，蒸熟食。常食癖积自下（《本草纲目》引《经验秘方》）。或黄牛肉 600g，恒山 15g。同煮熟，食肉饮汁，癖必自消。(《本草纲目》引《杂兴》)

8. 治鼓胀　黄牛肉 600g。以河水煮极烂，加皮硝 30g，随意食之。二三日其肿自消，至重者再服则愈矣。百日之内，忌酸、盐、生冷面食、荤腥、油腻、黏硬之物。(《愿体医话》)

9. 治水气大腹浮肿，小便涩少　牛肉 600g。以姜、醋空心食。(《食医心镜》)

10. 治老人水气病，四肢肿闷沉重，喘息不安　水牛肉 600g（鲜）。上蒸令烂，空心切，以五味、姜、醋渐食之，任性为佳。(《安老怀幼书》)

11. 治伤寒热病，手足肿欲脱　以生牛肉裹之，肿消痛止。(《外台秘要》引《范汪方》)

12. 治白虎风，寒热发歇，骨节微肿，彻骨疼痛　燕窠土 70g，伏龙肝 70g，飞罗面 70g，砒黄 3g，水牛肉脯 30g（炙令黄，别捣罗为末）。上为细散，后入砒黄、牛脯末，和令匀。每将少许，以新汲水和如弹丸大，于痛处摩之。（《太平圣惠方》）

注..

古人认为，自然死亡与病死的牛不可食用。《食疗本草》中称"自死者，血脉已绝，骨髓已竭，不堪食。黄牛发药动病，黑牛尤不可食"。《得配本草》亦称"牛病死及独肝者，有大毒，食之生疔杀人"。消化不良及高烧患者，不宜食用牛肉。

现代研究

牛肉含有丰富的蛋白质、维生素以及矿物元素，如钾、锌、镁、铁等和 B 族维生素等，还含有人体必需氨基酸，而且脂肪和胆固醇含量低，是一种营养价值较高的食品。亚本勤等研究表明，川西牦牛肉干基蛋白含量、必需氨基酸占总氨基酸含量的比例，钙、铁、锌、锰、磷的含量都显著高于普通黄牛肉，而干基脂肪含量显著低于普通黄牛肉。

附：牛乳及牛乳制品

牛乳为黄牛、水牛的乳汁。具有补虚损，益肺胃，养血，生津润燥，解毒，止消渴，润肠之功效，适宜老人及糖尿病、营养不良、浮肿、脂肪肝等患者饮用。《本草拾遗》称"黄牛乳，生服利人，下热气，冷补，润肌止渴；和蒜煎三五沸食之，主冷气，痃癖，羸瘦"。《本草纲目》称牛乳"治反胃热哕，补益劳损，润大肠，治气痢，除疸黄，老人煮粥甚宜"。

牛乳制品众多，现代有奶酪、黄油、酸奶、奶油等，口味鲜美，深受消费者喜爱。早在古代，便记载了诸多牛乳制品，如酥、醍醐、酪、奶豆腐等。酥是牛乳煮沸后上层奶皮煎出之油脂，《千金翼方》认为酥微寒，有补五脏、利大肠、主口疮之功。日华子云：牛酥，凉。益心肺，止渴嗽，润毛发，除肺痿、心热并吐血。醍醐是酥重凝后的上清油，为酥的精制品，其味甘，平，无毒。主风邪痹气，通润骨髓。可为摩药，性冷利，功优于酥。《备急千金要方》认为醍醐去诸风痹，百炼乃佳，甚去月蚀疮，添髓补中填骨，久服增年。《本草衍义》认为醍醐润养疮痂最相宜。酪是牛乳制成的半凝固食品，其味甘酸，寒，无毒。主热毒，止渴解散，发利，除胸中虚热，身面上热疮、肌疮。《经史证类备急本草》称乳腐性微寒，有润五脏，利大小便，益十二经脉之功，微动气。

药　性

　　牛乳甘，微寒。归心、肺、胃经。有补虚损，益脾胃，养血，生津润燥，解毒之功效。可用于治疗虚弱劳损、反胃噎嗝、消渴、血虚便秘、气虚下利、黄疸等病症。

附　方

1. 大病后不足，万病虚劳　黄牛乳 1L。以水 4L，煎取 1L。如人饥，稍稍饮之，不得过多。

2. 反胃　牛乳 1 盏，韭菜汁 60g。用生姜汁 15g，和匀温服。

3. 小儿哕　牛乳、生姜汁各 500ml，煎取 500ml，分为 2 服。

4. 老人补益　生牛乳 1 盅。先将白米作粥，煮半熟，去少汤。入牛乳，待煮熟盛碗，再加酥 1 匙服之。

5. 消渴、心脾有热，下焦虚冷，小便多，渐羸瘦　生羊、牛乳，渴即饮 300ml。

6. 治中风烦热，皮肤瘙痒　醍醐 150g，每服酒调下半匙。

7. 肺病，咳嗽，脓血不止　好酥 3 000g 熔三遍，停取凝，当出醍醐，服 20ml 瘥。

8. 小儿赤白痢　乳腐细切如豆，面拌，醋浆水煮二十余沸。

9. 风虚湿痹　醍醐 70g，温酒一杯，每服和醍醐一匙，效。(《食医心镜》)

10. 中风烦热皮肤瘙痒　醍醐四两，每服半匙，温酒一中盏和服，日一服。(《太平圣惠方》)

11. 肺病咳嗽脓血不止　醍醐每服 20ml，日三服，以瘥为度。(《外台秘要》)

12. 小儿鼻塞不通，不能食乳　用醍醐 40ml，木香、零陵香各 1.2g，汤煎成膏。涂头上，并塞鼻中。(《外台秘要》)

13. 伤寒后，小便赤涩，脐下急痛　葱白十四茎细切，牛酥 18g、豆蔻 35g、高良姜 18g、面 35g，上以水 250ml。

注

生牛乳必须煮沸2～3次，放温后才可慢慢啜饮，因生牛乳中含有细菌等微生物，生饮易致细菌感染、发热、痢疾等。牛乳冷饮易致下利，热饮与顿服易致壅滞，故脾胃虚寒泄泻、有冷痰积饮者慎用。饮用牛奶时，尽量避免同时饮用酸性饮料，如果汁等。《经史证类备急本草》：与酸物相反，令人腹中结症。《本草品汇精要》：熟饮令人口干，患冷气人不宜服之。牛乳生饮令人利。与生鱼食之则作瘕，与酸物同食令人腹中结症。

现代研究

现代营养学研究发现，牛乳含有丰富的乳蛋白、乳脂肪、矿物质和维生素。牛乳中的蛋白质包括酪蛋白和乳清蛋白两大类，在氨基酸方面，牛乳包含了人体必需氨基酸的种类，且比例相应，故称牛乳中的蛋白质为全蛋白，对促进儿童成长、维护和保养成年人的身体，增肌并改善肌肉张力，促进减重等方面有极大的作用。

在微量元素方面，钙是牛乳中矿物质含量相对较高的一种元素，是形成人体骨骼和牙齿的主要成分，在神经冲动的传导中起一定的作用，能加快白细胞的吞噬功能，并且参与人体的凝血过程，在维持组织细胞渗透压、体液移动和潴留过程中起重要调节作用。

附：牛黄

牛黄是牛的胆结石，在胆囊中产生的称"胆黄"或"蛋黄"，在胆管中产生的称"管黄"，在肝管中产生的称"肝黄"。

历代论述

《神农本草经》称牛黄味苦，平。主惊痫，寒热，热盛狂痓，除邪驱鬼。《雷公炮制药性解》称牛黄主大人癫狂发痓，中风痰壅不语，小儿惊痫，客忤口噤，定魂安魄，能堕胎孕。李杲认为牛黄治疗中风入脏有奇效，而不能用于中风入腑：牛黄入肝，治筋病。凡中风入脏者，必用牛、雄、脑、麝之剂，入骨髓，透肌肤，以引风出。若风中腑及血脉者用之，恐引风邪流入于骨髓，如油入面，莫之能出也。

药 性

牛黄苦、凉，归肝、心经，有清热解毒，息风止痉，化痰开窍之功，可用于治疗温热病及小儿惊风、壮热神昏、痉挛抽搐，温热病热入心包或中风、惊风、癫痫等痰热闭阻心窍所致的神昏、口噤，热毒郁结所致的咽喉肿痛、溃烂、口舌生疮、痈疽疔毒等症。

附 方

1. 安宫牛黄丸　治温热病，邪热内陷心包证。高热烦躁，神昏谵语，口干舌燥，舌红或绛，脉数。亦治中风昏迷，小儿惊厥，属邪热内闭者。牛黄30g，郁金30g，犀角30g，黄连30g，黄芩30g，山栀30g，朱砂30g，雄黄30g，梅片7.5g，麝香7.5g，珍珠15g。上为极细末，炼老蜜为丸，每丸3g，金箔为衣。（《温病条辨》）

2. 牛黄清心丸　治温热之邪，内陷心包，身热，神昏谵语，烦躁不安，以及小儿高热惊厥，中风窍闭等证。牛黄1g，朱砂5g，黄连15g，黄芩9g，栀子9g，郁金6g。上为极细末，炼老蜜为丸，金箔为衣。大人病重体实者，日再服，甚至日三服；小儿服半丸，不知，再服半丸。（《痘疹世医心法》）

3. 犀黄丸　治火郁痰凝，血瘀气滞之乳癌、横痃痰核、流注、小肠痈等。犀黄15g，麝香75g，乳香500g，没药500g，黄米饭500g。用黄米饭捣烂为丸，陈酒送下三钱。方中牛黄味苦性寒，气味芳香，长于清热解毒，化痰散结，为君药。

4. 牛黄鳖甲丸　治少小癖实壮热，食不消化，中恶忤气方。牛黄、浓朴、茯苓、桂心、白芍、干姜各1.5g，麦曲、柴胡、大黄、鳖甲、枳实、川芎各3g，上十二味为末，蜜丸如小豆大，日三服，以意量之。（《备急千金要方》）

5. 生金牛黄汤　治小儿积下不止因发痫方。生金1.8g，牛黄1.8g，麻黄1.8g，黄连0.3g，干姜0.3g，人参0.3g，甘草0.3g，细辛0.15g。（《备急千金要方》）

6. 初生三日去惊邪，辟恶气　以牛黄0.3g，以赤蜜如酸枣许，研匀，绵蘸令儿吮之，一日令尽。

7. 七日口噤　牛黄为末，以淡竹沥化一字，灌之。更以猪乳滴之。（《太平圣惠方》）

8. 初生胎热或身体黄者　以真牛黄0.3g大，入蜜调膏，乳汁化开，时时滴儿口中。形色不实者，勿多服。(《小儿药证直诀》)

9. 惊痫嚼舌，迷闷仰目　牛黄0.3g，和蜜水灌之。(《贞元广利方》)

10. 小儿惊候　小儿积热毛焦，睡中狂语，欲发惊者。牛黄1.8g，朱砂15g，同研。以犀角磨汁，调服一钱。(《小儿卫生总微论》)

11. 腹痛夜啼　牛黄0.3g，乳汁化服。仍书田字于脐下。(《太平圣惠方》)

12. 痘疮黑陷　牛黄0.6g，朱砂0.3g，研末。蜜浸胭脂，取汁调搽，一日一上。

现代研究

　　天然牛黄的化学成分含有胆红素、胆汁酸、胆固醇、蛋白质、脂肪酸及无机元素，药理研究表明对中枢神经系统、心血管系统、免疫系统、消化系统、呼吸系统、血液系统有影响，并具有一定的抗炎、抗氧化、抗肿瘤、抗病原微生物作用。天然牛黄对心血管及血液系统有积极作用，有降压，抗心律失常，抑制内皮损伤所致血管平滑肌细胞的增生，降血脂，抑制血小板凝集和血栓形成等作用。牛黄中的牛磺酸对血液系统有较强作用，能明显抑制血小板聚集、稳定红细胞膜、降低血压，增强心肌收缩力、减慢心率、保护缺氧心肌等等。

附：牛角、牛角腮

　　牛角为牛科动物水牛的角，味苦、咸，性寒，归心、肝经，功能化瘀止血、收涩止痢。主治瘀血疼痛、吐血衄血、肠风便血、崩漏带下、痢下赤白、水泻浮肿等症。牛角腮为牛科动物水牛或黄牛角中的骨质角髓，味苦辛，性温，功能破寒瘀，通经络，治瘀血疼痛，止血崩赤白带，冷痢。

历代论述

　　《千金翼方》称牛角疗时气寒热头痛。牛角腮下闭血，疗瘀血疼痛，女人带下血。燔之。味苦，无毒。《本草衍义》称牛角腮使用时用尖，烧为黑灰，微存性，治妇人血崩、大便血及冷痢。《本草述钩元》认为牛角本筋之粹、骨之余，而又角之精也，乃厥阴少阴血分之药。血为真阴之化醇，肾主至阴，肝为血脏。牛属土而益太阴之脾，其角之精者烧而用之，可以和三阴之气。

附　方

1. 妊娠下恶血不止　龙骨散。用龙骨、当归、地黄、炒芍药、地榆、干姜、阿胶、艾叶、蒲黄，以牛角为君。(《本草述钩元》)
2. 大便下血　黄牛角末煮豉汁，服 6g，日三服。(《本草述钩元》)
3. 赤白带下　牛角烧令烟断，附子以盐水浸七度去皮，等分为末。每空心酒，3g。(《本草述钩元》)

注
　　湿热瘀结者禁用牛角腮。

现代研究

　　水牛角主要含有蛋白质类、肽类、氨基酸类、含硫类、核苷类、无机元素类等化合物。实验表明水牛角对感染性发热（酵母致热）与非感染性发热（脱脂牛奶致热）动物均有显著的解热作用。水牛角可调节包括甘油磷脂、花生四烯酸、氨基酸、鞘脂和嘌呤代谢等生物标志物，水牛角解热作用与干预花生四烯酸代谢通路和氧化应激通路相关。水牛角还具有较好的镇静作用。李宝国等发现水牛角止血作用起效快，止血作用持续 6h 左右。

附：牛髓

　　牛髓是牛科动物黄牛或水牛的骨髓，性味甘、温，无毒，入心、脾、肾经。功能润肺、补肾、填髓、补血益精、止渴、止血、止带。治虚痨羸瘦，精血亏损，泄利，消渴，跌扑损伤，手足皲裂，精血亏损，吐衄便血，崩漏带下。

历代论述

　　《名医别录》:"主安五脏，平三焦。温骨髓，补中，续绝，益气，止泄利，消渴，以酒服之。"《韩氏医通》:"骨髓煎油，擦四支之损。"《本草纲目》:"润肺补肾，泽肌，悦面，理折伤，擦损痛。"

附　方

1. 补精润肺，壮阳助胃　炼牛髓60g，胡桃肉60g，杏仁泥60g，山药末125g，炼蜜25g。同捣成膏，以瓶盛，汤煮一日。每服一匙，空心服之。(《瑞竹堂经验方》)

2. 治瘦病　黑牛髓和地黄汁，白蜜等分。作煎服。(《食疗本草》)

3. 治劳损风湿　陆杭膏，牛髓400ml，羊脂400ml，白蜜600ml，姜汁600ml、酥600ml，令成膏。随意以温酒和服之。(《经心录》)

4. 手足皲裂　牛髓敷之。(《本草纲目》)

附：黄明胶

　　黄明胶为牛科动物黄牛的皮所熬的胶。味甘性平，功能滋阴润燥，止血消肿。治虚劳肺痿，咳嗽咯血，吐衄，崩漏，跌扑损伤，痈肿，烫伤。

历代论述

　　《本草拾遗》称黄明胶：疗风，止泄，补虚。《本草纲目》认为黄明胶可以：治吐血、衄血、下血、血淋，下痢，妊妇胎动血下，风湿走注疼痛，打扑损伤，汤火灼疮，一切痈疽肿毒，活血止痛，润燥，利大小肠。《医林纂要探源》称黄明胶：补肺清金，滋阴养血，行水，利大肠。《得配本草》称黄明胶甘，平，去风湿，活血止痛，润燥补血，利大小肠。功用相近阿胶，如无真阿胶，不若以黄明胶代之。摊膏，贴瘰溃烂。《本草分经》称黄明胶：甘平，补阴润燥，治血症痈疽，通大便，虚热人宜之。

附　方

1. 肺痿劳伤吐血　黄明胶（炙燥）30g，花桑叶（阴干）30g。上二味，捣罗为细散。每服4.5g，用生地黄汁调下，糯米饮亦得。

2. 虚劳尿精　水胶45g。末之，以酒400ml和，分温为三服，瘥止。(《备急千金要方》)

3. 治吐血、咯血　黄明胶15g（切作小片子，炙令黄），新绵15g（烧作灰）。细研。每服1.5g，新米饮调下，不计年岁深远，并宜，食后卧时服。(《食疗本草》)

4. 妊娠卒下血　酒煮胶 30g，消尽顿服。

5. 跌扑伤损　真牛皮胶 15g，干冬瓜皮 15g（锉）。同炒存性，研末。每服 15g，热酒一钟调服，仍饮酒二三钟，暖卧，微汗。(《本草纲目》)

6. 风湿走痛　牛皮胶 15g，姜汁半杯。同化成膏，摊纸上，热贴之，冷即易。

7. 面上木痹　牛皮胶，化和桂末，厚涂一二分。

8. 治寒湿脚气　牛皮胶一块，细切，面炒成珠，研末。每服 3g，酒下。(《本草纲目》)

9. 敛疮内消　黄明胶 15g，水 100ml，入黄丹 15g，再煮三五沸，又放温冷，以鸡毛扫在疮口上，如未成，即涂肿处。(《普济本事方》)

10. 乳疖初发　黄明水胶，以浓醋化涂之。治汤火疮：水煎胶令稀稠得所，待冷涂疮。

附：牛筋

　　牛筋是牛的蹄筋，味甘，性凉，归肝经，具有补肝强筋，祛风热，利尿之功效。常用于筋脉劳伤，风热体倦，腹胀，小便不利。《本草从新》：补肝强筋，益气力，续绝伤。《本草害利》称牛筋甘温，补肝，强筋，益气力，续绝伤，鹿筋同功。

注

　　《脉药联珠药性考》："牛筋多食令人生肉刺。"

附：牛的脏器

　　牛肚为黄牛或水牛的胃，味甘性温，入脾胃经，补五脏，治消渴，具有补虚羸，健脾胃，消水、解毒、醒酒之功效。常用于病后虚羸，气血不足，消渴，风眩，水肿。《本草拾遗》：牛肝和腹内百叶（即重瓣胃）作生，姜、醋食之，主热气，水气，丹毒，解酒劳。《本草蒙筌》：健脾胃，免饮积食伤。牛心有补心、医治健忘、解虚烦的功效。牛肺有补肺、益肺的功效。牛肝有补肝明目、解肝郁急躁和养血调经、治痢的功效。用醋煮食牛肝，可治瘦。牛胆味苦，性寒，归肝、胆、肺经，有清肝明目，利胆通肠，解毒消肿之功效。常用于风热目疾，心腹热渴，黄疸，咳嗽痰多，小儿惊风，便秘，痈肿，痔疮。

《经史证类备急本草》称牛胆味苦，大寒。除心腹热渴，利口焦燥，益目精。牛肾具有补肾益精，强腰膝，止痹痛之功效。常用于虚劳肾亏，阳痿气乏，腰膝酸软，湿痹疼痛。

附　方

1. 五劳七伤、阴痿气乏　牛肾（一对去脂膜筋切），阳起石 60g，粳米 40ml，上以水五大盏。

2. 谷疸，食毕即头眩，心怫郁不安而发黄，因大饥后大食，胃气冲熏所致　牛胆一枚（干者），苦参 45g（锉），龙胆 15g（去芦头）。捣为末，炼蜜和丸，如梧桐子大。每服以生麦门冬汁下十九，日三四服。

3. 久病疟疾，连年不瘥　生牛胆一个，装糯米满，入麝香少许，阴干。每服十五粒，陈皮汤送下。(《普济方》)

4. 痔漏

   （1）牛胆、猬胆各一个，腻粉伍拾文，真麝香贰拾文。上将猬胆汁等三味和匀，入牛胆内，悬于檐前四十九日，熟旋取为丸如大麦粒，用纸捻子送入疮内，候追出恶物是效。(《鸡峰普济方》牛胆丸）

   （2）十月上巳日取槐角子，拣肥嫩结实者，用新黄瓦盆二个，如法固济，埋于背阴墙下，约二三尺深。预先寻黑牛胆五六枚，腊月八日取出装在胆内，高悬阴干，至次年请明日取出，新磁收贮。空心滚白汤下，一日一粒，二日二粒，以渐加至十五日服十五粒止；以后一日减一粒，至三十日复减至一粒止。如此周而复始。(《医便》)

5. 金疮臁疮　腊月黑牛胆一个，装入石灰 60g，白矾 15g。阴干取出，入黄丹（炒）15g，研末用之。(《古今医鉴》)

6. 刀箭伤，除脓止痛不怕风　牛胆一个，石灰 30g，白及 15g，乳香 1.5g（去油）。共为末，入牛胆内阴干。用时以少许研细干贴之。(《救伤秘旨》)

7. 顽麻风癣疮　用腊月牛胆一个，纳千年石灰悬挂阴干。以铜灯盏盛柏油，煎臭椿皮数沸，捞去椿皮，用油调胆内石灰，涂患处数次即愈。先以茵陈煎汤洗疮净，搭药。(《卫生易简方》)

8. 脾胃气虚，消化不良，气短乏力，食后腹胀　牛肚 250g，黄芪 30g，炖食。

9. 脾虚气盛，食少，便溏　牛肚 250g，薏苡仁 120g，煮粥食用。

10. 热气，水气，丹毒，解酒劳　牛肝和牛肚做生，姜、醋食之。

附：牛鞭

牛鞭是黄牛或水牛雄牛的外生殖器。味甘、咸，性温。归肝、肾经。功能补肾壮阳，固元益精，散寒止痛。能治腰膝酸痛，虚劳损伤，阳痿，耳鸣耳聋，体倦乏力等。

附　方

1. 阳痿　牛鞭1根，韭菜子25g，淫羊藿15g，菟丝子15g。将牛鞭置于瓦上文火焙干，磨细，淫羊藿加少许羊油，在文火上用铁锅炒黄，再加菟丝子、韭菜子磨成细面。将上述药物调和均匀，每晚以黄酒冲服1匙，或用1匙粉与蜂蜜为丸，黄酒冲服。
2. 遗尿　取牛鞭1条，浸泡洗净后切碎，加少许食盐炖烂，连汤1次服完。

注

阳盛者禁用。

羊

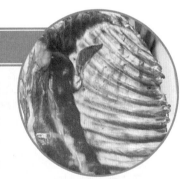

羊的种类较多，全国各地均有养殖。羊按照毛色分为白羊、青羊、乌羊等，按地域来自陕西、河东等羊入药最佳。羊为肺家之兽，目无瞳子，周身之气皆聚于肺，故其气最腥膻，而性味甘温。羊的肉、心、肝、肺、肚、肾、骨、乳等均可食用，又都能入药。中医认为羊为火畜，味甘、性温，有补虚助气之力，故有"人参补气，羊肉补形"之说。冬季为最好的食羊肉季节，取其温热之性，以散凝滞之寒（图2-3）。

图2-3　羊肉

附：羊肉

历代论述

《本草纲目》认为羊在卦属兑，故外柔而内刚也。羊生性恶湿喜燥，其肉的性质和羊的食物相关，如"食钩吻而肥，食仙茅而肪，食仙灵脾而淫，食踯躅而死"。并认为热病及天行病、疟疾病后不可食用羊肉，食后必发热致危。

药　性

甘，大热，入脾、肺经。补中益气，安心止惊，补虚缓中，宣通风气，起发毒疮。反半夏、菖蒲，忌醋。

附　方

1. 当归生姜羊肉汤　张仲景治寒劳虚羸，及产后心腹疝痛。羊肉250g以水2L煮为1 600ml，入当归75g，生姜90g，煮取400ml，分四次服。(《金匮要略》)

2. 羊肉当归汤　治腹冷绞痛方。羊肉125g，当归60g，干姜、橘皮、芍药、川芎、桂心、独活、防风、吴茱萸、人参、甘草、干地黄、茯苓各4g，生姜24g，大枣三十枚，以水3L先煮羊肉，煮至2L后捞出羊肉，放入诸药再煎取600ml，一日三次服用，覆取温暖。(《备急千金要方》)

3. 羊肉杜仲汤　治产后腰痛咳嗽方。羊肉1kg，杜仲、紫菀、当归、白术、桂心、五味子、细辛、款冬花、人参各45g，咀，以水5L煮羊肉，煮至2L后捞出羊肉，放入诸药再煎取700ml，去滓，分五次服用，日三夜二。(《备急千金要方》)

4. 羊肉地黄汤　治产后三日腹痛，补中益脏，强气力消血方。羊肉750g，生地黄200g，桂心、当归、甘草、川芎、人参各30g，芍药45g。以4L水煮羊肉，煮至2L后捞出羊肉，放入诸药再煎取600ml，分四次服用，日三夜一。(《备急千金要方》)

5. 产后带下，产后中风，绝孕，带下赤白　羊肉500g，香豉、大蒜各600g，以2L水煮取1L，放入酥200ml，更煮600ml，分温三服。(《备急千金要方》)

6. 骨蒸久冷　羊肉 250g，山药 250g，各烂煮研如泥，下米煮粥食之。(《饮膳正要》)

7. 壮胃健脾　羊肉三斤切，梁米 400ml 同煮，下五味作粥食。(《饮膳正要》)

8. 身面浮肿　商陆 200ml，加水 4L 煮取 2L，去滓；再放入羊肉 250g（切）煮熟，下葱、豉、五味调和如法，食之。

9. 腰痛、香港脚　木瓜汤，治腰膝疼痛，香港脚不仁。羊肉一脚，草果五枚，胡豆 500g，木瓜 500g，取汁，入砂糖 60g，盐少许，煮肉食之。(《饮膳正要》)

10. 消渴利水　羊肉一脚，瓠子六枚，姜汁 10ml，白面 30g，同盐、葱炒食。(《饮膳正要》)

注

急性炎症、外感发热、热病初愈、皮肤疮疡、痛、漆疮、疖肿等症患者都应忌食羊肉，恐因羊肉性热生火而加重病情。各种出血病也应忌食羊肉，以免血热妄行而加重出血。妊娠妇女宜少食羊肉，唯恐胎热不安，若已有先兆流产症状或习惯性流产者，应忌食羊肉。平素体质壮的人，口渴喜饮、大便秘结，也应少食羊肉，以免助热伤津。羊肉忌铜器，用铜器烹制羊肉，有"男子食之损阳道，女子食之带多"的说法。

现代研究

羊肉的粗蛋白含量低于牛肉，高于猪肉。粗脂肪含量低于猪肉，高于牛肉。羊肉所含主要氨基酸的种类和数量符合人体营养的需要，其中赖氨酸、精氨酸、组氨酸含量都高于牛肉、猪肉、鸡肉。而且羊肉中所含的硫胺素、核黄素也比其他肉品多。羊肉中的胆固醇含量较低，羊肉还含矿物质磷、铁以及维生素 A 等营养素。羊肉有一种特有的膻味，这种膻味的产生是因为一种挥发性脂肪酸的存在。羊肉的肌肉纤维细嫩、柔软，肥瘦适中，可消化蛋白质含量较高。

附：羊角

药　性

咸、苦，温。入肝经。明目祛风，止惊悸寒泄。久服安心益气轻身。杀疥虫。烧之，辟恶鬼虎野狼。

附　方

1. 风疾恍惚　心烦腹痛，或时闷绝复苏。以青羊角屑，微炒为末。

2. 气逆烦满　水羊角烧研，水服方寸匕。（《普济方》）

3. 吐血喘咳　青羊角（炙焦）二枚，桂末30g为末。一次服5g。

4. 水泄多时　羊角一枚，白矾末填满，烧存性为末。每新汲水服6g。（《太平圣惠方》）

5. 小儿痫疾　羊角烧存性，以酒服少许。（《普济方》）

6. 赤秃发落　羊角、牛角烧灰等分，猪脂调敷。（《普济方》）

7. 赤瘰子　身面猝得赤，或瘰子肿起，不治杀人。羊角烧灰，鸡子清和涂，甚妙。（《肘后备急方》）

附：羊乳

历代论述

　　羊乳有补润人体的作用，李时珍认为人之体质与当地风土及饮食相关，北方人多饮羊乳是其更健壮的原因之一。朱丹溪认为羊乳可润胃脘、大肠之燥，反胃者可多饮。

药　性

　　甘，温。入肺、胃、肾、大肠经。补寒冷虚乏（《名医别录》）。润心肺，治消渴。疗虚劳，益精气，补肺肾，和小肠。利大肠，治小儿惊痫。

现代研究

　　羊乳富含蛋白质、脂肪、氨基酸、矿物质和维生素等多种营养成分，与其他哺乳动物的乳相比，羊乳抗氧化、降低胆固醇、提高免疫力等多种生物活性更强。与人乳和牛乳相比，羊乳中钙、磷、钾、氯和锰的质量分数较高。羊乳中维生素、烟酸和泛酸含量略高于牛乳。与牛乳相比，羊乳具有蛋白质凝块软且小、易消化吸收、乳糖不耐受症发生率低、与人乳更接近等优点。与牛乳相比，羊乳的脂肪酸更优于牛乳，更有利于人体消化吸收。

附：羊肚

药　性

甘，温。止虚汗，治虚羸，小便数。

附　方

1. 久病虚羸　不生肌肉，水气在胁下，不能饮食，四肢烦热者。用羊胃一枚（切），白术200ml（切），水4L，煮1 800ml，分九次服用，一日三次。不过三剂瘥。（张文仲方）
2. 补中益气　羊肚一枚，羊肾四枚，地黄45g，干姜、昆布、地骨皮各30g，白术、桂心、人参、浓朴、海藻各15g，甘草、秦椒各18g，以上药研磨为末，同肾一起纳入羊肚中，缝合蒸熟，捣烂晒为末。随酒服方寸匕，一日二次。（《备急千金要方》）
3. 胃虚消渴　羊肚烂煮，空腹食之。（《古今录验方》）

注
《本草纲目》认为若将羊肚和饭一起长时间食用，会令人多唾，喜吐清水，成反胃，最后成噎病。

马

马是奇蹄目马科马属草食性动物，现存家马与野马两个亚种，因其分布广泛，又分为草原种、沙漠种、山地种和森林种。马的肉、蹄、骨、脂肪、乳、各脏器均可入药。

附：马肉

历代论述

《食疗本草》称马肉性冷，有小毒。主肠中热，除下气，长筋骨。《滇南本草》称马肉味辛、苦，冷。有毒。治伤中，除湿热，下气，长筋骨，强腰脊，壮健，强智，轻身，耐饥，治寒热痿痹。

药　性

甘、酸、辛，性微寒，归肝、脾经，功能强筋壮骨、除热。主治寒热痿痹，筋骨无力，疮毒。

附　方

1. 豌豆疮毒　马肉煮清汁，洗之。
2. 人病马痫，筋脉不能自收，周痹肌肉不仁　治上证，用肉一斤，豉汁煮熟，入五味、葱白，作腌腊及羹粥，频食之。白煮亦可。(《食医心镜》)
3. 治头疮白秃　马肉煮汁洗。(《太平圣惠方》)

注

马肉有小毒，食用应谨慎。自然死亡的马肉不可食用，患下利、生疥者不可食用马肉。马肉不能与米、苍耳、生姜一起食用。孕妇不得食用马肉。若食用马肉中毒，应用芦根汁、杏仁、甘草汤、香豉等解毒。

现代研究

马肉与牛羊肉相比，含有更多的不饱和脂肪酸，尤其是 α- 亚麻酸含量更高，具有脂肪含量低、富含不饱和脂肪酸、高蛋白、低胆固醇等特点，此外，马肉中脂肪碘价高，富含人体所需的多种维生素；含有多种矿物质元素如钙、磷、铁、镁、锌、硒等，尤以铁、铜含量丰富。马肉不但具有很高的营养价值，而且具有一定的保健作用。马肉可起到扩张血管、促进血液循环、降低血压、防止动脉硬化等作用。马肉可溶解胆固醇，避免其在血管壁沉积，对预防动脉粥样硬化、高血压等具有良好作用。马肉是补血优质食品，其中铁的含量较高，适合妇女、儿童以及贫血、高血压、肝病、心血管病等患者。另外，马脂中的亚油酸含量很高，也具有很高的开发利用价值。

附：马乳

历代论述

《名医别录》称马乳止渴。《新修本草》称马乳止渴疗热。《随息居饮食谱》称马乳功同牛乳而性凉不腻。补血润燥之外，善清胆、胃之热，疗咽喉口齿诸病，利头目，止消渴，专治青腿牙疳。《泉州本草》称马乳治骨蒸、痨热、消瘦。

药　性

马乳味甘性凉，归心、脾经，功能养血润燥，清热止渴。可治疗糖尿病、坏血病、脚气病，体质羸弱，营养不良，血虚烦热，虚劳骨蒸，口渴，牙疳等。

附　方

1. 体质羸弱　饮马奶酒适量。我国一些少数民族如蒙古族、哈萨克族、柯尔克孜族等，有以马奶酿酒的习惯。
2. 止渴　饮马乳适量。

注
　　孙思邈认为马乳性冷利。同鱼食，作瘕。

现代研究

马乳中营养成分与人乳最为接近，具有低蛋白，低脂肪，高乳糖，高溶菌酶含量等特点，易被人体消化吸收，具有抗病毒、抗疲劳和抗炎特性，对肺结核、糖尿病、高血压、高脂血症等疾病具有一定的辅助治疗作用。

马乳的酪蛋白、乳清蛋白最接近母乳，生物学价值高。马乳中蛋氨酸、苯丙氨酸、苏氨酸的含量与母乳最接近，钙磷比接近于母乳，有利于年轻生物体骨骼正常生长，因此被称为"最理想的母乳替代品"。马乳中亚麻酸具有增强智力、提高记忆力、保护视力、改善睡眠等作用。在生物特性方面，马乳有低致敏性，具有抗疲劳作用。马乳也有免疫调节的作用，可用于治疗和预防结核病和其他细菌感染等。马乳还有美容养颜的功效，用马乳洗脸可以防止皮肤老化、延缓皱纹生长。

附：马膏

马膏为马科动物马项上的皮下脂肪。

历代论述

《本草纲目》称马膏甘，平，有小毒。生发（《名医别录》）。治面，手足皲粗。入脂泽，用疗偏风口僻。时珍曰：按，《灵枢经》云，猝口僻急者，颊筋有寒，则急引颊移口，有热，则筋弛纵缓不收。以桑钩钩之，以生桑灰置坎中坐之，以马膏熨其急颊，以白酒和桂末涂其缓颊，且饮美酒，啖炙肉，为之三拊而已。《灵枢》无注本，世多不知此方之妙。窃谓口颊僻，乃风中血脉也。手足阳明之筋络于口，会太阳之筋络于目。寒则筋急而僻，热则筋缓而纵。故左中寒则逼热于右，右中寒则逼热于左，寒者急而热者缓也。急者皮肤顽痹，荣卫凝滞。治法急者缓之，缓者急之。故用马膏之甘平柔缓，以摩其急，以润其痹，以通其血脉。用桂酒之辛热急束，以涂其缓，以和其荣卫，以通其经络。桑能治风痹，通节窍也。病在上者，酒以行之，甘以助之。故饮美酒，啖炙肉云。《本草品汇精要》称马膏平，主生发。《本草蒙筌》称马脂涂秃发复出。毛疗惊痫曾验，止崩带常灵。

药　性

甘，性平，有小毒。归脾、肾经，有生发，润肤，祛风之功，主治脱发，白秃疮，皮肤皲裂，口眼歪斜。

附　方

白马脂75g，封疮上。稍稍封之，白秃者发即生。

附：马蹄

历代论述

《名医别录》称马蹄"白马蹄疗妇人漏下，白崩；赤马蹄疗赤崩"。孟诜："赤马蹄主辟温疟。"《滇南本草》："烧灰为末，油调搽秃头疮、癣疥。"

《本草纲目》："疗肠痈，下瘀血，带下，杀虫。又烧灰入盐少许，掺走马疳蚀，甚良。"《食疗本草》："赤马蹄：主辟温疟。悬蹄：主惊痫。"《饮膳正要》："白者治妇人漏下，白崩；赤者治妇人赤崩。"

药　性

甘，平，温，无毒，入脾，胃，大肠三经，治崩漏带下，牙疳，秃疮，疥癣，脓疱疮。

附　方

1. 治带下　烧马左蹄末，酒服 3g，日三。（《备急千金要方》）

2. 治白漏不绝　白马蹄 60g、禹余粮 60g、龙骨 45g、乌贼骨 30g、白僵蚕 30g、赤石脂 30g。上六味为末，蜜丸梧子大。酒服十九，不知，加至三十九。（《备急千金要方》）

3. 治走马牙疳，延烂穿腮　白马前蹄，刮下脚皮，炙炭存性，加冰片少许吹之。（《外科全生集》）

4. 治头赤秃　马蹄烧灰，捣罗为末，以腊月猪脂和敷之。（《太平圣惠方》）

5. 治一切癣　白马蹄，煅存性，为末。预取马齿苋杵烂，加水煎成膏，调前末搽之。（《外科大成》）

6. 治脓疱疮　马蹄，烧存性，研细面。涂于患处。

7. 白马蹄烧灰为末，合腊月猪脂和敷，治头赤秃。

8. 蹄灰合猪脂，和敷，治天行疮。日五六次。

9. 痈　其状两耳叶甲错，腹痛，或绕脐有疮如粟，皮热下脓血。用马蹄灰和鸡子白涂，即拔毒气出。

10. 虫蚀肛烂，见五脏则死　以猪脂和马蹄灰，绵裹导入下部，日数度瘥。(《肘后备急方》)

11. 龋齿疼痛　削白马蹄塞之，不过三度。(《备急千金要方》)

12. 小儿头疮出脓，昼开夜合　马蹄烧灰，生油调涂。(《太平圣惠方》)

13. 小儿夜啼　马蹄末，敷乳上饮之。(《普济方》)

现代研究

马蹄甲富含多种氨基酸，其中谷氨酸、精氨酸、天冬氨酸、丝氨酸含量较高，在 7% ~ 17% 之间，甲硫氨酸含量最低，小于 1%。这一结果为评价马蹄甲的药用价值提供了一定的依据。马蹄甲中除含有丰富 Ca、Mg、Zn 外，还有较为丰富的 Fe、Mn、K、Na、Cu，这些元素在其药效发挥中起着不可替代的作用。

附：马茎

马茎为马科动物马的雄性外生殖器。

历代论述

《神农本草经》称白马阴茎主伤中脉绝，阴不起。强志益气，长肌肉，肥健，生子。《名医别录》：主小儿惊痫。《药性论》：主男子阴痿。《本草经疏》：马阴茎，察其功用，气平应作温，非甘温则不主伤中脉绝，以甘能补血脉，温能通经络故耳。阳衰则阴不起，而生长之道绝，咸温走下焦，补助真阳，则阴自起而精自暖，故能令人有子也。气属阳，阳得补，故能益气；肾藏志，肾气足，故能强志；甘温补血脉而助真气，故又能长肌肉肥健也。《饮膳正要》：味咸甘，无毒。主伤中，脉绝，强志，益气，长肌肉，令人有子，能壮盛阴气。《本草纲目》：伤中，脉绝阴不起，强志益气，长肌肉肥健。《本草述钩元》是这样分析马茎功效的：十二辰午为马。谓阴始生于午。六阳之化。太阴之属也。是主手太阴肺、足太阴脾。藏真濡于脾。脾藏肌肉之气也。故长肌肉而肥健。藏真高于肺。以行营卫阴阳也。故主伤中绝脉而益气。若强志有子，为水脏事。水以金为母。土为制，制则化生耳。阴干。同肉苁蓉等分为末。蜜丸梧子大。每空心酒下四十丸。日再。

药　性

味咸、甘，性平，无毒，功能补肾益气，主治阳痿精衰，虚弱赢瘦。

附　方

益丈夫阴气，阴干者末，和苁蓉蜜丸，空腹酒下四十丸，日再，百日见效。

注

《本草经疏》：凡阴虚火盛者不得服。

驴

驴体形如马而较小，为北方饲养的家畜。驴肉可食，且可入药，驴全身其他部分均可作药用。入药以黑驴为良。

附：驴肉

驴的肉。黑驴肉入药佳。

药　性

甘，凉。解心烦，止风狂，补血益气，。

附　方

驴肉汤　治风狂，忧愁不乐，安心气。乌驴肉（不以多少，切），上件，于豆豉中，烂煮熟，入五味，空心食之。(《饮膳正要》)

注

驴头肉有治疗消渴的作用，但容易动风和引发旧疾，故高血压患者不应食用。食驴肉易动风。驴肉忌与荆芥茶、凫茈同食。孕妇禁食，易难产。

现代研究

驴肉的蛋白质含量明显高于牛肉、猪肉、羊肉、鸡肉等其他食用肉类，而脂肪含量却是这几种肉中含量最低的。因此，驴肉是高血压、肥胖症、动脉硬化患者和老年人理想的肉食品。食用肉类中，驴肉的必需氨基酸含量也是最高的，多不饱和脂肪酸含量显著高于其他几种肉。驴肉含有人体必需的钾、钠、钙、镁、铜、铁、锰和锌等元素，且有铁含量高的特点，是摄入铁的良好食物来源。

附：阿胶

为驴皮经漂泡去毛后熬制而成的胶块。

历代论述

阿胶为较好的补益养血之品，是妇科的常用要药。据《本草纲目》记载，以驴皮熬制的胶因以东阿县贡品闻名，而名为"阿胶"。按郦道元《水经注》："东阿有井大如轮，深六七丈，岁常煮胶以贡天府者，即此也。"古之东阿县有为制作贡品选择的官禁井，井水适合熬制胶，阿井之水熬胶为阿胶，故名"阿胶"。真胶极难得，多以牛皮胶伪之，以黄透如琥珀色或光黑如漆者为真。"诸胶皆主风、止泄、补虚，而驴皮主风为最"，此阿胶所以胜诸胶也。

阿胶以黑驴皮熬制佳，驴皮煎胶，取其发散皮肤之外。用乌者，取其属水以制热防生风之义，故又治风也（《本草备要》）。阿胶入药前需加热，或炒成珠，或以面炒，或以酥炙，或以蛤粉炒，或以草灰炒，或酒化成膏，或水化膏，以各方记载为佳。

药　　性

甘，平。入肺、肾、肝经。补血止血，滋阴润燥，除风，润肺化痰，益气止痢止崩止带，安胎。山药为使，畏大黄。

附　　方

1. 胶艾汤　凡妇人经水淋沥，及胎阻前后下血不止者，皆冲任脉虚。阴气不守也，以此方补而固之。干地黄90g，川芎、阿胶、甘草各30g，艾叶、当归各45g，芍药60g。上七味，以水1L，清酒600ml，合煎取600ml。去药滓，放入阿胶，待阿胶融后温服200ml。日三服。不瘥更作。（《太平惠民和剂局方》）

2. 久治不愈的子宫出血、流产后淋漓出血　阿胶12g，用益母草15g煎液温化服用，可补益养润和排瘀止血。

3. 瘫痪偏风　治瘫缓风及诸风，手脚不遂，腰脚无力者。驴皮胶微炙熟。先煮葱豉粥200ml，别贮。又以水200ml，煮香豉60ml，去滓入胶，更煮七沸，胶烊如饧，顿服之。及暖，吃葱豉粥。如此三四剂即止。若冷吃粥，令人呕逆。（《广济方》）

4. 老人虚秘　阿胶（炒）6g，葱白三根。水煎化，入蜜二匙，温服。（《备急千金要方》）

5. 赤白痢疾　黄连阿胶丸，治肠胃气虚，冷热不调，下痢赤白，里急后重，腹痛口渴，小便不利。用阿胶（炒过，水化成膏）15g，黄连45g，茯苓30g。研磨为末，捣丸梧子大。每服五十丸，粟米汤下，日三次。（《太平惠民和剂局方》）

6. 吐血不止　用阿胶（炒）30g，蒲黄六合，生地黄三升，水1L，煮至600ml，分三服。治大人、小儿吐血。（《千金翼方》）

7. 肺损呕血并开胃　用阿胶（炒）9g，木香3g，糯米20ml，研磨为末。每服3g，百沸汤点服15ml，入生地黄汁20ml，煎至六分，温服。急以帛系两乳。（《太平圣惠方》）

8. 月水不调　阿胶3g，蛤粉炒成珠，研末，热酒服即安。一方入辰砂末1.5g。

9. 月水不止　阿胶炒焦为末，酒服6g。（《乾坤生意秘韫》）

10. 妊娠尿血　阿胶炒黄为末，食前粥饮下6g。（《太平圣惠方》）

11. 妊娠血痢　阿胶30g，以酒300ml煮至200ml，顿服。（《杨氏产乳集验方》）

12. 妊娠下血不止　阿胶45g炙为末，以酒300ml煎化，一服即愈。又方：用阿胶末30g，生地黄125g捣汁，入清酒600ml，绞汁分三服。（《梅师集验方》）

13. 妊娠胎动　用阿胶（炙研）30g，香豉200ml，葱200ml，水600ml，煮二物取200ml，入胶化服。

14. 产后虚　阿胶（炒）、枳壳（炒）各15g，滑石8g。为末，蜜丸梧桐子大。每服五十丸，温水下。未通，再服。（《太平惠民和剂局方》）

15. 久嗽经年　阿胶（炒）、人参各30g，为末。每用9g，豉汤15ml，葱白少许，煎服，日三次。（《圣济总录》）

注
阿胶为补血圣药，功专补阴血。

现代研究

阿胶含有明胶、蛋白质、各类氨基酸、微量元素等多种有效成分，有增强造血功能、抗疲劳、抗肿瘤、增强免疫等作用。据报道，复方阿胶浆联合个性化综合护理可有效缓解宫颈癌化疗所致骨髓抑制，明显提高血小板水平。李敏等研究发现，阿胶经酶解后相对分子质量减小，且具有显著的补血、升白细胞作用。复方阿胶浆通过调节细胞分化、生长、增殖和凋亡来抑制肿瘤，并且因其能增加造血和增强免疫力，可以作为辅助用药。阿胶经过仿生酶解后，更易于人体吸收，提高免疫力的作用增强。

鹿

鹿是偶蹄目鹿科的一种动物，广泛分布于欧亚大陆、美洲大陆等地。鹿种类繁多，有梅花鹿、马鹿、驼鹿、驯鹿等，其中主要以梅花鹿与马鹿入药。鹿的全身皆可入药，鹿茸、鹿角、鹿角胶、鹿骨、鹿筋、鹿脑髓等，皆为名贵的中药。

附：鹿肉

鹿肉为鹿科动物梅花鹿或马鹿的肉。

历代论述

《名医别录》中称鹿肉补中，强五脏，益气力。生者疗口僻，割，薄之。

《食疗本草》：补虚羸瘦弱，利五脏，调血脉。生肉：主中风口偏不正。以生椒同捣敷之。《本草纲目》：养血，治产后风虚邪僻。《医林纂要探源》：补脾胃，益气血，补助命火，壮阳益精，暖腰脊。《随息居饮食谱》：强筋骨。《本草品汇精要》：生肉治偏风，左患右贴，右患左贴。鹿肉能解诸药毒。

药　性

甘温，归脾、肾经，功能补五脏，调血脉，可补肾助阳，益气养血，祛风。用于虚劳羸瘦，精神疲倦，阳痿遗精，缺乳，宫寒不孕，中风等。

附　方

1. 产后虚羸劳损补乏　鹿肉 1kg、干地黄 45g、甘草 45g、川芎 45g，芍药 30g、麦门冬 30g、茯苓 30g，人参 30g、当归 30g、生姜 30g，半夏 200ml，大枣（二十枚），上十三味，咀，以水二斗五升，煮肉，取一斗三升，去肉，纳药，煎取五升，去滓，分四服，日三夜一。（《备急千金要方》）
2. 缺乳　鹿肉 120g 切好洗净。上用水 3 碗煮，入五味作，任意食之。
3. 肾阳虚所致的阳痿、腰痛，怕冷等　鹿肉 120～150g，肉苁蓉 30g，将鹿肉洗净切片，肉苁蓉浸泡后切片，两者共煮，加少量生姜、葱、盐做羹，饮汤食肉，连食数次。
4. 中风口癖不正　生鹿肉和生姜捣薄之，正则急去之。

注

《本草纲目》：不可同雉肉、蒲白、鱼、虾食，发恶疮。

现代研究

鹿是我国重要的传统药食两用的经济动物之一，鹿肉营养丰富，有较高含量的粗蛋白、磷脂、维生素 B 族及必需氨基酸，而脂肪、胆固醇的含量很低。

鹿肉的脂肪含量低于猪、牛肉以及鹅肉，而高于鸡肉。其蛋白质含量比一般肉类中蛋白质的含量都高，而热量却比一般肉类都低，并且含有丰富的矿物质元素。鹿肉高蛋白、低脂肪、低胆固醇的特点，不仅对人体的神经系统、血液循环系统都有良好的改善调节作用，而且还有养肝补血、降低胆固醇、防治心血管疾病、抗癌的功效，鹿产品还具有治心悸、失眠、健忘、风湿和类风湿等功效。

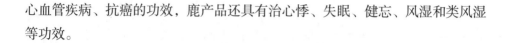

附：鹿茸

鹿茸是鹿科动物梅花鹿或马鹿的雄鹿未骨化密生茸毛的幼角。前者习称花鹿茸，后者习称马鹿茸。

历代论述

《神农本草经》："味甘，温，无毒。主漏下，恶血，寒热，惊痫，益气，强志，生齿，不老。"《雷公炮制药性解》称鹿茸"主益气滋阴，强志补肾，理虚羸，固齿牙，止腰膝酸疼，破流血作痛，疗虚劳如疟，女子崩漏胎动，丈夫溺血泄精，小儿惊痫，散石淋痈肿，骨中热疽痒"。《本草纲目》认为鹿茸"生精补髓，养血益阳，强筋健骨，治一切虚损，耳聋目暗，眩晕虚痢。鹿补右肾精气，麋补左肾血液"。《玉楸药解》中认为鹿茸最壮筋骨，治阳痿、遗精、鬼交梦泄、崩漏带浊、腰膝酸软、目眩耳聋等症。

药性

甘、咸，性温，归肝肾经，功能补肾阳，益精血，强筋骨。主治肾阳不足、精血亏虚之畏寒肢冷、阳痿、宫冷不孕、小便频数、腰膝酸痛、头晕耳聋、精神疲乏，精血不足，筋骨无力或小儿发育不良、骨软行迟、囟门不合等，妇女冲任虚寒，带脉不固，崩漏不止、带下过多等，疮疡久溃不敛，阴疽内陷不起等。

附方

1. 治头眩晕，甚则屋转眼黑，或如物飞，或见一为二，用茸珠丹甚效。或用鹿茸6g，无灰酒三盏，煎一盏，入麝香少许，温服亦效。云茸生于头，类之相从也。

2. 肾虚腰痛，不能反侧　鹿茸（炙）15g，菟丝子15g，舶茴香7.5g，为末，以羊肾二对，法酒煮烂，捣泥和，丸梧桐子大，阴干。

3. 治精血耗竭，面色黧黑，耳聋目昏，口干多渴，腰痛脚弱，小便白浊，上燥下寒，不受峻补　鹿茸（酒浸）、当归（酒浸）等分。为细末，煮乌梅膏子为丸，如梧桐子大。每服五十九，空心用米饮送下。(《济生方》)

4. 腰膝疼痛伤败者　鹿茸涂酥炙紫为末，每温酒服 3g。

5. 小便频数　鹿茸一对，酥炙为末。每服 6g，温酒下，日三服。

6. 虚痢危困，因血气衰弱者　鹿茸（酥炙）15g 为末，入麝香 1.5g，以灯心煮枣肉和，丸梧桐子大。每空心米饮下三五十九。

7. 饮酒成泄，骨立不能食，但饮酒即泄　用嫩鹿茸（酥炙）15g、肉豆蔻（煨）15g，生麝香 1.5g。为末，陈白米饭丸梧桐子大。每米饮下五十九。

8. 室女白带，因冲任虚寒者　鹿茸（酒蒸焙）30g，金毛狗脊 15g、白蔹 15g。为末，用艾煎醋，打糯米糊，丸梧桐子大。每温酒下五十九，日二。(《济生方》)

9. 治精血俱虚，营卫耗损，潮热自汗，怔忡惊悸，肢体倦乏，一切虚弱之症　鹿茸 15g（酒蒸）、附子 15g（炮）。上细切，分作四剂，水二盏，生姜十片，煎至八分，去渣，食前温服。(《世医得效方》)

10. 治虚弱阳事不举，面色不明，小便频数，饮食不思　好鹿茸 15g，干山药 15g（为末）。上以生薄绢裹，用酒浸七日后，饮酒，日三盏为度。酒尽，将鹿茸焙干，留为补药用之。(《普济方》)

11. 治湿久不治，伏足少阴，舌白身痛，足胕浮肿　鹿茸 15g，附子 9g，草果 3g，菟丝子 9g，茯苓 15g。水五杯，煮取二杯，日再服，渣再煮一杯服。(《温病条辨》)

12. 治小肠虚冷，小便数多　鹿茸 30g（酥炙令微黄），白龙骨 15g（烧过），桑螵蛸 0.9g（微炒），椒红 15g（微炒），附子 21g（炮），山茱萸 15g。上药捣罗为末，炼蜜和捣一二百杵，丸如梧桐子大。每服，空心及晚食前，以盐汤下二十九。(《太平圣惠方》)

13. 治崩中漏下，赤白不止　鹿茸 1g，桑耳 45g。上二味，以醋 1L 渍，炙燥渍尽为度，治下筛，服 3g，日三。(《备急千金要方》)

14. 治尿血　鹿茸 30g（炙）、当归 30g、干地黄 30g，葵子（冬葵子）100ml，蒲黄 100ml。上五味，捣筛为散。酒服 3g，日三服。忌芜荑。(《古今录验方》鹿茸散)

15. 治下痢危困　麝香 1.5g（别研，临时入），鹿茸 15g（酥炙）。上鹿茸为细末，

方入麝香，以灯心（灯心草）煮枣肉为丸，如梧桐子大。每服五十丸，空心服。(《是斋百一选方》)

16. 补虚，益真气，暖焦，助老扶弱，久服强健　鹿茸30g（酒炙），附子15g（炮，去皮、脐），沉香15g，麝香3g（别研）。上为细末，将肉苁蓉21g，酒煮烂，研细，别入酒，熬膏和丸如悟桐子大。每服五十丸，温酒、盐汤任下，空心，食前。(《杨氏家藏方》)

17. 肾阳虚衰所致的腰膝酸痛、阳痿、滑精、子宫虚冷不孕　桑寄生75g，鹿茸25g，杜仲75g。将桑寄生、杜仲冲洗净，晒干。再将鹿茸用酒精灯火燎焦茸毛，刮净，以布带扎缠，用热酒从底部徐徐渗入，以润透为度，然后将其切成片状，晒干。将三药各研成细末，和匀。每次服3g，1日2次。

18. 男子腰肾虚冷、脚膝无力、夜梦鬼交、精溢自出，女人崩中漏血、赤白带下　茸酥炙为末，空心合酒服3g，补并治之。

注

　　服用鹿茸宜从小剂量开始逐渐缓慢增加，不宜骤用大量以免阳升风动，头晕目赤，或伤阴动血。凡阴虚阳亢、血分有热、胃火盛，或肺有热，以及外感热病者均忌服。《本草害利》认为鹿茸升阳性热，目击阴虚而阳浮越者，误用而血脱于上以陨者多人矣。而不可嗅之，有虫恐入鼻颡伤脑。肾虚有火者，不宜用，以其偏于补阳也。上焦有痰热，胃家有火者亦勿用，凡吐血下血，俱阴虚火炽者，概不可服。

现代研究

　　鹿茸具有促进生长发育和强壮身体、调节免疫、抗炎、抗衰老、促进创伤愈合等功能。刘佳等人认为鹿茸含有多种活性成分，具有促进机体生长发育、增强新陈代谢、提高机体免疫力、提高性功能、调节心血管系统与神经系统、缓解骨质疏松、促进骨折的愈合、抗氧化和抗衰老的等功能。张佳怡等认为鹿茸还有美容养颜的功效。

　　鹿茸多肽是由鹿茸自身合成且调节生理功能的必需活性物质，是鹿茸中起药效作用的主要成分之一，是各种治疗皮肤黏膜类创伤制剂的主要活性成分，并可促进表皮细胞和成纤维细胞的增殖。在生长因子方面，鹿茸中的胰岛素样生长因子具有非常广泛的生物学活性，在胚胎发育、多种细胞的生长增殖、神经肌肉系统以及内分泌系统都发挥着重要的生物学作用，还具有调节细胞代谢、促进细胞生长和分化、抑制细胞死亡、调节多种细胞功能、调节软骨生长，促进软骨发育等作用。

附：鹿角及其制品

鹿角为鹿科动物梅花鹿或马鹿等各种雄鹿的老角。

历代论述

《本草经集注》称鹿角"味咸，无毒。主治恶疮，痈肿，逐邪恶气，留血在阴中。除少腹血急痛，腰脊痛，折伤恶血，益气。七月取"。《本草纲目》记载，"生用则散热行血，消肿辟邪；熟用则益肾补虚，强精活血"，"炙捣酒服，补虚劳，长肌益髓……又治劳嗽，尿精、尿血，疮疡肿毒"。《本草品汇精要》：角以火炙热熨小儿重舌鹅口疮。《药性切用》："生用，散热消肿，行血辟邪，为消散阴毒专药；炙熟，则消阴助阳，暖肾腰；煎汁炼膏，大能温补命门精血，专通督脉而缘合冲任，为却老延年专药。"

药　性

咸，性温。入肝、肾经。功能温补肝肾、强筋骨、活血消肿。主治肾阳不足、畏寒肢冷、阳痿、遗精、腰瘦脚弱以及崩漏等证属虚寒者，阴证疮疡及乳痈初起等症。

附　方

1. 治妊娠忽下血，腰痛不可忍　鹿角（锉）15g，当归（锉）15g。上二味作一服，以水二盏，煎至一盏，去滓，温服，食前。（《洪氏集验方》）
2. 产后下血不尽，烦闷腹痛　鹿角，烧成炭，捣筛，煮豉汁，服3g，日三夜再，稍加至6g。不能用豉清，煮水做汤用之。（《备急千金要方》）
3. 治胞衣不下　鹿角屑9g。为末，姜汤调下。（《杨氏产乳集验方》）
4. 治胎死腹中　鹿角屑9g，煮葱豉汤和服，立出。
5. 治女子胞中余血不尽　鹿角烧灰，合酒调服，9g，日三夜一。

6. 堕胎血瘀不下，狂闷寒热　用鹿角屑 15g 为末，豉汤服 3g，日三。须臾血下。（《太平圣惠方》）

7. 治妇人白浊，滑数虚冷者　鹿角屑，炒黄，为末，酒服 6g。（《妇人大全良方》）

8. 治腰痛　鹿角屑，熬令黄赤，研，酒服 3g，日五六服。（《杨氏产乳集验方》）

9. 治筋骨疼痛　鹿角，烧存性，为末，酒服 3g，日二。（《本草纲目》）

10. 治骨虚极，面肿垢黑，脊痛不能久立，气衰发落齿槁，腰脊痛，甚则喜唾　鹿角 30g，川牛膝（去芦，酒浸，焙）21g。上为细末，炼蜜为丸，如梧桐子大。每服七十丸，空心盐汤送下。（《济生方》）

11. 治消中，日夜尿七八升　鹿角，炙令焦，末，以酒服 1.5g，日二，渐加至 3g。（《备急千金要方》）

12. 治溺血久不止，脉细数者　鹿角 120g（烧灰），秋石 15g（煅灰）。共为末，蜜丸，乌梅汤下 10g。

13. 轻身益气、强骨髓、补绝伤，及妇人夜梦鬼交　角错为屑，合白蜜 1L，淹之。微火熬令小变，曝干，捣筛细末，三指一撮，合酒服之。

14. 小儿疟疾　生角锉捣细末，合人乳调，一字服治，先发时服之。

15. 小儿哕疾　鹿角粉、大豆末等分，相和乳调，涂乳上饮之。（《古今录验方》）

16. 小儿滞下赤白者　用鹿角灰、发灰等分，水服 10g，日二。

17. 小儿流涎　脾热也。鹿角屑末，米饮服一字。

18. 治丹毒恶疮　鹿角烧为末，和猪脂敷。

19. 治奶发，诸痈疽发背　烧鹿角，捣末，以苦酒和涂之。（《补辑肘后方》）

20. 治下注脚疮　鹿角，烧存性，入轻粉同研，油调涂之。（《医林类证集要》）

注

　　阴虚阳亢者禁用。《本草经疏》："无瘀血停留者不得服，阳盛阴虚者忌之，胃火齿痛亦不宜服。"《得配本草》："命门火炽，疮毒宜凉者，并禁用。"

附：鹿角胶

　　鹿角胶为鹿角经水煎熬、浓缩制成的固体胶。

历代论述

《神农本草经》："治伤中，劳绝，腰痛，羸瘦，补中益气，妇人血闭，无子，止痛，安胎。"《本经逢原》："鹿角胶益阳补肾，强精活血，总不出通督脉补命门之用，但胶力稍缓，不能如茸之力峻耳。"《名医别录》："疗吐血，下血，崩中不止，四肢酸疼，多汗，淋露，折跌伤损。"《药性论》："主男子肾脏气衰虚劳损，能安胎去冷，治漏下赤白，主吐血。"《医学入门》："主咳嗽，吐血，咯血，嗽血，尿血，下血。"《本草纲目》：治劳嗽，尿精，尿血，疮疡肿毒。鹿角，生用则散热行血，消肿辟邪；熟用则益肾补虚，强精活血；炼霜熬膏，则专于滋补矣。

药　性

性味甘、咸，温。归肾、肝经。功能温补肝肾，益精养血。主治阳痿滑精，腰膝酸冷，虚劳羸瘦，崩漏下血，便血尿血，阴疽肿痛。补血，益精。治肾气不足，虚劳羸瘦，腰痛，阴疽，男子阳痿、滑精，妇女子宫虚冷、崩漏、带下。

附　方

1. 治虚劳　鹿角胶（以酒浸胶数日，煮糊丸众药）、鹿角霜（碾为细末）、菟丝子（净洗，酒浸两宿，蒸，研）、柏子仁（别研）、熟地黄（酒浸两宿，蒸，焙，余酒入在胶内）各150g。先焙鹿角霜、菟丝子、地黄干，碾为细末，柏子仁在众药内研，却将鹿角胶酒约600～800ml，煮作糊，于石臼内杵二千余下，令熟，丸如梧子大。早晚空心五十九至一百丸止，逐日早晚服，盐汤或酒任下。（《是斋百一选方》）

2. 治五劳七伤，身无润泽，腰脊疼痛，四肢沉重，久服填骨髓，好颜色，祛风气，润鬓发　鹿角胶45g（捣碎，炒令黄燥，捣罗为末），牛乳200ml，白蜜20ml，牛酥20ml，生姜汁20ml。上五味，先煎乳，欲熟，即下胶，消讫，次下姜汁，次下蜜，唯须缓八，煎十余沸，倾于瓷器中，仍数数搅，勿令酥浮于上，待凝，以竹刀割为小片。每食后，细细含咽之。（《太平圣惠方》）

3. 治虚劳梦泄　鹿角胶15g（研碎，炒令黄燥），覆盆子一两，车前子一两。上药捣细，罗为散。每于食前，以温酒调下二钱。（《太平圣惠方》）

4. 治虚劳尿精　鹿角胶45g。末之，以酒400ml和，分温为三服，瘥止。(《备急千金要方》)

5. 治吐血不止　鹿角胶15g(炙黄，为末)，生地黄汁240ml。同于铜器中盛蒸之，令胶消，分温二服。(《太平圣惠方》)

6. 治吐血后虚热，胸中痞，口燥　鹿角胶150g(炙燥)、黄柏(蜜炙)150g，杏仁四十九枚(麸炒)。上三味，捣罗为细散。每服3g，用温水调下，不拘时服。(《圣济总录》)

7. 治溺血，阳虚血走，脉细者　鹿角胶45g，大熟地75g，血余炭45g。二味为末，溶鹿胶代蜜丸。淡盐汤下9g。

8. 治妊娠胎动，漏血不止　鹿角胶(炙燥)15g，人参7.5g、白茯苓7.5g。上三味，粗捣筛。每服4.5g，水一盏，煎至21g，去滓温服。(《圣济总录》)

9. 治妇人白带下不止，面色萎黄，绕脐冷痛　鹿角胶15g(捣碎，炒令黄燥)，白龙骨15g，桂心15g，当归15g(微炒)，附子30g(炮裂)，白术15g。上药捣，细罗为散。每于食前，以粥饮调下3g。(《太平圣惠方》)

10. 治鹤膝风，贴骨疽及一切阴疽　鹿角胶4.5g，熟地15g，肉桂1.5g(研粉)，麻黄15g，白芥子6g，姜炭15g，生甘草3g。煎服。(《外科全生集》)

11. 治汤火疮　水煎鹿角胶令稀稠得所，待冷涂疮。

注

　　阴虚阳亢者忌服，畏大黄。《本草经集注》："得火良。畏大黄。"《本草经疏》："肾虚有火者不宜用，以其偏于补阳也；上焦有痰热及胃家有火者不宜用，以其性热复腻滞难化也。凡吐血下血，系阴虚火炽者，概不得服。"《本草汇言》："肠胃有郁火者，阳有余阴不足者，诸病因血热者，俱忌用之。苟非精寒血冷，阳衰命门无火者，不可概用。"《本草经解》："上焦有痰热、胃家有火、吐血属阴衰火盛者，俱忌。"

附：鹿角霜

　　鹿角霜为鹿科动物梅花鹿或马鹿的角熬制鹿角胶后剩余的骨渣。

历代论述

　　《本草蒙筌》："主治同鹿角胶，功效略缓。"《医学入门》："治五劳七伤羸瘦，补肾益气，固精壮阳，强骨髓，治梦遗。"《本草汇言》："收涩止痢，去妇人白带。"《本草新编》："止滑泻。"《本经逢原》："治脾胃虚寒，食少便溏，胃反呕吐。"《四川中药志》："补中益血，止痛安胎。治折伤，痘疮不起，疔疮，疮疡肿毒。"

药　性

咸，温。入肝、肾经。功能补虚助阳。治肾阳不足，腰脊酸痛，脾胃虚寒，呕吐，食少便溏，子宫虚冷，崩漏带下等病症。

附　方

1. 治肾寒羸瘦，生阳气，补精髓　鹿角霜15g，肉苁蓉15g（酒浸，去皱皮，切，焙）、附子15g（炮裂，去皮、脐）、巴戟天15g（去心）、蜀椒15g（去目及闭口，炒出汗）。上五味，捣罗为末，酒煮面糊和丸如梧桐子大。每服二十丸，空心温酒下。（《圣济总录》）

2. 治诸虚百损，羸弱不堪者　用铜甑一具，着底铺薄荷末30g，上铺山药末120g，上铺鳗鱼（去头、尾）250g，上铺鹿角霜60g，再以薄荷细末30g盖之，蒸极烂，将鱼骨炙脆为末，共一处捣和丸。每服15g，白汤下。（《何氏济生论》）

3. 治盗汗遗精　鹿角霜30g，生龙骨15g（炒）、牡蛎15g（煅）。为末，酒糊丸梧子大。每盐汤下四十丸。（《普济方》）

4. 治小便频数　鹿角霜、白茯苓等分。为末，酒糊丸梧子大。每服三十丸，盐汤下。

5. 治五种腰痛，夜多小便，膀胱宿冷　鹿角霜，细研如面，每日空腹时以温酒调下6g，晚食前再服。（《太平圣惠方》）

6. 治膏淋　鹿角霜、白茯苓、秋石各等分。为末，糊丸梧子大。每服五十丸，米汤下。（《三因极一病证方论》）

注

阴虚阳亢者禁服。

现代研究

鹿角胶具有抗骨质疏松、骨关节炎的作用，可以通过上调丝裂原活化蛋白激酶的表达，促进软骨细胞增殖，从而发挥修复受损软骨，延缓骨关节炎进程的作用。

鹿角胶具有显著的活血补血作用，能明显提高全血中红细胞、血小板、白细胞、T淋巴细胞的数量，也能明显升高凝血酶原时间和活化部分凝血活酶时间的数值。此外，鹿角胶还有抗乳腺增生、抗衰老、镇痛、平喘、抗老年痴呆以及胃黏膜保护等作用。

附：鹿的脏腑

鹿肾是梅花鹿或马鹿雄鹿的阴茎及睾丸。

历代论述

《本草蒙筌》："补中以滋肾元。"

药　性

甘咸，温，归肝、肾、膀胱经，有补肾、壮阳、益精的作用，可治肾虚劳损，腰膝酸痛，耳聋耳鸣，阳痿滑精，宫寒不孕。

附　方

1. 治肾气损虚、耳聋　鹿肾1对，（去脂膜，切），粳米40ml。上于豉汁中相和，煮作粥，入五味，如法调和，空腹食之。作羹及入酒并得食之。（《太平圣惠方》）

2. 治五劳七伤、阳气衰弱、益气力　鹿肾1对（去脂膜，细切），肉苁蓉60g（酒浸一宿，刮去皱皮，切），粳米40ml。先以水二大盏，煮米作粥，欲熟，下鹿肾、苁蓉、葱白、盐椒，食之。（《太平圣惠方》）

3. 治阳痿、宫寒不孕　鹿肾1具，补骨脂30g，肉苁蓉30g，枸杞30g，韭菜子15g，巴戟天15g。共研为末，制成9g蜜丸。每服1丸，日服2次。（《东北动物药》）

4. 治妇人血虚、腰膝酸痛、不能受孕者　鹿肾熬胶，与阿胶搀入服之。(《中国医学大辞典》)

5. 治阳痿不举　鹿肾、枸杞、菟丝子、巴戟、狗肾，为丸服。

6. 治阳痿不举、梦遗　鹿肾200g，牛鞭300g，炖汤服。

7. 治阳痿、早泄　鹿肾200g，芡实300g，煮粥食之。

8. 治阳痿、梦遗、早泄　鹿肾100g，狗肾200g，牛鞭200g，淫羊藿50g，冰糖50g，白酒5 000g。浸泡1月，每日3次，每次15ml。

9. 治腰痛、膝酸　鹿鞭200g，杜仲200g，浸酒饮之。

狗

　　狗又名犬、地羊，品种较多，其色、毛、大小随品种而异。狗为阳畜，在畜属木，在卦属艮，肉能食也可入药。

附：狗肉

历代论述

　　《本经逢原》记载："狗属土而有火……下元虚人食之最宜，但食后必发口燥，惟啜米汤以解之。"《本草纲目》记载："犬性温暖，能治脾胃虚寒之疾。脾胃温和，而腰肾受荫矣。若素常气壮多火之人，则宜忌之。"可见医家认为狗肉性温，适宜下元虚寒、脾胃虚寒之人服用，但平素气壮多火者忌食狗肉。

药　性

　　咸，温，大热。入肺、肾经。补益肾胃，壮阳道，补腰膝，轻身益气，治五劳七伤。

附　方

1. 戊戌酒　大补元气。用黄犬肉一只，煮一伏时，捣如泥，和汁拌炊糯米 6L，入曲如常酿酒。候熟，每旦空心饮之。

2. 戊戌丸　治男子、妇人一应诸虚不足，骨蒸潮热等证。用黄童子狗一只，去皮毛肠肚同外肾，于砂锅内用酒醋八分，水 500g，入地骨皮 500g，前胡、地黄、肉苁蓉各 60g，同煮一日。去药，再煮一夜。去骨，再煮肉如泥，擂滤。入当归末 60g，莲肉、苍术末各 250g，浓朴、橘皮末 150g，甘草末 120g，和杵千下，丸梧桐子大。每空心服之。（《乾坤生意秘韫》）

3. 虚寒疟疾　黄狗肉煮。入五味，食之。

4. 气水臌胀　狗肉 250g（切片），和米煮粥，空腹食之。（《食医心镜》）

5. 浮肿屎涩　肥狗肉 1 250g 熟蒸，空腹食之。（《食医心镜》）

注

　　狗肉可煮熟食之，但不可烤食，烤食则令人消渴；或用狗肉煮粥，食之有消水臌利尿的作用。凡食狗肉不可去血，以免减弱性能。

　　狗肉性温能散，食之易发热动火以及壮阳，故青壮年时期、热病恢复期、妊娠期、各种出血疾患以及各种急性炎症、疼痛湿疹、痈疽、疮疡等都应忌食。食狗肉忌蒜，忌茶，若食后口燥可饮米汤解之。

现代研究

　　狗肉属于营养价值较优的肉类食品，具有较高的蛋白质和较低的脂肪含量，氨基酸评分和必需氨基酸指数等指标高于常见的肉类和鱼类食品，多不饱和脂肪酸与饱和脂肪酸的比例合理。通过与几种常见的肉类和鱼类的化学组成进行比较分析，狗肉脂肪含量比常见肉类脂肪含量都低，而与鱼类脂肪含量相当；蛋白质含量则高于常见的肉类和鱼类。狗肉含有丰富的必需氨基酸，在必需氨基酸中，以赖氨酸的含量最高。丰富的赖氨酸有促进大脑发育，促进脂肪代谢，防止细胞退化等作用。

兔

附：兔肉

历代论述

中医认为"兔肉为食品之上"，味性寒、解热，能治胃热呕吐、肠红下血、便秘、消渴等症，有"兔肉为羹益人"之说。李时珍曾说："兔至冬月因已得全气，而气内实故味美。"古人认为八月至十月为食兔季节。

药　性

甘，寒。补中益气，止渴健脾，凉血解毒，利大肠。

附　方

消渴羸瘦：兔一只，去皮、爪、五脏，以水煎稠，去滓冷，渴即饮之。极重者不过二兔。(《海上方》)

注

兔肉不可久食，因其性寒，恐令人萎黄、损元气；男子食之有损阳道之痹。兔肉忌鸡、姜、橘、芥等品。又因兔脑能催生、滑胎，故妊娠妇女不应食之，以免引起流产。

小儿食兔肉可令出痘稀，因其性寒而解热。所以兔肉能治消渴，压丹石毒。若痘已出或体质虚寒者，不宜食用兔肉。(《本草纲目》)

现代研究

兔肉的营养特点是"三高三低"，即属于高蛋白、高赖氨酸、高磷脂、低脂肪、低胆固醇和低热量的肉类。而且兔肉蛋白质为完全蛋白质，磷脂和不饱和脂肪酸含量较高。

兔肉的蛋白质含量高于猪肉、牛肉、羊肉、鸡肉。兔肉中无机盐含量高，尤其是钙的含量比较丰富。此外，兔肉中的维生素含量也很丰富，特别是烟酸含量，每100g兔肉中约含12.8mg，是猪肉、牛肉、羊肉的3～4倍。兔肉的不饱和脂肪酸含量高，尿酸和胆固醇含量低，且卵磷脂含量较高，具有较强的抑制血小板凝聚的作用，较其他畜肉类差异明显。

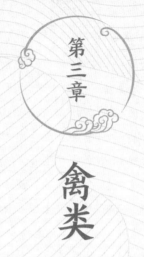

第三章

禽类

鸡

鸡是鸡形目雉科原鸡属家禽，又名丹雄鸡、烛夜等，为我国主要家禽之一。性味甘温，归脾胃经，功能温中益气，补精填髓，可治虚劳羸瘦，病后体虚、纳呆、反胃、泄利、水肿、消渴、小便频数、崩漏、带下、产后乳少等症。鸡主要分为丹雄鸡、乌雄鸡和黄雄鸡。丹雄鸡有主女人崩中漏下、赤白沃、补虚温中、止血、杀毒、久伤乏疮；乌雄鸡主风寒湿痹、安胎、补中止痛、治反胃、腹痛、踒折骨疼、乳痈，黄雄鸡有主伤中、消渴、小便数不禁、肠澼泄利、补益五脏、续绝伤、疗劳、益气力之功（图3-1）。

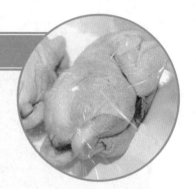

图 3-1　鸡肉

历代论述

《神农本草经》载，丹雄鸡：主女人崩中漏下，赤白沃，补虚温中，止血，杀毒。黑雌鸡：主风寒湿痹，安胎。《名医别录》载，丹雄鸡：主久伤乏疮。白雄鸡：主下气，疗狂邪，安五脏，伤中，消渴。黄雌鸡：主伤中，消渴，小便数不禁，肠澼泄利，补益五脏，续绝伤，疗劳，益气力。乌雄鸡：主补中止痛。《食疗本草》云，乌雌鸡：治反胃，腹痛，踒折骨疼，乳痈，安胎。《本草拾遗》云，白鸡：利小便，去丹毒风。《日华子本草》云，黄雌鸡：止劳劣，添髓补精，助阳气，暖小肠，止泄精，补水气。黑雌鸡：安心定志，治血邪，破心中宿血及痈疽排脓，补心血，补产后虚羸，益色助气。《饮膳正要》云，黑雌鸡：疗乳难。《本草纲目》云，泰和老鸡：内托小儿痘疮。

《本草纲目》称乌骨鸡"但观鸡舌黑者，则肉骨俱乌，入药更良。鸡属木，而骨反乌者，巽变坎也，受水木之精气，故肝肾血分之病宜用之。男用雌，女用雄。妇人方科有乌鸡丸，治妇人百病，煮鸡至烂和药，或并骨研用之"。

分　类

因产地不同，其食疗功效略有不同，据国家品种资源统计确定，我国鸡的地方品种（又称土鸡、柴鸡）约有 115 个。

药　性

丹雄鸡甘、微温，主补虚温中止血。白雄鸡酸、微温，主下气，疗狂邪，安五脏，治伤中消渴，利小便，去丹毒风。乌雄鸡甘、微温，主补中止痛，除风湿麻痹，安胎，疗折伤并痈疽。黑雌鸡肉甘、酸、温、平，主风寒湿痹，安胎，治血邪，痈疽，折骨痛，补虚。黄雌鸡甘、酸、咸、平，主伤中消渴，止小便、肠澼泄痢，补益五脏，续绝伤，疗五劳，益气力，助阳气，暖小肠，止泄精。乌骨鸡甘、平，补虚劳羸弱，治消渴，疗下痢噤口。

附　方

1. 治五噎饮食不下，胸膈妨塞，瘦弱无力　黄雌鸡一只（去毛、肠）炒作臛。面半斤，桂心末 3g，赤茯苓 3g（末）。上以桂心等末和面溲作索饼，于豉汁中煮，入睡食之。(《太平圣惠方》)

2. 治积劳虚损，或大病后不复　乌雌鸡一头，治如食法，以生地 250g（切），饴糖 400ml，纳鸡腹内，急缚，铜器贮甑中，蒸 1L 米，须臾取出。食肉饮汁，勿啖盐。三月三度作之。并止盗汗。(《姚僧垣集验方》)

3. 治肾虚耳聋　乌雄鸡一只，治净，以无灰酒 600ml，煮熟，乘热食之，三五只效。(《本草纲目》)

4. 治中风湿痹，五缓六急，骨中疼痛，不能踏地　乌雌鸡一只煮熟，以豉汁、姜、椒、葱、酱调称作羹，空心食之。(《太平圣惠方》)

5. 赤白带下及遗精白浊，下元虚惫　白果、莲肉、江米各 15g，胡椒 3g，为末，乌骨鸡 1 只，如常治净，装末入腹煮熟，空腹食之。(《本草纲目》)

6. 产后虚羸　黄雌鸡 1 只，去毛及肠肚，生百合净洗，择 1 颗，白粳米饭 2 盏，上三味，将粳米饭、百合入鸡腹内，以线缝定。用五味汁煮鸡另熟。开肚取百合粳米饭，和鸡汁调和食之。

7. 治血气虚　鸡肉3斤（约重1 500g），红枣10枚（去核），山药、山茱萸各3枚（各捣碎）。将鸡肉洗净，放入锅内，与其他药物共煮至鸡熟烂即可食用。
8. 治胃寒疼痛　鸡肉500g、生姜5片、粳米100g、胡椒粉3g、红糖10g、食盐10g。鸡肉切成小块与生姜共煮。待熟时加胡椒粉和红糖即可食用。

注

凡实证、邪毒未清者不宜食。《随息居饮食谱》："多食生热动风。"鸡肉性补偏温，幼儿、体盛之人不宜多食。高血压、口腔溃疡、急性炎症、皮肤疖肿、大便秘结者均不宜食用。感冒发热、咳嗽多痰、患急性菌痢、肠炎初期者忌食乌鸡。

现代研究

现代研究发现，鸡肉的蛋白质含量比例较高，种类多，且消化率高，容易被人体吸收利用，有增强体力、强壮身体的作用。鸡肉中含有丰富的维生素A、维生素B和维生素C等，及锌、镁、磷脂类等营养物质。鸡肉对营养不良、畏寒怕冷、乏力疲劳、月经不调、贫血、虚弱等有很好的食疗作用。

附：鸡血

鸡血，气味咸、平。主治跌折骨痛及痿痹，中恶腹痛，乳难，小儿惊风，丹毒，白癜风。惊风不醒：白乌骨雄鸡血，抹唇上即醒。筋骨折伤：急取雄鸡一只刺血，量患人酒量，或一碗，或半碗，和饮，痛立止，神验。

附：鸡肝

鸡肝，气味苦、甘，温。补肾疗阴痿，治心腹痛，漏胎下血，肝虚目暗。阴痿不起：用雄鸡肝三具，菟丝子一升，为末，雀卵和丸小豆大。每服一百丸，酒下，日二。老人肝虚目暗：乌雄鸡肝一具切，以豉和米作羹成粥食之。睡中遗尿：雄鸡肝、桂心等分，捣丸小豆大。每服一丸，米饮下，日三服。遗精，加白龙骨。

附：鸡胗

鸡胗主治小便不禁，及气噎食不消。

附：鸡内金

鸡内金为雉科动物家鸡的干燥砂囊内壁。杀鸡后，取出鸡肫，趁热立即剥下内壁，洗净后干燥。

历代论述

《得配本草》："鸡内金健脾开胃。祛肠风，治泄痢，消水谷，除酒积。得花粉，治膈消饮水。配枯矾，敷牙疳口疮。拌人乳，治小儿疟疾。同郁金，贴奈腮疮蚀。烧存性，研。"《本草经疏》："肫是鸡之脾，乃消化水谷之所。其气通达大肠、膀胱二经。有热则泄痢遗溺，得微寒之气则热除，而泄痢遗溺自愈矣。烦因热而生，热去故烦自止也。今世又以之治诸疳疮多效。"《要药分剂》："小儿疳积病，乃肝脾二经受伤，以致积热为患。鸡肫皮能入肝而除肝热，入脾而消脾积，故后世以此治疳病也。"《医学衷中参西录》："鸡内金，鸡之脾胃也。中有瓷石、铜、铁皆能消化，其善化瘀积可知。……不但能消脾胃之积，无论脏腑何处有积，鸡内金皆能消之，是以男子痃癖，女子癥瘕，久久服之，皆能治愈。又凡虚劳之证，其经络多瘀滞，加鸡内金于滋补药中，以化其经络之瘀滞，而病始可愈。至以治室女月信一次未见者，尤为要药。盖以能助归、芍以通经，又能助健补脾胃之药，多进饮食以生血也。"

药　性

性味甘平，归脾、胃、小肠、膀胱经。功能健胃消食，涩精止遗，通淋化石。可治食积不消、呕吐泻痢、小儿疳积，遗精遗尿，石淋涩痛、胆胀胁痛等症。

附　方

1. 治食积腹满　鸡内金研末，乳服。(《本草求原》)
2. 治反胃，食即吐出，上气　鸡肫胵烧灰，酒服。(《备急千金要方》)
3. 治脾胃湿寒，饮食减少，长作泄泻，完谷不化　白术 60g，干姜 30g，鸡内金 30g，熟枣肉 125g。上药四味，白术、鸡内金各自轧细焙熟，再将干姜轧细，共和枣肉，同捣如泥，作小饼，木炭火上炙干。空心时，当点心，细嚼咽之。(《医学衷中参西录》)

4. 治噤口痢疾　鸡内金焙研，乳汁服之。(《本草纲目》)

5. 治小儿疳病　鸡肫皮20个（勿落水，瓦焙干，研末），车前子60g（炒，研末）。二物和匀，以米糖溶化，拌入与食。忌油腻、面食、煎炒。(《寿世新编》)

6. 治痨肾，小便滑数白浊，令人羸瘦　鸡肫胵15g（微炙），黄芪7.5g，五味子7.5g。上药，粗捣，以水三大盏，煎至一盏半，去滓，食前分温三服。(《太平圣惠方》)

7. 治虚劳，上焦烦热，小便滑数，不可禁止　鸡肫胵黄皮30g（微炙），菟丝子30g（酒浸三宿，曝干，捣为末），鹿茸15g（去毛，涂酥炙微黄），桑螵蛸7.5g（微炒）。上药捣细罗为散，每服以沮清粥饮调下6g。(《太平圣惠方》)

8. 治小便淋沥，痛不可忍　鸡肫内黄皮15g。阴干，烧存性。作一服，白汤下。(《医林类证集要》)

9. 治遗精　鸡内金30g，炒焦研末，分六包，早晚各服一包，以热黄酒半盅冲服。(《吉林中草药》)

10. 治一切口疮　鸡内金烧灰，敷之。(《活幼新书》)

11. 治喉闭乳蛾　鸡肫黄皮勿洗，阴干烧末，用竹管吹之。

12. 治小儿温疟　烧鸡肫胵中黄皮，末，和乳与服。(《备急千金要方》)

13. 治发背已溃　鸡肫黄皮，同绵絮焙末搽之。(《本草纲目》)

14. 治妇女经闭不行或产后恶露不尽，结为癥瘕　生黄芪9g，党参6g，白术6g，生山药15g，天花粉12g，知母12g，三棱9g，莪术9g，生鸡内金9g。(《医学衷中参西录》)

15. 治骨结核，肠结核　鸡内金炒焦研末，每次9g，日服三次，空腹用温黄酒送下。(《吉林中草药》)

现代研究

　　现代医学证明鸡内金能治多种疾病，它具有健胃消食的作用，可用于食积不消、呕吐泻痢、小儿疳积、食欲不振、积滞腹胀等症，同时亦可治遗尿、遗精，具有涩精止遗的作用。

　　鸡内金的营养成分主要包括蛋白质、多糖、氨基酸和微量元素，具有抗氧化、改善血糖血脂水平和血液流变学参数以及改善肠胃功能等药理作用，在心肌保护方面具有潜在的生物活性。鸡内金富含多种营养元素，其中铁含量最高、钙、钾、镁、锌、铜含量均较高，铁具有广泛的生理功能和生物学作用，它不仅与造血功能密切相关，还跟能量代谢有密切关系。

鸭

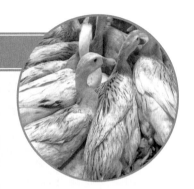

鸭，有家鸭、野鸭之分，品种较多，羽毛有全白、黑褐、灰褐、斑褐等不同颜色。我国各省均有饲养，南方较多。鸭肉性味甘咸、寒，油脂大寒，嫩者差，老者良；黄雌鸭补性较强，入药则以老者、白者为佳，具有益阴除热、利水消肿之功效。野鸭与家鸭性同，味美易消化，更宜于病人食用（图3-2）。

图3-2　鸭

历代论述

《黄帝内经》认为凡治热病者，以黄白者为上，赤白者次之。《本草纲目》："治水利小便，宜用青头雄鸭；治虚劳热毒，宜用乌骨白鸭。"

分　类

鸭种类很多，据国家品种资源统计确定，我国鸭的地方品种约有37个。

药　性

鸭肉味甘，寒，主补虚除客热，和脏腑，利水道，疗小儿惊痫，解丹毒，止热痢。

附　方

1. 多年劳损致使阴虚咳嗽、午后发热、心烦、失眠、健忘、体质瘦弱、大便秘结、月经量多、遗精、盗汗　食煮黄雌鸭；若能于每只煮鸭中加入海参 4 个、火腿 60g，则其滋补之力更大。

2. 胃部胀满、喜饮、老年血枯便秘　用鸭肉和鸭汤煮粳米粥，食之有较好的健胃养阴功效。

3. 各种浮肿、腹水　用青头雄鸭煮汤，并兑少许黄酒热饮取汗；或用白鸭一只，洗净将豆豉、生姜、花椒适量，纳入鸭腹中缝合蒸食或用雄鸭头煮食也可，因扶阳利水为鸭之特有性能。

4. 病后体虚、低热咳血　白鸭腹中纳红枣 500g，缝合后用慢火煨熟，宜常食。淋巴结结核食鸭与鸭油均有辅助的治疗作用。

5. 跌打损伤、瘀血不化　鸭血注入热黄酒中，饮之有活血祛瘀之功。

6. 治久虚发热，咳嗽吐痰，咳血　白凤膏，将鸭、干参、苓、平胃散末 200ml，缚定。用沙瓮一个，置鸭在内，以炭火慢煨。将陈酒一瓶，作三次入之。酒干为度，取起，食鸭及枣。频作取愈。(《十药神书》)

7. 治肺癌胸腔积液　鸭肉适量切片，大米 100g，葱白三茎，同煮粥，食盐调味食用。有滋阴补血、利水消肿功效，尤其适用于肺癌胸腔积液者。

8. 治肺胃阴虚　准备一只老鸭，去毛及内脏；北沙参、玉竹各 50g。上述各料同煮汤，用食盐等调味食用。本方有滋阴清补功效。适合肺阴虚咳喘、糖尿病、慢性胃炎、津枯肠燥便秘的患者服用。

现代研究

　　鸭的营养价值很高，可食部分鸭肉中的蛋白质含量 16% ~ 25%，比其他畜肉含量高很多。鸭肉中含氮浸出物比其他畜肉多，故鸭肉味美，烹调时，加入少量盐，能有效地溶出含氮浸出物，会获得更鲜美的肉汤。

　　鸭肉的脂肪含量适中，脂肪酸主要是不饱和脂肪酸和低碳饱和脂肪酸，因此易于消化，具有良好的减肥功效。鸭肉是含 B 族维生素和维生素 E 比较多的肉类，烟酸（属于 B 族维生素）作为人体内辅酶的重要成分，在细胞呼吸中起重要作用，其与碳水化合物、脂肪和蛋白质能量的释放有关，还参与脂肪酸、蛋白质和脱氧核糖核酸的合成，对心肌梗死等心脏病人有保护作用。每人每天的烟酸推荐摄入量为 15mg 左右，只要吃 200g 鸭肉就能达到要求。

附：鸭血

中医认为鸭血味甘、性凉，具有养血补虚，解毒的功效，主治吐血、咯血、血崩、月经过多等症。常吃鸭血可以补血解毒。

附　方

1. 卒中恶死或先病痛，或卧而忽绝　并取雄鸭，向死人口断其头，沥血入口。外以竹筒吹其下部，极则易人，气通即活也。(《肘后备急方》)
2. 小儿白痢似鱼冻者　白鸭杀取血，滚酒泡服，即止也。

鹅

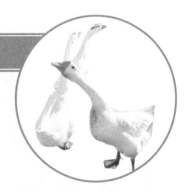

鹅是一种常见的家禽，又名家雁，是雁形目鸭科雁属的禽类动物，主要分布于北半球，尤其在欧亚大陆。鹅肉中蛋白质的含量高，脂肪含量很低，同时富含人体必需的多种氨基酸、微量元素矿物质，是一种对人体健康十分有益的食品。以白色老鹅食用较佳，但不宜多食，因鹅肉滞腻不易消化（图3-3）。

图 3-3　鹅

历代论述

《本草经集注》记载其性平，利五脏。《滇南本草》："味甘，性微寒。无毒。治五脏热，清六腑，而润皮肤，可和面脂。"《日华子本草》："苍鹅，发疮脓。"《本草纲目》："鹅，气味俱厚，发风发疮，莫此为甚，火熏者尤毒，曾目击其害。"《本草求真》："究之味甘不补，味辛不散，体润而滞，性平而凉，人服之而可以解五脏之热。及于服丹之人最宜者，因其病属体实气燥，得此甘平

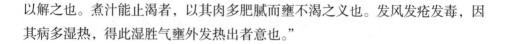

以解之也。煮汁能止渴者，以其肉多肥腻而壅不渴之义也。发风发疮发毒，因其病多湿热，得此湿胜气壅外发热出者意也。"

分　类

目前我国国内现有的鹅大致 27 类，其效用大致可分为以下四类，一为产蛋鹅，二为产肉鹅，而后为产绒鹅，最后则是产肥肝鹅。

药　性

鹅肉性寒味甘，入脾、肝、肺经。《本草纲目》记述鹅肉有益气补虚、和胃止渴、解铅毒等功效，可治虚羸、消渴、疮毒等病症。此外，鹅肉还可以解五脏之热，治病后体弱等。

附　方

1. 中气不足，消瘦乏力，食少　鹅 1 只，去毛杂，黄芪、党参、山药各 30g，共煮熟后食之。(《家庭食疗手册》)
2. 气阴不足见口干欲饮，乏力，气短，纳少　鹅肉 250g，瘦猪肉 500g，山药 30g，北沙参 15g，玉竹 15g，共煮食用。(《补药和补品》)
3. 气阴两虚见腰膝酸痛、消瘦等　鹅肉 200 ~ 500g，鱼鳔 50g。鹅肉切块，与鱼鳔同加水煮，加少量食盐以调味，饮汤食肉。

注......

湿热内蕴，皮肤疮毒者禁食。《食疗本草》："多食令人易霍乱。亦发痼疾。"

现代研究

鹅肉是理想的高蛋白、低脂肪、低胆固醇的营养健康食品，含钙、磷、钾、钠等十多种微量元素。据测定，鹅肉蛋白质含量比鸭肉、鸡肉、牛肉、猪肉均高，赖氨酸含量比肉仔鸡高。鹅肉含人体必需的多种氨基酸、多种维生素、微量元素，并且脂肪含量很低，而不饱和脂肪酸含量高，对人体健康十分有利。

鹅血是一味解毒良药，可解沙虱等毒。鹅胆、鹅油、鹅涎等也具有一定的药用价值。

需注意的是，鹅肉性质温热，对于热性体质人群不宜食用。另外，对于孕妇、经期女性、哺乳期妇女等，也需要谨慎食用鹅肉，以免对身体造成不良影响。在食用鹅肉时，需要根据自身体质和健康状况谨慎选择食用量和频率。

鹌鹑

鹌鹑是鸟纲、雉科的一种动物，体长 14 ~ 20cm，体型小而滚圆，羽毛灰褐色或棕褐色。鹌鹑肉和蛋中含有多种必需氨基酸、维生素和矿物质等，其中蛋白质含量高、氨基酸组成合理，且含有对人体健康有益的不饱和脂肪酸和卵磷脂等成分，具有较高的营养价值和药用价值（图3-4）。

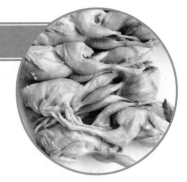

图 3-4　鹌鹑

历代论述

《本草纲目》中记述鹌鹑肉能"补五脏，益中续气"。《食疗本草》中更是将鹌鹑列为益气补血、治疗诸虚的良品。

分　类

鹌鹑的主要品种分为蛋用型品种和肉用型品种。蛋用型品种包括：日本鹌鹑、朝鲜鹌鹑、中国白羽鹌鹑、法国白鹌鹑。肉用型品种主要有：法国巨型肉用鹌鹑、美国法拉安肉用鹌鹑、中国白羽肉鹌鹑。

药　性

鹌鹑肉，性温，可以补五脏、益中气、实筋骨、耐寒暑、消热结等，可以治疗肺病、消化不良、产后体弱等症状。

附　方

1. 桂髓鹑羹　鹌鹑肉90g切小块，猪脊髓30g（去血筋），桂圆肉60g，冰糖6g，料酒、葱、姜、清汤适量，同蒸熟，撒上桂花3g，即可食用。有补益肝肾、养心和胃作用。适用于贫血、营养不良、疲乏无力等。

2. 蒸鹌鹑　鹌鹑一只去毛及内脏，加少量油盐调味，蒸熟食用。有健脾胃、补益五脏作用。适用于小儿疳积。

3. 鹌鹑清汤　鹌鹑2只去毛及肠杂，加水煮汤，可加少量酒调味食用（淡食）。有补益五脏、利水消肿作用。治慢性肾炎水肿。

4. 党参山药蒸鹌鹑　鹌鹑1～2只去毛及肠杂，党参20g，怀山药30g，食盐、水适量、蒸熟食用。有健脾强胃、补中益气作用。适用于脾胃虚弱、食欲不振、精神疲倦等。

5. 赤豆鹌鹑汤　鹌鹑1只去毛及肠杂，赤小豆20g，生姜3～5片，同煮汤，加食盐调味食用。有健脾、除湿、利水作用。可以辅助治疗痢疾，腹泻等症。

6. 糖酒煮鹌鹑　鹌鹑1只去毛及肠杂，红糖、黄酒适量煮汤食用。本方可以补虚润肺，适用于气短乏力，咳嗽日久不愈等症，疗效显著。

注

鹌鹑肉不宜多吃，多食引起上火、口干之状。现代研究其含有丰富的嘌呤，多食容易引起痛风。

现代研究

鹌鹑肉和蛋具有高蛋白、低脂肪、低胆固醇等特点，有助于发育不良的幼儿及妇女贫血、胃病、肺病等疾病的治疗，也很适合中老年人食用，特别是高血压、肥胖病人。它富含卵磷脂，是高级神经活动不可缺少的营养物质，能增强大脑记忆功能。特别是它所含的芦丁，对高血压、结核和代谢障碍等疾病均有一定的治疗作用。

鸽

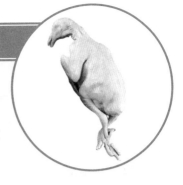

鸽是一种十分常见的鸟，世界各地广泛饲养，品种很多，羽毛颜色多，有瓦灰、青、白、黑、绿、红、花等色，主要以谷类为食。鸽子肉富含蛋白质、铁元素、钾元素、磷元素、烟酸等营养成分，有益于滋补身体，提高机体的免疫力和抵抗力（图3-5）。

图3-5　鸽

历代论述

《食疗本草》："味咸性平、无毒，滋阴壮阳、补肝肾、益气血。"《本草纲目》记述，"鸽性淫而易合，鸽肉气味咸，平，无毒"，"鸽羽色众多，唯白色入药"。

分　类

鸽子主要分为野鸽和家鸽两种。其中野鸽主要有雪鸽、岩鸽、北美旅行鸽、林鸽和斑鸠等。

药　性

鸽肉，性温，可以补肾壮阳、益气养血、固涩止精。

附　方

1. 治消渴饮水不知足　白花鸽一只，切作小脔，以土苏煎，含之咽汁。(《食医心镜》)
2. 治久疟　鸽肉蒸食。(《四川中药志》)
3. 治妇女干血劳和月经闭止　鸽肉、魔芋、夜明砂、鳖甲、龟板。共炖鸡服。(《四川中药志》)
4. 治肠风下血　地榆、臭椿皮、糖果根、一点血、虎耳草、猪瘦肉。以药打粉，和瘦肉剁细，做成圆子，放入鸽子腹内蒸熟，服三次。(《四川中药志》)

5. 治麻疹、猩红热、神昏　鸽子一个。剖腹贴患儿胸前，绷带包扎。(《吉林中草药》)

现代研究

鸽肉中含有肾上腺皮质激素，这种激素可以减缓性衰退，促进性功能，增强体力，从而具有兴阳作用，适量食用可以缓解性衰退。但儿童食用会促进性早熟。鸽肉中含有丰富的嘌呤，不宜与富含维生素 C 的食品同食，否则容易引起痛风等症状。

雀

麻雀是雀科麻雀属小型鸟类的统称，又名家雀、麻雀、宾雀，为温补强壮之品。

历代论述

《本草纲目》："麻雀可起阳道，令人有子，壮阳益气，益精髓，暖腰膝，缩小便，续五脏不足气；其目夜盲，其卵有斑，其性最淫；可以炙食，作鲜甚美。妊妇食雀肉饮酒，令子多淫。"

分　类

麻雀主要分为树麻雀，家麻雀，山麻雀，黄胸麻雀和黑顶麻雀等几种。

药　性

雀肉甘，温，归肾经。壮阳益气，益精髓，暖腰膝，缩小便，治血崩带下，续五脏不足气。雀卵味咸，性温，入足少阴肾、足厥阴肝经，壮阳起痿，暖血温精。

附　方

1. 补益老人，治老人脏腑虚损羸瘦，阳气乏弱　麻雀五只，粟米20ml，葱白三茎。

2. 雀附丸　治虚寒，用肥雀肉三四十枚，同附子熬膏丸药。（《圣济总录》）

3. 心气劳伤　朱雀汤，治心气劳伤，因变诸疾。用雄雀一只（取肉炙），赤小豆20ml，人参、赤茯苓、大枣肉、紫石英、小麦各15g，紫菀、远志肉、丹参各7g，甘草（炙）7.5g。以上药物研磨成末，每次取9g，用水15ml，煎取6分，去滓温服。（《圣济总录》）

4. 偏坠疝气　生雀三枚，燎毛去肠，勿洗，以茴香9g，胡椒3g，缩砂、桂肉各6g，入肚内，湿纸裹，煨熟，空腹食之，酒下，良。（《仁斋直指方》）

5. 小肠疝气　用带毛雀儿一枚去肠，入金丝矾末15g缝合，以桑柴火煨成炭，为末。空心无灰酒服。年深者，二服愈。（《瑞竹堂经验方》）

6. 赤白痢下　腊月取雀儿，去肠肚皮毛，以巴豆仁一枚入肚内，瓶固济，存性，研末。以好酒煮黄蜡百沸，取蜡和，丸梧桐子大。每服一二十丸。红痢，甘草汤下；白痢，干姜汤下。（《普济方》）

7. 内外目障　治目昏生翳，远视似有黑花，及内障不见物。用雀儿十个（去毛翅足嘴，连肠胃骨肉研烂），磁石（醋淬七次，水飞）、神曲（炒）、青盐、肉苁蓉（酒浸炙）各15g，菟丝子（酒浸三日，晒）45g，为末。以酒400ml，少入炼蜜，同雀、盐研膏和，丸梧桐子大。每温酒下二十丸，日二服。（《太平圣惠方》）

注

雀肉大热并特淫，故青少年、妊娠妇女及患有月经过多、大便秘结、小便短赤、各种血液病、各种炎症者都应忌食。春夏季节不宜食雀。《食疗本草》记载"正月以前、十月以后，宜食之，取其阴阳静定未泄也"。

现代研究

麻雀肉是一种高蛋白食品，脂肪含量较低，营养价值优于鸽肉，与鹌鹑肉相近。麻雀肉中的铁、锌元素高于鸽和鹌鹑，具有补铁、补锌的作用。经测定麻雀肉中的铅等有害重金属含量远远低于食品卫生标准，食用安全。

麻雀肉中含有的氨基酸、蛋白质、微量元素等营养成分可补充机体所需的能量和营养，提高机体免疫力，促进机体合成DNA，进而提高精液质量。麻雀中的睾酮可以提高性欲和精液质量。麻雀肉中的多糖可以提高精子活力和数量；促进机体产生热量，具有一定的补阳的作用；可以增加机体肠道的收缩次数和幅度，具有一定的缩小便的作用，可以改善小便频数、遗精等症状；可以提高机体耐力和抗疲劳能力，具有延缓衰老和保持皮肤的光滑和弹性的作用。由于麻雀肉和蛋有兴阳和促进性活动的作用，因此食用麻雀肉和蛋可导致儿童性早熟。

燕

燕子是雀形目燕科动物的一种，体型小，体长约15cm，翅尖而长，尾巴分叉如燕子，飞行速度快，在空中捕食飞虫。

历代论述

《本草纲目》："（燕）肉气味酸，平，有毒……不可食，损人神气……屎气味辛，平，有毒……下石淋，通小便，止牙痛。"

附　方

1. 燕屎15g，冷水送服，有治疗石淋的功效。
2. 燕屎、豆豉等量，糊丸梧子大。每白汤下三丸，日三服通小便。（《备急千金要方》）
3. 止牙痛用燕子屎，丸梧桐子大。于疼处咬之，丸化即疼止。

鹧鸪

中华鹧鸪，是鸡形目雉科鹧鸪属的鸟类。雄鸟略大于雌鸟，头顶黑褐色，四周围有棕栗色，脸部有一条宽阔的白带，从眼睛的前面开始一直延伸到耳部，黑黑的体羽上点缀着一块块卵圆色的白斑，上体的较小，下体的稍大，下背和腰部布满了细窄而呈波浪状的白色横斑。

历代论述

《新修本草》："主岭南野葛、菌毒、生金毒，及温瘴久，欲死不可瘥者，合毛熬，酒渍服之；生捣取汁服最良。"《医林纂要探源》："补中消痰。"《随息居饮食谱》："利五脏，开胃，益心神。"

附　方

痛经可食用红枣鹧鸪汤。

现代研究

鹧鸪肉味甘，且对人体的五脏六腑来说俱是难得的佳品，有开胃和化痰的功效。鹧鸪肉肉质细腻，味道鲜美，而且含有大量的蛋白质、脂肪、矿物质锌、铁、钾等，以及18种人体所必需的氨基酸，具有壮阳补肾、强身健体的作用。在干燥的秋冬季节可适当多食用鹧鸪汤，口舌易干燥的人也可适当多食用鹧鸪汤。鹧鸪中所含的某种物质能让加速有机体衰老的酶活性有效降低，所以常食鹧鸪汤可以起到延缓衰老、延年益寿的作用。哺乳期的妇女食用鹧鸪，能有效地促进婴儿的智力和身体发育。这对于婴幼儿来说可谓天然的保健品。

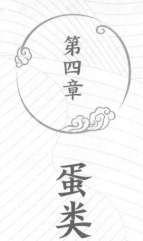

第四章

蛋类

鸡蛋

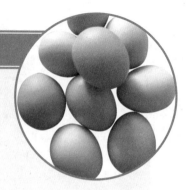

鸡蛋，即鸡的卵，是人们公认的最健康食品之一（图4-1）。

图 4-1　鸡蛋

历代论述

《本草纲目》："卵白象天，其气清，其性微寒；卵黄象地，其气浑，其性温；卵则兼黄白而用之，其性平。精不足者补之以气，故卵白能清气，治伏热、目赤、咽痛诸疾；形不足者补之以味，故卵黄能补血，治下痢、胎产诸疾；卵则兼理气血，故治上列诸疾也。"《本草再新》："鸡蛋清和蜂蜜煎汤，治小儿疳积及诸热，止消渴，安五脏，利五脏关节。"

药　性

鸡蛋味甘、性平，归脾、胃经，具有滋阴养血、补中益气等功效。

附　方

1. 慢惊风　肢体逆冷，痰滞咽喉，如牵锯状，唇缓面青，口鼻气微，昏睡露睛，速用。胡椒七粒，生栀子七个，葱白七枚，飞面一撮，鸡蛋白半个。先将前四味研末，鸡子白和匀，摊青布上。贴小儿心窝，一日夜除去，有青黑色即愈。如未愈再贴一个。（《救生集》）
2. 小儿肥疮　用鸡蛋二三个煮熟，去白用黄炒出油。搽上，三五次即愈。（《救生集》）
3. 行经腹痛，兼能种子，以真蕲艾、红花、当归、益母草各三钱。酒煎另用鸡蛋一枚，刺数孔入药罐内同煮熟，即以药汁同鸡蛋吃下，不过三五枚，痛止受胎。（《救生集》）

4. 胃痉挛　取鲜鸡蛋 12 个（去壳），加冰糖、黄酒各 500g，用文火熬成焦黄色，每服一匙，日服三次。

5. 腹泻　取鲜鸡蛋 3 个，去壳调匀，用醋炒熟，加少许面粉制成蛋饼，空腹服下。

6. 妇人产后心烦不眠、口干口渴　取鲜鸡蛋 1 个去皮、打碎搅匀，沸水冲服，睡前服。连服数日，有较好的养心除烦效果。

7. 手指被蜘蛛、蛇咬伤，蝎子蜇伤　将鲜鸡蛋打一个小孔，把受伤手指洗净揩干，插入蛋内。25 分钟后取去鸡蛋，每日三次，3 ~ 5 日可愈。

8. 神经性皮炎　将新鲜鸡蛋 3 ~ 5 个放入大口瓶中，倒入醋（其量以浸没鸡蛋为度），密封瓶口，经 1 ~ 2 周后取出鸡蛋，打开搅匀，涂于患处，每日两次。

现代研究

　　鸡蛋的蛋白质为优质蛋白，对肝脏组织损伤有修复作用；鸡蛋富含 DHA 和卵磷脂、卵黄素等物质，对神经系统和身体发育有利，能健脑益智，改善记忆力；鸡蛋还含有脂肪、维生素和铁、钙、钾等人体所需要的维生素和微量元素，可增强人体免疫功能，提高抗病能力。

　　鸡蛋白、鸡蛋黄、鸡蛋壳及鸡蛋内膜都可入药，但有不同的医疗效果。

附：鸡蛋白

　　鸡蛋白又称鸡子白、鸡子清，其性味甘、凉，有清热、解毒、消炎和保护黏膜的作用。

附　方

1. 小儿痢疾　醋 30 ~ 50ml、鸡蛋白 2 个、胡椒 6g，同服。

2. 误食盐卤　在送医院之前，大量饮服生鸡蛋白，有一定解毒效果。

3. 咽痛、音哑、风寒咳嗽　鸡蛋白加少许白糖，沸水冲后，服下，入睡前服用效果较好。

4. 局部皮肤疖肿　赤豆压为细面，用鸡蛋白调成糊状外敷。

5. 烧伤、烫伤　伤处消毒后，用蛋清涂擦，可以止痛并加速创面愈合。

附：鸡蛋黄

鸡蛋黄又名鸡子黄，性味甘、平，有祛热、温胃、镇静、消炎之功。李时珍说："鸡子黄补阴血、解热毒治下痢甚验"；《伤寒论》中的黄连阿胶汤，用蛋黄治少阴病心中烦，是因其有补脾润燥的作用。

鸡蛋黄有增强人记忆力的作用。蛋黄中含有丰富的胆碱，这种物质可以和脑组织中的乙酸反应，生成乙酰胆碱，乙酰胆碱是神经系统中传递信息的化学物质，它的含量越大，传递信息的速度就越快，使留在大脑皮层的印象也就越深，记忆效果也越好，所以，老人和中年人多食蛋黄，对改善记忆力颇有裨益。

附　方

1. 妇人乳头破裂、烫伤、烧伤、冻疮、久不收口的疮疡及漏管　用蛋黄油直接外涂患处，有促进疮疡愈合和止痛、止痒、生长肌肉的作用。但疮疡炎症明显时不宜使用。
2. 心脏停搏　服蛋黄油 0.5～1ml，每日 1～2 次。

附：鸡蛋壳

鸡蛋壳又名鸡子壳、凤凰蜕，含有碳酸钙、碳酸镁、磷酸镁和其他一些有机物质，有制酸止疼之效。

附　方

1. 胃痛、胃酸过多、胃溃疡、十二指肠溃疡　取鸡蛋壳焙干，研成细末，每服 3g，日服二次。
2. 浸润性肺结核　将鸡蛋壳 5～6 个研成细面，以鸡蛋黄搅和后放入搪瓷锅内，用炭火炒至焦黑色，取渗出的褐色油脂备用，每次饭前服 3～5 滴，日服三次。

附：鸡蛋内膜

鸡蛋内膜又名凤凰衣，味甘性平，有润肺、止咳、止血的功效。

附 方

咽痛、音哑：鸡蛋内膜配玉蝴蝶、胖大海、生甘草适量煎服，有较好的治疗效果。

鸭蛋

鸭蛋又名鸭卵（图 4-2）。

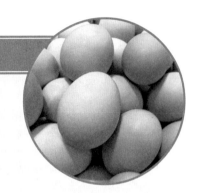

图 4-2 鸭蛋

历代论述

《日华子本草》："治心腹胸膈热。"《本草备要》："能滋阴。"《医林纂要探源》："补心清肺，止热嗽，治喉痛齿痛；百沸汤冲食，清肺火，解阳明结热。"《本草求原》："止泄痢。"

药 性

鸭蛋性味甘、凉，入肺、肾二经。有大补虚劳，清解肺热，滋阴养血的功效。对水肿胀满、阴虚失眠等症，有一定治疗作用；外用可治疗疮毒。

附 方

1. 淋沥痛甚，白浊不止 以鸭蛋一个，去白少许，及川大黄末，填满搅匀，以纸封口，饭锅内蒸熟，空心服之自止。（《证治合参》）
2. 偏坠大如瓜者 用鸭蛋九个，米醋二斤，锅内浸煮，以醋干为度。取出去壳。每食三个，好酒下。年久者二次愈。（《文堂集验方》）

3. 消痰，兼杀虫 青色鸭蛋壳 4 个，煅存性。为末。黄酒下立愈。(《惠直堂经
   验方》)

4. 水火烫、烧伤 取鸭蛋白加香油搅匀，敷患处。

5. 百日咳 鸭蛋 2 个，打破搅匀，加冰糖 30g，文火蒸成蛋羹，每日服 2 ~ 3
   次，连服数日。

6. 鼻衄、头胀头痛 青壳鸭蛋 10 个、竹叶 30g，同煮熟后去壳，再煮蛋至青色，
   每日服，连汤共饮。

现代研究

　　鸭蛋黄中各种维生素极为丰富，蛋清含有多种人体需要的蛋白，是一种天
然的抗炎物质，因其具有强大的亲和力和亲水性，民间常用其蛋清作解毒剂吸
附误入口中的毒物，保护胃黏膜和防止肠道溃疡。

鹅蛋

　　鹅蛋有一定的药用价值，可治头眩、目昏、
咳嗽、咽干口渴、痢疾等症，外用可治头疮、黄
水疮等（图 4-3）。

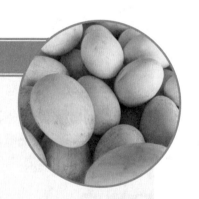

图 4-3　鹅蛋

历代论述

　　《本草拾遗》记载鹅蛋有解热毒、和疮肿的功用。《本草纲目》记载其味
甘、性微温、无毒，入心、肺、肾和大肠四经。有补中益气、去心腹中热、炼
药点饥止痢之功。《医林纂要探源》记载鹅蛋，甘温、微毒，补中益气，多油
润燥。内服可炼白鹅油，解斑蝥、头风豆毒。《随息居饮食谱》记载鹅蛋甘温
滞气，多食损人，患寒湿发气者忌之。

鹌鹑蛋

鹌鹑蛋富含卵磷脂、激素等营养物质，鹌鹑蛋中富含卵磷脂、激素、铁、芦丁以及多种无机盐和维生素（图4-4）。

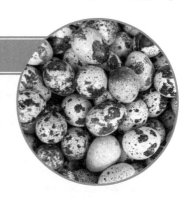

图4-4 鹌鹑蛋

历代论述

《本草纲目》记载鹌鹑肉能补五脏，益中气，壮筋骨，止泻痢，消痈肿，除瘀血，生精髓。食之，令人强筋健脑，泽肤荣毛，健身长寿。《本草再新》记载鹌鹑蛋入乳，补心益智，润肺养阴，除烦止渴，止虚劳咳嗽。

现代研究

鹌鹑蛋中的蛋白质含量占比为18%，硒元素含量是鸡蛋的7倍，铁元素含量是鸡蛋的4倍，维生素E含量是鸡蛋的3倍，这些营养素有助于增强人体的免疫力，还可帮助清除人体内的自由基，降低炎症风险。鹌鹑蛋中含有丰富的卵磷脂，含量是鸡蛋的3～4倍，有助于提高记忆力，减少脑细胞凋亡，有很好的健脑功效，可以帮助预防老年痴呆，因此非常适合老人、脑力工作者、学生、儿童食用。其含有的丰富维生素A，有助于保护视力、关节和皮肤黏膜。

鹌鹑蛋在中医理论中具有补中益气、养血安神等功效，适用于贫血、营养不良、神经衰弱、月经不调等病症，同时也能增强身体素质和免疫力。

麻雀蛋

　　麻雀蛋可以治疗肺热咳嗽、骨蒸盗汗、心悸失眠等症状，同时也有益精血的作用，可以用于治疗肺结核、慢性气管炎等病。

　　麻雀蛋在中医理论中具有滋补精血、壮阳固肾等功效，适用于精血不足、四肢不温、怕冷等症状。麻雀蛋对肾阳虚所致的阳痿、精血不足所致的闭经、头晕、面色不佳等病症有较好的疗效，同时也能增强性功能，儿童食用有促进小儿性早熟的风险。阴虚火旺、阳盛者不宜食用麻雀蛋。

历代论述

　　《本草经疏》："雀卵性温，补暖命门之阳气，则阴自热而强，精自足而有子也。"又说能治"男子阴痿不起，强之令热，多精有子"。《本草纲目》："今人知雀卵能益男子阳虚，不知能治女子血枯，盖雀卵益精血耳。"《医学发明》："雀利阴阳，故卵亦然。术云：雀卵和天雄服之，令茎不衰。"

附　　方

雀蛋汤：将麻雀蛋煮熟后去壳，加少量盐和酱油等调味，饮用可以滋阴润燥、养血止血、强壮身体。适用于肺结核、慢性气管炎、贫血等病症。

鸽蛋

　　鸽蛋，在历史上被视为一种珍贵的食物，具有较高的营养价值和药用价值。

历代论述

在《本草纲目》中，李时珍详细描述了鸽子的形态、习性、用途和药效，指出："鸽羽色众多，唯白色入药。"同时，书中还记载了鸽肉和鸽蛋的多种药用功效，如"久患虚羸者，食之有益；故有'一鸽胜九鸡'之语也"。在《本草拾遗》中，记载了鸽子能够解药毒，除恶疮疥癣。在《医林纂要探源》中，描述了鸽子能够补心养血，滋阴清热。在《随息居饮食谱》中，提到鸽肉甘温，补气虚，解诸毒。《本经逢原》中，记载了鸽子能补益肾气、强壮筋骨。《张氏医通》中提到鸽子蛋性平，解痘毒。

现代研究

鸽蛋在民间一直认为是女性滋阴补肾的佳品。鸽蛋能促进儿童的成长发育，或与儿童性早熟有一定相关，虽仍有待进一步完善相关试验，但日常儿童饮食仍当慎之。部分实验测定了鸽蛋的水分、灰分、矿物质、粗脂肪、胆固醇、蛋白质、氨基酸，以及卵磷脂含量，并通过与鸡蛋营养成分相比较，得出了：鸽蛋的卵磷脂含量比鸡蛋高很多；鸽蛋灰分含量低，但钾、铁、锌的含量均高于鸡蛋；鸽蛋的脯氨酸含量也比鸡蛋含量高，而脯氨酸是胶原蛋白合成的其中一种主要氨基酸。

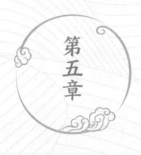

第五章

蔬菜类

蔬菜是人们生活中必不可少的食品。蔬菜种类不同，凉热性味各异，故对不同疾病能起到一定的辅助治疗作用。如外感风温者，需多食清淡的蔬菜；久病不愈、气血亏损者则应食冬瓜、茄子、茴香等补益之品。蔬菜品种很多，现选常用的介绍如下。

白菜

白菜原名菘，又名夏菘，属十字花科植物，是冬季人们食用的主要蔬菜之一（图5-1）。

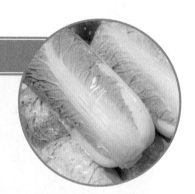

图5-1　白菜

历代论述

《本草纲目拾遗》记载："白菜汁，甘温无毒，利肠胃，除胸烦，解酒渴，利大小便，和中止嗽"，并说"冬汁尤佳"。《食疗本草》记载："菘菜，治消渴，和羊肉甚美。其冬月作菹，煮作羹食之，能消宿食，下气治嗽。"《饮膳正要》记载白菜："主通行肠胃，除胸中烦，解酒渴。"

分　类

分小白菜和大白菜，两者并非一个品种，是白菜家族中的不同类别。小白菜是我国培育的不结球白菜品种，相较于大白菜来说，它的叶子更多，也不会长得太大；而大白菜又被称为结球白菜，在我国北方多有栽培，它是可以结球的，且十分耐储存。另外，大白菜多在秋冬之际成熟，重量可达3kg左右，而小白菜一年四季都会有。大白菜和小白菜的味道也不一样，吃法有一定的区别，大白菜多用于制作炖菜，也会炒着吃，而小白菜主要适用于炒菜。

药　性

白菜性味甘温，无毒，归胃、肠经。具有通利肠胃、宽胸除烦、解酒消食、下气的功能，有治疗肺热咳嗽、便秘等作用。

附　方

1. 防治感冒、气管炎辅助治疗　白菜根、葱须适量，共煎饮。(《食疗本草》)
2. 积食辅助治疗　白菜腌渍后煮汤。(《食疗本草》)
3. 便秘辅助治疗　白菜捣汁频饮。(《本草纲目拾遗》)

注
食疗中一般多用大白菜。

现代研究

白菜的营养比较丰富，含有蛋白质、脂肪、多种维生素和钙、磷、铁等矿物质。白菜含有大量的粗纤维可促进肠壁蠕动，帮助消化，防止大便干燥，保持大便畅通。

菠菜

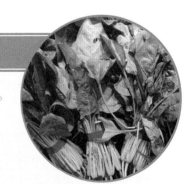

菠菜又名波斯草、赤根菜，鹦鹉菜、飞龙菜。属藜科植物，各地均有栽培（图5-2）。

图5-2　菠菜

历代论述

《本草纲目》记载："利五脏，通肠胃热，解酒毒。"《得配本草》记载："下气调中，止渴润燥。"《食鉴本草》记载："多食滑大小肠，久食脚软腰痛。"

分　类

分尖叶菠菜、大叶菠菜、大圆叶菠菜，口味相近，功效相同。

药　性

菠菜性味甘、凉、滑，归肝、胃、大肠经。具有健脾和中、润肠通便、止渴、解酒毒的功效，适用于慢性便秘、高血压、痔疮等病症。凡久病大便秘结及痔漏大便困难的人，食菠菜非常有益。

附　方

1. 便秘辅助食疗　将菠菜置沸水中烫约 3 分钟，取出以麻油拌食。
2. 消渴辅助食疗　鲜菠菜根 250g、鸡内金 15g，水煎煮，取汁食饮。(《得配本草》)

注

菠菜中的草酸容易与其他食物中的钙（尤其是豆腐）结合形成不溶于水的草酸钙，阻碍人体对钙的吸收，故在炒菠菜的时候，宜先将其放入开水中煮一下。因菠菜性凉滑，凡脾胃虚寒、腹泻的患者应该少食。

现代研究

菠菜含有胡萝卜素和多种维生素，尤其是维生素 C 的含量以及钙、磷、铁等矿物质含量很高，是一种营养价值很高的蔬菜。

油菜

油菜又名芸薹、胡菜、红油菜，为十字花科
植物油菜的嫩茎叶（图5-3）。

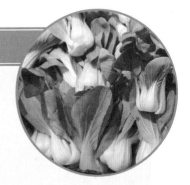

图5-3　油菜

历代论述

《新修本草》记载："破癥瘕结血。"《开宝本草》记载："治产后血风及瘀
血。"《日华子本草》记载："煮食，治腰脚痹。"

分　类

分白菜型油菜、芥菜型油菜、甘蓝型油菜，一般食用的为白菜型油菜
嫩叶。

药　性

油菜性味辛、温，归肝、脾、肺经。有活血化瘀、消肿的功能。种子可行
滞祛瘀血，治产后诸疾。

附　方

1. 产后恶露不下辅助治疗　取油菜籽（炒）与肉桂末等分共研细，用醋煮面粉
   制成丸，以黄酒送下。每服1～2丸，日服三次。(《本草拾遗》)
2. 丹毒红肿辅助治疗　取叶捣碎外敷患处。(《千金食治》)
3. 血痢腹痛辅助治疗　取叶捣汁四两，入蜜二两，温服。(《随息居饮食谱》)

注

肠虚泄泻者不宜食用，不宜与动物肝脏同食。

现代研究

油菜中富含蛋白质、脂肪、碳水化合物、钙、磷、铁及多种维生素等成分。

芹菜

芹菜又名旱芹、药芹、香芹，是伞形科植物（图 5-4）。

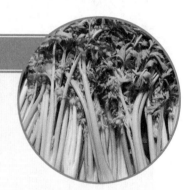

图 5-4　芹菜

历代论述

《得配本草》记载："去热除烦，养精保血。"《食疗本草》记载："食之养神益力，令人肥健。"《饮膳正要》记载："杀药毒，疗女人赤沃（女子赤带）。"

分　类

分中国芹菜、西芹、欧芹。形态口味略有不同，功效相近。

药　　性

芹菜性味甘苦、凉，入足阳明、足厥阴经。中医认为芹菜有醒脾健胃、清利湿热的功效。对于肝阳上亢所致的头晕目眩、湿热重裹、步履艰难的肝旺证有明显的治疗作用。对于妇女月经过多，小便热涩不利，赤白带下，以及各种湿疹等病症都有一定的治疗效果。

附　　方

1. 高血压面红目赤，头重脚轻辅助治疗　新鲜芹菜洗净捣汁服，每日两次，每次一茶杯。（《本草推陈》）

2. 胃中浊湿吐泻辅助治疗　芹菜切细，煮汁服用。(《本经逢原》)

3. 小便淋痛辅助治疗　水芹捣汁服。

注...

属凉性菜品，对于脾胃虚寒，大便溏泄者少食。

现代研究

芹菜含有芹菜素、纤维素、蛋白质、碳水化合物、胡萝卜素、B族维生素等营养成分以及钙、磷、铁等矿物质。其中芹菜素具有抗炎、抗氧化、降血压和扩张血管的作用。纤维素含量高，消化后产生一种抗氧化剂，可以抑制肠道细菌。

韭菜

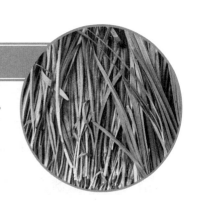

韭菜又名起阳草，为我国特有的一种蔬菜，有野生与家种两种，均可入药（图5-5）。

图5-5　韭菜

历代论述

《本草纲目》记载，"韭叶热，根温，功用相同，生则辛而散血，热则甘而补中，入足厥阴经，乃肝之菜也"，"韭菜春食则香，夏食则臭，多食则神昏目暗，酒后尤忌"。《得配本草》记载韭菜："能散瘀血，逐停痰，宽胸膈，治反胃。"《饮膳正要》记载韭菜："安五脏，除胃热，下气，补虚。"

分　类

分宽叶与细叶韭菜，功效相同。

药　性

韭菜入肝、胃、肾经，性味辛、温。入血分而行气，归心益胃，助肾补阳。

附　方

1. 支气管炎辅助治疗　取韭菜根两把、大枣数枚，水煎后饮汤，频频服用。（《得配本草》）
2. 习惯性呕吐辅助食疗　韭菜汁加牛乳汁等量加热服用。（《饮膳正要》）
3. 贫血虚弱辅助食疗　韭菜与羊肝共同炒制食用。（《本草纲目》）

注

一般认为阴虚阳亢，胃有虚火者不宜食用。韭菜里含粗纤维较多，而且比较坚韧，不易被胃肠消化吸收，因此食入太多可引起腹泻。

现代研究

韭菜内含蛋白质、糖类、脂肪、维生素C、矿物质等，有兴奋作用。在肠内有消毒、灭菌的能力，故可医治肠炎下痢。

附：韭子

韭子为韭菜的种子，可食用。

历代论述

《本草纲目》记载韭子"主治梦中泄精，溺血。可暖腰膝，治鬼交"。

药　性

辛、甘，温，无毒。有补肝肾、助命门、暖腰膝之功。主治梦中泄精，溺血。可暖腰膝，治鬼交。补肝及命门，治小便频数、遗尿，女人白浊、白带。

附　方

筋痿遗尿、肾亏梦遗滑精，以及小儿尿床，妇女腰疲带多：韭菜籽炒熟与桑螵

蛸、龙骨等研末，水泛为丸，如小豆大，日服三次，饭后每服20粒。(《本草
纲目》)

注......

性热之品，夏日少食，阴虚内热体质少食。

现代研究

韭菜籽含有生物碱类、核苷类、甾体皂苷、挥发油类、不饱和脂肪酸类等
多种有效成分。具有提高免疫功能、抗氧化、抗衰老的药理作用，以及对生殖
系统的调节作用。

甘蓝

甘蓝又名圆白菜、卷心菜、包菜、洋白菜。
属十字花科植物，各地均有栽培（图5-6）。

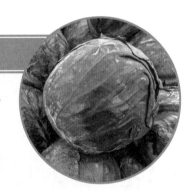

图5-6　甘蓝

历代论述

《本草拾遗》："此是西土蓝，阔叶可食，治黄毒者，煮作菹，经宿渍，色
黄，和盐食之，去心下结伏气。"

分类

分紫甘蓝与绿甘蓝，性味功效相近。

药 性

甘蓝性味甘、平，归肝、胃经。中医认为，它有和胃健脾止痛的功效。

附 方

1. 胃及十二指肠溃疡导致胃脘部胀痛不适的辅助治疗　取新鲜甘蓝500g，洗净切碎，捣烂绞汁一茶碗，然后兑适量温水，饭前饮服。
2. 湿热黄疸辅助治疗　绞汁内服。

注 ··

脾胃虚寒及泄泻患者不宜多食。

现代研究

甘蓝含有胡萝卜素及丰富的维生素，尤其含维生素 U 样物质甚多，是一种营养价值很高的蔬菜。

芫荽

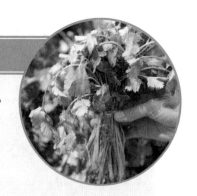

芫荽亦名香菜、胡荽、香荽。中医处方称芫荽子或胡荽子（图5-7）。

图5-7　芫荽

历代论述

《本草纲目》记载芫荽："胡荽辛温香，内通心脾，外达四肢，能辟一切不正之气，故痘疮出不爽快者，能发之。诸疮皆属心火，营血内摄于脾之气，得芳香则运行，得臭恶则壅滞故尔。"《饮膳正要》记载芫荽："芫荽消谷，补五脏不足，通利小便。"《食鉴本草》记载芫荽："久食损神、健忘。滑精，发痼疾。"

分　类

分大叶小叶，口味略有不同，功效相近。

药　性

性味辛温，归肺、胃经。有发表透疹，健胃的功效。可用于发疹不透，感冒无汗等情况。

芫荽果实中含有一种挥发油，称芫荽油，有祛风解毒、芳香健胃的作用，可促进外周血液循环。

附　方

小儿麻疹初期、透发不快辅助治疗：用鲜芫荽菜或芫荽适量煮水，乘热熏鼻，或蘸汤汁擦拭颜面及颈项，可促使麻疹外透。（《本草纲目》）

注

芫荽性温，因热毒壅盛所致的疹出不透者忌食；小儿麻疹已经透发后即不能食用；患有慢性皮肤病、眼病、胃及十二指肠溃疡之人不宜多食。

现代研究

香菜（芫荽）含维生素 C、胡萝卜素、维生素 B_1、维生素 B_2 等，同时含有丰富的矿物质，如钙、铁、磷、镁等，其挥发油含有甘露醇、正葵醛、壬醛和芳樟醇等，可开胃醒脾。

香椿

香椿又名椿、椿叶，为楝科多年生木本植物香椿的叶子（图5-8）。

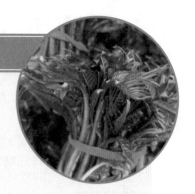

图5-8 香椿

历代论述

《新修本草》记载："香者为椿，臭者为樗。"《本草纲目》记载，"椿叶无毒，樗叶有小毒"，"煮水，洗疮疥风疽"。《得配本草》记载："香者为椿，臭者为樗，椿皮入血而涩，樗皮入气而利。"

分　类

国内的香椿大致可以分为：红香椿、绿香椿。红香椿口味最佳。

药　性

中医认为香椿性味苦、涩、温，入胃、肠经，不仅有健脾开胃的作用，还有涩肠止血、固精燥湿的功效。入药一般应用香椿根、皮，可清热解毒、收敛止泻止痢。

附　方

疮痛肿毒辅助治疗：取鲜香椿嫩叶、大蒜等量，加少许食盐共捣烂外敷。（《中医民间疗法》）

注

香椿和牛奶一起食用，不利于胃肠蠕动，易造成消化不良，引起腹胀、腹泻等症状。而与黄瓜、菜花同食，不利于维生素C与钙质吸收。

香椿是香椿树上的嫩枝，由于不能和多种食物一起吃，所以最好单独吃香椿，也可与鸡蛋组合食用，口味较佳。

现代研究

香椿的营养价值非常高，蛋白质的含量在蔬菜中位于前列，并且钙、维生素 C 含量很高。另外，香椿含有磷、胡萝卜素、铁、B 族维生素等营养物质，常吃有益于身体健康。具有抗衰老、健脾开胃、解毒杀菌、增强免疫力等功效。

苜蓿

苜蓿，又名光风草、金花菜，属豆科植物。人们主要食用苜蓿早春返青时的幼芽。也用作牧草。

历代论述

《本草纲目》记载苜蓿："安中利人，可久食。"《食疗本草》记载苜蓿："利五脏，轻身。洗去脾胃间邪气，诸恶热毒。"

分　类

有野生、家种两种，口味功效相近。

药　性

苜蓿性味甘、涩、平，归脾、胃、肾经。有安神、和胃利小肠、舒筋活络的功能。

附　方

1. 浮肿辅助治疗　取苜蓿叶 15g，豆腐 1 块，猪油 90g，炖熟一次服下，连续服用。(《吉林中草药》)
2. 砂石淋痛辅助治疗　捣汁煎饮。

注

主要作为牧草应用，只有嫩芽可供食用。

现代研究

苜蓿含有大量的粗蛋白质、丰富的碳水化合物和 B 族维生素、维生素 C、维生素 E 及铁等多种微量营养素，含有丰富的膳食纤维，且仅有很少的糖类，热量非常低，是一种上佳的高纤维低热量食物。

芜菁

芜菁又名大头菜、蔓菁，亦称大头芥，属十字花科植物芜菁根如圆萝卜，一般都腌藏作咸菜。

历代论述

《本草纲目》记载，"利五脏、轻身益气"，"消食下气，治嗽，止消渴，去心腹冷痛及热毒风肿"。引《名医别录》说，常食芜菁，可令人肥健。《食鉴本草》记载其为菜中之最益人者，常食和中益气，令人肥健。

药　性

芜菁性味辛、甘、苦、温，入胃、肝、肾经。有消食下气，止嗽止渴，去心腹冷痛、热毒风肿之功。

附　方

1. 疮痈肿毒、乳痛及各种无名肿辅助治疗　取芜菁鲜根或茎叶加食盐少许，捣烂涂敷。
2. 小儿秃疮辅助治疗　芜菁叶烧作灰，用猪油调和，将患处用浓茶洗净后涂之，每日一次；或用芜菁子炒后研细末，以醋调涂，每日两次。(《备急千金要方》)

注

芜菁性偏辛热，不适合一些热性咳嗽的病人，尤其是对于有便血及内热偏盛的人也不适合吃。

现代研究

芜菁的营养价值较高，含有较丰富的蛋白质、碳水化合物、胡萝卜素、粗纤维、钙、磷、铁、硫胺素、核黄素、烟酸、抗坏血酸等。是适合常食的一种蔬菜。

马铃薯

马铃薯又名土豆、洋芋、山药蛋，属茄科植物，各地均有栽培（图5-9）。

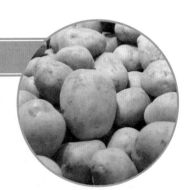

图5-9　马铃薯

历代论述

清代吴其濬《植物名实图考》首次通过图文结合的方式对马铃薯进行了相当准确的描述。《本草拾遗》记载马铃薯："其性平味甘无毒，能健脾和胃，益气调中。"

分　类

分黄、紫、红、黑、五彩等颜色不同的土豆，食用价值相近。

药　性

马铃薯性味甘、平，入脾、胃经，有和胃调中、健脾益气的功能，能够缓解脾胃失和所致的习惯性便秘。

附 方

1. 腮腺炎辅助食疗　土豆一个以醋磨汁，不间断擦患处，使其不干。(《湖南药物志》)
2. 烫伤辅助治疗　将新鲜的土豆洗净，切碎捣烂，敷于患处，并用纱布包扎，每天换 4 ~ 6 次。(《湖南药物志》)

注

马铃薯发芽后，皮色变绿变紫有毒，可引起恶心呕吐，头晕腹泻，甚至危及生命，故发芽的马铃薯不可食用。

现代研究

马铃薯熟食，味甘美可充粮食。其成分除含有大量的淀粉外，尚含有蛋白质、胶质、柠檬酸、乳酸、各种盐类（尤以钾盐为多）以及维生素 B、维生素 C 等。

慈菇

慈菇又名茨菇、燕尾草，为泽泻科植物慈菇的球茎。

历代论述

《本草纲目》记载："一株多产十二子，如慈姑之乳诸子。故以名之。燕尾，其叶好像燕尾分叉，故有此名也。"《食疗本草》记载："主消渴，下石淋。不可多食。"《滇南本草》记载："止咳嗽，痰中带血，或咳血，呕血。"

药 性

慈菇性味甘、苦、微寒，归心、肝、肺经。主解百毒，可治疗恶疮丹毒及毒蛇咬伤。

附　　方

1. 石淋、淋浊辅助治疗　慈菇 6 两，水煎服。(《福建民间草药》)
2. 肺虚咳血辅助治疗　鲜慈菇捣烂，与蜂蜜、米泔拌匀，饭上蒸熟，热服有效。(《滇南本草》)

注

　　慈菇不适合多吃，多食会导致肠风痔漏，崩中带水，令人干呕。服用红霉素的时候，不适合同时食用慈菇。

现代研究

　　慈菇含有大量的糖类、脂肪、淀粉、蛋白质以及甜茶碱、胆碱和维生素。

芋头

　　芋头又名芋艿、毛芋、芋魁，为天南星科植物芋的块茎，我国大部分地区均有栽培（图 5-10）。

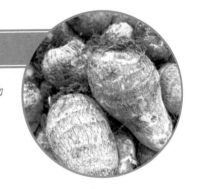

图 5-10　芋头

历代论述

　　《本草纲目》记载芋头："宽肠胃，充肌肤，滑中。"引《名医别录》说芋头："冷啖，疗烦热，止渴。"《得配本草》记载芋头："辛，平，滑。破宿血，去死肌。"

分　类

芋头分为红芋、白芋、龙洞早芋、槟榔芋、九头芋等，功效相近。

药　性

芋头性味甘、辛，平。归胃经，有益脾胃、调中气的功能。生芋有小毒，内服能治淋巴结肿大，外用可消炎、消肿、镇痛。

附　方

1. 淋巴结肿大、瘰疬辅助治疗　将白梗芋头生切薄片，晒干，研成细末，水泛为丸，温水送下，每服 3 ~ 5g，日服 2 ~ 3 次。(《中国医学大辞典》)
2. 头上软疖辅助食疗　大芋捣敷，即干。(《师古斋汇聚简便单方》)
3. 牛皮癣辅助治疗　大芋头、生大蒜，共捣烂，敷患处。(《集验独行方》)
4. 筋骨痛，无名肿毒，蛇头指，蛇虫伤辅助治疗　芋头磨麻油搽，未破者用醋磨涂患处。(《湖南药物志》)
5. 便血日久辅助治疗　芋根四钱，水煎服，白痢兑白糖，红痢兑红糖。(《湖南药物志》)

注
如果单独使用生芋头而引起局部过敏，可用姜汁擦拭以解之。

现代研究

芋头中富含蛋白质、钙、磷、铁、钾、镁、钠、胡萝卜素、烟酸、维生素 C、B 族维生素、皂角苷等多种成分，所含的矿物质中，氟的含量较高，具有洁齿防龋、保护牙齿的作用。

芋艿含有一种黏液蛋白，被人体吸收后能产生免疫球蛋白，可提高机体的抵抗力。故中医认为芋艿能解毒，对人体的痈毒肿痛包括癌毒有抑制消解作用，可用来防治肿瘤及淋巴结结核等病症。

芋艿为碱性食品，能中和体内积存的酸性物质，调整人体的酸碱平衡，产生养颜、乌黑头发的作用，还可用来防治胃酸过多症。

藕

藕又名莲藕，在我国各地均有栽培，但以南方各省出产较多。藕是睡莲科植物莲的根茎，生于水底污泥中，是食用部分（图5-11）。

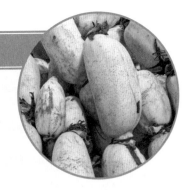

图5-11　藕

历代论述

《得配本草》记载："去瘀血，解热毒。除酒积，止泻痢，敷金疮，解蟹毒。"《本草纲目》记载："主治热渴，散留血，生肌。久服令人心欢。"引《名医别录》说："止怒止泄，消食解酒毒，及病后干渴。"

分　类

莲藕分七孔、九孔、十一孔，口感略有不同，功效相近。

药　性

藕性味甘、寒，入心、肝、脾、胃经，有凉血散瘀、止渴除烦的功能。藕煮熟后性变温，可安神益胃，有养胃滋阴的功能。藕对血热妄行而致的呕血、吐血、衄血、便血、月经过多的患者有一定的治疗作用。

附　方

1. 治红白痢辅助食疗　藕1斤，捣汁，和蜂蜜，隔水炖成膏服用。（《岭南采药录》）
2. 肺热痰咳辅助食疗　藕汁、梨汁等分和服。（《师古斋汇聚简便单方》）
3. 小便热淋辅助食疗　生藕汁、葡萄汁、地黄汁等分，蜂蜜水温服。（《本草纲目》）

注

从中医角度讲，莲藕性质偏寒，容易导致脾胃不和，应尽量避免与部分寒性食物一同食用，如绿豆、豆芽、海带、萝卜、苦瓜、西红柿、黄瓜等。

现代研究

莲藕的营养物质含量丰富，主要含有：蛋白质、脂肪、碳水化合物、粗纤维、灰分、钙、磷、铁、胡萝卜素、硫胺素、核黄素、烟酸、抗坏血酸。莲藕富含的维生素 C 和粗纤维既能帮助消化、防止便秘，又能供给人体需要的碳水化合物和微量元素，防止动脉硬化，改善血液循环，有益于身体健康。莲藕含铁量较高，故对缺铁性贫血的病人颇为适宜。

茭白

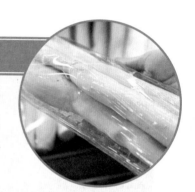

茭白又名茭笋、茭瓜、菰首，是我国特有的一种水生蔬菜。茭白的形态细而长，像玉米，剥去绿叶后嫩茎为乳白色，常炒食或做汤食用，其味鲜美，富有较高的营养价值（图 5-12）。

图 5-12　茭白

历代论述

《本草纲目》记载："利五脏邪气，酒皶面赤，白癞疬疡，目赤。热毒风气，卒心痛，可盐、醋煮食之，去烦热，止渴，除目黄，利大小便，止热痢。"《得配本草》记载："解热除烦。利小便，清胃热，取汁饮。烧灰调鸡子清，敷肿毒。"《食鉴本草》记载："不可合生菜食，合蜜同食发痼疾，损阳气。"

分　类

茭白分为双季茭白和单季茭白，双季茭白产量较高，品质也好。

药 性

茭白味甘、性寒，归肝、脾经。有清热解毒、利尿止渴、缓解疲劳、润肠通便、减肥瘦身、滋润肌肤等功效。

附 方

1. 催乳辅助食疗 茭白 30g、通草 10g，与猪脚煮食。(《湖南药物志》)
2. 暑日胃肠炎辅助治疗 茭白子炒焦，每日 30g，水煎服。(《湖南药物志》)
3. 痢疾辅助治疗 茭白 15g，白头翁、黄柏各 10g，水煎服。

注

茭白采收过迟就会"发黑"或"变青"，食之对人体有毒无益。

茭白含有较多草酸，不宜食用过多，以免影响人体对钙质的吸收，尤其是小儿食用要适量。

现代研究

茭白含有蛋白质、糖类、脂肪、维生素 B_1、维生素 B_2、维生素 E、矿物质及胡萝卜素等营养成分；还含有丰富的钾、少量的钠，可以降血脂、降胆固醇、降血压，预防心脑血管疾病，还可以起到利尿的作用；含有丰富的膳食纤维，可以促进胃肠道的蠕动，加速肠道内毒素及废物残渣的排出。

芡实

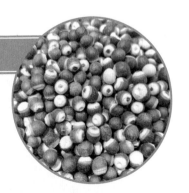

芡实俗称鸡头米，为睡莲科植物芡的成熟种仁。芡实可蒸食，也可在烈日下晒裂取仁用，为常用的中药（图 5-13）。

图 5-13 芡实

历代论述

《本草纲目》记载："凡用蒸熟，烈日晒裂取仁，亦可舂取粉用。新者煮食良。入涩精药，连壳用亦可。"《神农本草经百种录》记载："乃脾肾之药也。脾恶湿而肾恶燥，鸡头实淡渗甘香，则不伤于湿，质黏味涩，而又滑泽肥润，则不伤干燥，凡脾肾之药，往往相反，而此则相成，故尤足贵也。"《本草求真》记载："芡实如何补脾，以其味甘之故；芡实如何固肾，以其味涩之故。惟其味甘补脾，故能利湿，而泄泻腹痛可治；惟其味涩固肾，故能闭气，而使遗、带、小便不禁皆愈。"

分　类

芡实是芡属下唯一的一个物种，从产地进行分类，有南芡和北芡之分。功效相近。

药　性

芡实性味甘、涩、平。归脾、肾经。具有益肾固精，补脾止泻，除湿止带之功效。用于遗精滑精，遗尿尿频，脾虚久泻，白浊，带下。

附　方

1. 治梦遗、漏精辅助食疗　芡实30g、莲须30g、龙骨30g、乌梅肉30g共研末，煮山药糊为大丸，每服一丸，淡盐水送服。(《杨氏家藏方》)
2. 腰痛、尿频、遗精、白浊带下辅助食疗　芡实研粉，常食有益；也可煮鸡头米粥食之。(《本草求真》)
3. 脾虚久泻辅助食疗　芡实500g，山药500g，莲子肉250g，分别炒黄，共研末，加藕粉250g拌匀，每次不拘量，加白糖适量，热水调匀成糊状食用，每日1～3次。

注

芡实不宜久食，易造成消化不良。便秘、腹胀、脾胃虚弱、幼儿及产后孕妇等均不宜应用。

现代研究

芡实含有丰富的蛋白质、维生素、矿物质及其他微量元素。芡实可以加强小肠吸收功能，提高尿木糖排泄率，增加血清胡萝卜素浓度。而血清胡萝卜素水平的提高，可使肺癌、胃癌的发病概率下降。

百合

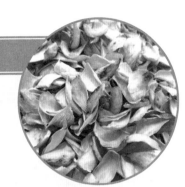

百合又名白百合，属百合科植物，以鳞茎入药（图 5-14）。

图 5-14　百合

历代论述

《本草经疏》记载："解利心家之邪热，则心痛自瘳；肾主二便，肾与大肠二经有热邪，则不通利，清二经之邪热，则大小便自利；清热利小便，通身疼痛。"《本草述》记载："百合之功，在益气而兼之利气，在养正而更能去邪，故李梴氏谓其为渗利和中之美药也。"《本经逢原》记载："百合，能补土清金，止嗽，利小便。"《本草从新》记载："百合之甘敛，甚于五味之酸收也。"

分　类

百合有野生与家种两种，功效大致相近。

药　性

百合性味甘、微苦、平，入心、肺经，有润肺宁心、清热止嗽、益气调中的功能。

附　方

1. 耳聋、耳痛辅助治疗　取干百合研末，温水服 6g，每日两服。(《备急千金要方》)

2. 慢性支气管炎、肺气肿、肺结核、咳嗽、咯血辅助治疗　用鲜百合 2 ～ 3 个，洗净捣汁，以温开水兑服，每日三次；或配伍白及、百部、蛤粉等适量，共研细末，水泛为丸，每日三次，每次 5g，饭后服。(《新疆中草药手册》)

3. 肺热喘咳或久病肺虚、两颧潮红、午后低热甚而咯血、咳血者辅助治疗　用鲜百合 2 ～ 3 个，洗净捣汁，以温开水兑服。(《卫生易简方》)

注

　　脾胃虚弱、脾胃虚寒或风寒咳嗽的患者不适合吃百合。百合性微寒，吃百合会加重脾胃虚弱的症状，不利于病情的恢复；百合作为一种性寒的中药材，会损伤体内阳气，进一步加重脾胃虚寒的症状；百合可以用于肺热或肺阴虚引起的咳嗽，如果是风寒引起的咳嗽，表现为咳嗽，咳吐白痰，鼻塞流清涕，咽喉瘙痒等症状，则不适合吃百合，会进一步加重咳嗽的症状。

　　百合不宜与虾皮同食。

现代研究

　　百合除含有蛋白质、脂肪等以外，还含有淀粉及少量钙、磷、铁等物质。

葱

　　葱是常吃的一种调味蔬菜。大葱的根、须、茎、叶都可入药（图 5-15）。

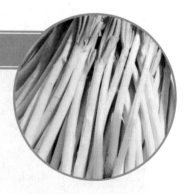

图 5-15　葱

历代论述

《本草纲目》记载："除风湿，身痛麻痹，虫积心痛，止大人阳脱，阴毒腹痛，小儿盘肠内钓，妇人妊娠溺血，通乳汁，散乳痛，利耳鸣，涂制犬伤，制蚯蚓毒。"《本草从新》记载："发汗解肌，通上下阳气，仲景白通汤、通脉四逆汤并加之，以通脉回阳。若面赤格阳于上者，尤须用之。"《神农本草经》记载："治伤寒寒热，出汗，中风，面目肿。"

分　类

大葱可分为普通大葱、分葱、胡葱和楼葱四个类型。功效相近。

药　性

性温，味辛甘；入肺、胃二经。发汗解表，散寒通阳，解毒散凝。主治风寒感冒轻症，痈肿疮毒，痢疾，寒凝腹痛，小便不利等病症。

附　方

1. 感冒初起，头痛、发热辅助食疗　用连根葱白 20 根，和米粥煮，加醋少许，热食得汗即解。
2. 治胃痛，胃酸过多，消化不良辅助食疗　葱 120g，红糖 120g，共捣烂蒸熟，每日 3 次，每次 10g。
3. 痔疮发作疼痛　连须葱白浓煎坐浴。

注

葱性辛散，如平时容易出汗或患有各种眼病者不宜食用。急性病感染期、妇女带下黄臭、月经过多、各种出血等症的患者，应禁食葱。葱忌与蜜同食，同食则容易引起气壅胸闷。

现代研究

葱表面细胞中含有大量被称为葱蒜辣素的挥发油，散发出一股异样香辣味，有杀菌作用。其营养丰富，主要含有蛋白质、脂肪、碳水化合物、钙、磷、铁、胡萝卜素、维生素 C 等。还含有原果胶、水溶性果胶、硫胺素、核黄素、烟酸和大蒜素等多种成分。

大蒜

大蒜，又名荤菜，属百合科植物。具有解毒消肿，杀虫，止痢之功效。除食用调味外，还常用于治疗痈肿疮疡，疥癣，肺痨，顿咳，泄泻，痢疾（图 5-16）。

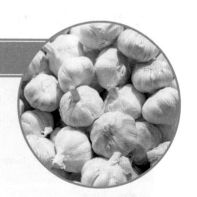

图 5-16　大蒜

历代论述

《名医别录》记载大蒜主散痈肿蠚疮，除风邪，杀毒气。《食疗本草》记载大蒜"除风杀虫"。《滇南本草》记载大蒜可以祛寒痰，兴阳道，泄精，解水毒。

分　类

一般分紫皮蒜与白皮蒜，口味功效相近。

药　性

大蒜性温、味辛辣，归脾、胃、肺经。有开胃健脾、通经走窍、行诸水、祛寒湿、辟邪气、解暑气之功。

附　方

1. 食蟹中毒辅助治疗　干蒜煮汁频饮。（《姚僧垣集验方》）
2. 小儿百日咳辅助治疗　用大蒜 15g，红糖 6g，生姜 3 片，水煎服，每日 4～5 次，视年龄大小调整用量。
3. 鼻渊辅助治疗　大蒜切片，贴足心，取效止。

注

大蒜性辛、温，容易生热，故各种发热、毛囊炎、尿道炎、皮下出血及子宫出血等病症都应忌食。

现代研究

现代医学实验证实，大蒜中有挥发性的蒜辣素具有强烈刺激气味，为其有效成分，对金黄色葡萄球菌、大肠杆菌有较强的杀灭作用，高浓度的蒜辣素对结核分枝杆菌亦有抑制功效。

蒜苗

蒜苗，又叫青蒜（不见光时为蒜黄）。其柔嫩的蒜叶和叶鞘供食用，辣味较浓（图5-17）。

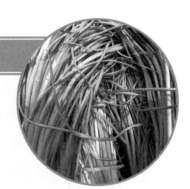

图 5-17 蒜苗

历代论述

《本草纲目》记载："祛寒、散肿痛、杀毒气、健脾胃。"引《名医别录》说蒜苗："散痈肿蠿疮，除风邪，杀毒气。"《食疗本草》记载："除风，杀虫。"《本草拾遗》记载："去水恶瘴气，除风湿，破冷气，烂痃癖，伏邪恶；宣通温补，无以加之；疗疮癣。"

分　类

蒜苗是大蒜幼苗发育到一定时期的青苗，它具有蒜的香辣味道，以其柔嫩的蒜叶和叶鞘供食用。

蒜薹，又称蒜毫，是从抽薹大蒜中抽出的花茎，也是人们喜欢吃的蔬菜之一。其功效相近。

药　性

蒜苗味辛，性温。入脾、胃、肺经。蒜苗较大蒜来说，药性较轻，具有醒脾气，消谷食，行滞气，暖脾胃，消癥积，解毒，杀虫的功效。治饮食积滞，脘腹冷痛，水肿胀满，泄泻，痢疾，疟疾，百日咳，痈疽肿毒，白秃癣疮，蛇虫咬伤。用于感冒、菌痢、阿米巴痢疾、肠炎、饮食积滞。

附　方

蒜苗的食疗作用不高，较大蒜相差很大。其食疗方同样适用于大蒜，且效果更佳。

1. 治蛲虫病辅助治疗　蒜苗（或大蒜）适量，捣如泥，加麻油少许，临睡前涂于肛门周围。（《本草拾遗》）
2. 治痢疾、肠炎辅助治疗　蒜苗（大蒜）30g，捣烂，兑入凉开水一小杯，加红糖适量，一日内分3次服。（《食疗本草》）

注 ⋯⋯⋯⋯⋯⋯⋯⋯⋯⋯⋯⋯⋯⋯⋯⋯⋯⋯⋯⋯⋯⋯⋯⋯⋯⋯⋯⋯⋯⋯⋯⋯⋯⋯⋯⋯⋯

同大蒜。

现代研究

蒜苗含有丰富的维生素C以及蛋白质、胡萝卜素、硫胺素、核黄素等营养成分。辣味主要来自其含有的辣素，这种辣素具有消积食的作用。吃蒜苗还能有效预防流行性感冒、肠炎等疾病。蒜苗对于心脑血管有一定的保护作用，可预防血栓的形成，同时还能保护肝脏。

生姜

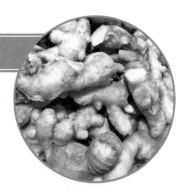

生姜为姜科植物姜的鲜根茎，别名有姜根、百辣云、勾装指、因地辛、炎凉小子。其与人们的生活关系十分密切，除有调滋味作用外，姜的根茎（干姜）、栓皮（姜皮）、叶（姜叶）均可入药（图 5-18）。

图 5-18　生姜

历代论述

《神农本草经》记载生姜："味辛、微温。久服去臭气，通神明。伤寒，头痛，鼻塞，咳逆，上气，止呕吐。"《名医别录》记载生姜："去水气满，疗咳嗽时疾。和半夏，主心下急痛。和杏仁作煎，下急痛气实，心胸拥隔冷热气，神效。"《本草纲目》记载生姜："生用发散，熟用和中。解食野禽中毒成喉痹。浸汁，点赤眼。捣汁和黄明胶熬，贴风湿痛甚妙。"

分　类

生姜有嫩、老之分，嫩姜多入馔，药用以老姜为佳。

药　性

味辛，性温。归肺、脾、胃经。具有解表散寒、温中止呕、温肺止咳、解毒的功效，常用于风寒感冒，脾胃寒证，胃寒呕吐，肺寒咳嗽，可解鱼蟹毒。对于外感风寒、头痛项强、鼻塞、恶寒发热者，服用生姜可祛寒解表、宣肺气而解郁，如中医方剂的青龙汤、桂枝汤等都配有生姜。生姜还有化痰定惊、祛湿消水、行血痹之功。

附　方

1. 感受风寒、头痛发热或腹寒冷痛辅助治疗　取生姜 5 片，紫苏叶 30g，水煎服。(《本草汇言》)

2. 胃疼呕吐辅助治疗　取生姜 30g，切绿豆大小与醋同煎，空腹噙食姜粒。(《食医心镜》)

3. 斑秃辅助治疗　生姜捣烂，加温，敷头上，每日两到三次。

4. 白癜风辅助治疗　生姜频擦拭患处。

注⋯⋯⋯⋯⋯⋯⋯⋯⋯⋯⋯⋯⋯⋯⋯⋯⋯⋯⋯⋯⋯⋯⋯⋯⋯⋯⋯⋯⋯⋯⋯⋯⋯
　　生姜助火伤阴，故热盛及阴虚内热者忌服。

现代研究

　　生姜中含有一种芳香性挥发油——姜油酮，有辛辣健胃、温中散寒、解毒的功能。有研究表明，生姜提取物能阻碍血小板聚集，降低血清胆固醇、甘油三酯、低密度脂蛋白的含量，减少动脉硬化的发生。研究发现，生姜能起到某些抗生素的作用，对沙门氏菌效果更好。生姜中所含的姜辣素和二苯基庚烷类化合物的结构，均具有很强的抗氧化和清除自由基作用，故吃姜可有抗衰老、抗肿瘤作用。

山药

　　山药又名薯蓣、山芋、怀山药，为薯蓣科植物薯蓣的块茎 (图 5-19)。

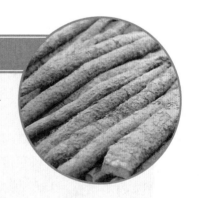

图 5-19　山药

历代论述

　　《本草纲目》记载："益肾气，健脾胃，止泻痢，化痰涎，润皮毛。"《神农本草经》记载："治伤中，补虚羸，除寒热邪气，补中，益气力，长肌肉。久服耳目聪明。"引《名医别录》说："主头面游风，风头（一作'头风'）眼眩，下气，止腰痛，治虚劳羸瘦，充五脏，除烦热，强阴。"《药性论》记载："补五劳七伤，去冷风，止腰痛，镇心神，补心气不足，患人体虚羸，加而用之。"《食疗本草》记载："治头疼，助阴力。"《日华子本草》记载："助五脏，强筋骨，长志安神，主泄精健忘。"

分　类

有野生、家种和山地产、平地产之分。药用以野生、山地产者为佳。我国各地均种植山药，其中以河南怀庆所产为最佳，故称之怀山药。

药　性

中医认为，山药性温味甘，入脾、肺、肾经，有补中益气、补脾胃、长肌肉、止泄泻、治消渴和健肾、固精、益肺等功用，适用于身体虚弱、精神倦怠、食欲不振、消化不良、慢性腹泻、虚劳咳嗽、遗精盗汗、妇女白带、糖尿病及夜尿多等症。

山药的特点是补而不滞，不热不燥，能补脾气而益胃阴，故为培补脾胃性质平和的药物。

附　方

1. 现在仍然沿用的中成药"六味地黄丸""金匮肾气丸""薯蓣丸"等皆重用山药。
2. 冻疮、乳腺炎、无名肿毒辅助治疗　取山药捣烂外敷。（《儒门事亲》）
3. 湿热虚泄辅助治疗　山药、苍术等分，饭丸，米饮服。（《濒湖经验方》）
4. 噤口痢辅助治疗　干山药一半炒黄色，一半生用，研为细末，米饮调下。（《是斋百一选方》）
5. 小便多　白茯苓（去黑皮），干山药（去皮，白矾水内湛过，慢火焙干用之）。上二味，各等分，为细末，稀米饮调服。（《儒门事亲》）
6. 痰气喘急辅助治疗　山药捣烂半碗，甘蔗汁半碗，和匀，顿热饮之。（《师古斋汇聚简便单方》）
7. 肿毒辅助治疗　山药，蓖麻子，糯米为一处，水浸研为泥，敷肿处。（《普济方》）

注

山药能够养阴助湿，如果患者体内湿气比较严重，一般不可以吃山药治疗疾病，可能会影响病情恢复；山药具有一定的收敛、养阴助湿的功效，如果积滞者、大便干燥者服用山药治疗疾病，可能会影响正常的排便功能，不利于身体健康。山药中含有糖蛋白、黏液蛋白、维生素及微量元素等营养物质，进食后可以补充机体所需营养。但部分人群可能会对山药中某种成分过敏，吃了山药之后会出现过敏反应，容易导致皮肤表面出现红肿、丘疹等症状，所以对山药过敏者不可以吃。

现代研究

山药中不但含有大量植物蛋白，而且含有丰富的山药淀粉酶以及多酚氧化酶等天然营养成分，这些营养物质可以直接作用于人类的脾胃，能促进脾胃消化，缓解脾胃虚弱，对人类的脾胃虚寒，脾胃不和以及食少体倦和腹部胀痛都有很好的预防作用。黏液蛋白是山药中最重要的成分，这种物质不但能调节血糖，预防血糖升高，还能清除血管壁上的胆固醇与脂肪，能预防血管老化，更能提高身体免疫力，减少癌症发生。

萝卜

萝卜又名莱菔，为十字花科植物莱菔的新鲜根，是北方人冬季食用的主要蔬菜之一，也可代水果食用（图5-20）。

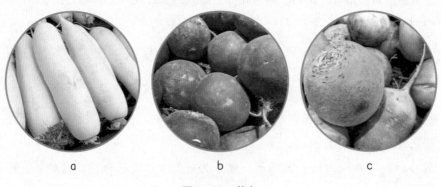

a   b   c

图5-20 萝卜

历代论述

《本草纲目》："生吃可以止渴消胀气，熟食可以化瘀助消化。"《得配本草》："祛邪热，宽胸膈，制酒面毒，消豆腐积。"《饮膳正要》："主下气消谷，去痰癖，治渴，治面毒。"

分 类

有白皮、青皮、红皮、青皮红心以及长形、圆形等不同品种。其功效相近。萝卜叶又名萝卜缨或莱菔秧，种子名莱菔子，老的根茎名曰"仙人头"。萝卜的根、茎、叶、子皆可入药。功效相近。

药 性

萝卜性味辛甘、凉，有消食化痰、顺气醒酒、解毒散瘀、利尿止渴的功效，适用于消化不良、胃酸胀满、咳嗽痰多、胸闷气喘、伤风感冒等病症。

莱菔子性味甘、辛，走肺、脾二经，长于利气，有散风寒、宽胸膈之功，对由风寒引起的咳嗽不止有特效，如传统方剂"三子养亲汤"中就佐以炒莱菔子。

附 方

1. 反胃、吐食辅助食疗 取白萝卜捣碎与蜂蜜同煎，细细嚼咽。(《普济方》)
2. 失音不语辅助食疗 萝卜捣汁，入姜汁同服。(《普济方》)
3. 食积饱胀辅助食疗 鲜萝卜250g切成小块，或捣成萝卜汁，与粳米100g同煮粥，加少量食盐调味食用。每日3次。(《本草纲目》)
4. 消渴口干辅助食疗 萝卜捣烂取汁饮之。(《食医心镜》)

注
　　脾胃虚寒者忌食，服人参及滋补药品期间忌食。

现代研究

萝卜中含有一种芥子油和淀粉酶，可帮助消化，促进饮食；此外尚含有多种维生素、糖类、脂肪及钙、磷、铁等矿物质，这些都是人体不可缺少的营养成分。

胡萝卜

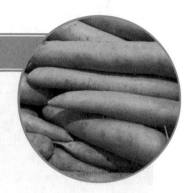

胡萝卜又名黄萝卜、丁香萝卜、胡芦藤，食用部分是伞形科植物胡萝卜的根（图5-21）。

图 5-21　胡萝卜

历代论述

《日用本草》记载："宽中下气，散胃中邪滞。"《本草纲目》记载："下气补中，利胸膈肠胃，安五脏，令人健食。"《岭南采药录》记载："凡出麻痘，始终以此煎水饮，能消热解毒，鲜用及晒干用均可。"

分　类

分野生与家种两种，有红、紫红、橘黄、姜黄等不同颜色的品种。

药　性

胡萝卜味甘、辛，入脾肺经。有下气补中，利胸膈，调肠胃安五脏的功能，故有富营养、健脾胃、助消食的说法。

附　方

1. 麻疹辅助食疗　取胡萝卜120g，芫荽90g，荸荠60g，加水熬成2碗一日内分服。（《岭南草药志》）
2. 水痘辅助食疗　胡萝卜120g，风栗90g，芫荽90g，荸荠60g，水煎服。（《岭南草药志》）
3. 便秘辅助食疗　可胡萝卜挤汁，兑蜂蜜适量饮用。（《日用本草》）

注 --

胡萝卜生吃脆甜可口，熟炒味道鲜美，但不宜加热时间过长，否则容易破坏其中的胡萝卜素。

现代研究

胡萝卜富含糖类、脂肪、挥发油、胡萝卜素、维生素A、维生素B，花青素、钙、铁等营养成分。胡萝卜含有大量胡萝卜素，在人体可转化为维生素A，有补肝明目的作用，可防治夜盲症，维生素A也是骨骼生长发育的必需物质，同时有助于增强机体的免疫力，对预防上皮细胞癌变有重要意义。胡萝卜含有植物纤维，吸水性强，在肠道中可增加粪便体积，加强肠道的蠕动，从而起到通便防癌的作用。胡萝卜中含有琥珀酸钾盐，有助于防止血管硬化，降低胆固醇及降低血压。胡萝卜中的叶酸，能降低冠心病发病概率。

番茄

番茄又名西红柿，茄科植物番茄的新鲜果实，我国各地均有栽培，既可当蔬菜又可代水果（图5-22）。

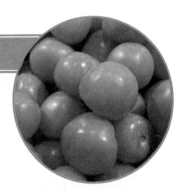

图 5-22 番茄

分 类

番茄品种繁多，功效作用相近。

药 性

番茄性味甘酸、微寒，归肝、胆、脾经，有生津止渴、健胃消食的功效。

附 方

1. 消化不良、食欲不振辅助食疗 番茄适量，生熟频食。
2. 暑热感冒辅助食疗 西瓜2 500g、番茄200g滤汁频饮。

注

胃酸过多者应少食用番茄。

现代研究

番茄红素具有独特的抗氧化能力，能清除自由基，保护细胞，使脱氧核糖核酸免遭破坏，能阻止癌变进程。西红柿除了对前列腺癌有预防作用，还能有效减少胰腺癌、直肠癌、喉癌、口腔癌、肺癌、乳腺癌等癌症的发病风险；番茄中富含维生素C，有生津止渴，健胃消食，凉血平肝，清热解毒，降低血压之功效，对高血压、肾脏病人有良好的辅助治疗作用。多吃番茄具有抗衰老作用，使皮肤保持白皙。

西红柿中的烟酸能维持胃液的正常分泌，促进红细胞的形成，有利于保持血管壁的弹性和保护皮肤，所以食用西红柿对防治动脉硬化、高血压和冠心病也有帮助。西红柿多汁，可以利尿，肾炎病人也宜食用。

经常发生牙龈出血或皮下出血的患者，吃番茄有助于改善症状。

番茄所含的苹果酸或柠檬酸，有助于胃液对脂肪及蛋白质的消化。

茄子

茄子又名落苏、矮瓜，为茄科植物茄的果实（图5-23）。

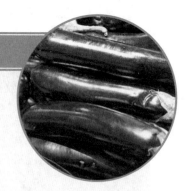

图5-23 茄子

历代论述

《嘉祐本草》记载："茄子，一名落苏，处处有之。根及枯茎叶主冻脚疮，可煮作汤，渍之良。"《本草图经》记载，"茄之类有数种：紫茄、黄茄，南北通有之。青水茄、白茄，惟北上多有。入药多用黄茄。其余惟可作菜茄耳"。《食疗本草》记载："不可多食，动气，亦发痼疾。熟者少食之，无畏。患冷人不可食，发痼疾。"

分 类

茄子有白茄、紫茄、黄茄等品种，多以黄茄入药，其根、茎、叶、果实皆可入药。其余种类的茄子多做菜品，但也有一定药用功效。

药 性

茄子性味甘、凉，入胃、脾、大肠经，具有清热，活血，消肿之功效。常用于肠风下血，热毒疮痈，皮肤溃疡。有散血止痛、收敛止血、祛风通络、利尿解毒的作用。白茄根配伍其他药物还可治风湿疼痛、手足麻木、便血、尿血等症。白茄蒂烧炭研末可治口疮、肠风下血及痔疮下血。茄花可医牙疼、创伤等症。

附 方

1. 内痔出血、直肠溃疡性出血辅助治疗　将茄子烧炭存性，温开水冲服适量。（《圣济总录》）
2. 无名肿毒辅助治疗　用醋和茄子一起捣烂，外敷。（《圣济总录》）
3. 乳头皲裂辅助治疗　茄子阴干，烧存性，研末，水调涂抹患处。

注
消化不良以及糖尿病的患者慎重食用茄子，茄子本身有一定的毒素，还属于寒凉性的食物，吃了以后可能会导致病情更加严重，对身体造成一定的伤害。

现代研究

茄子含有大量的蛋白质、脂肪以及碳水化合物等，同时还含有钙、磷、铁等多种营养成分，能够补充身体内缺乏的营养物质，同时还可以提高自身的免疫力以及抵抗力。

茄子含有多种维生素，其与一般蔬菜不同的是它含有维生素P，其中以紫茄子含量较高。维生素P能增强人体细胞间的黏着力，能提高微细血管对疾病的抵抗力，并可防止小血管出血，对微小血管有保护作用，所以高血压、动脉硬化、咯血、紫斑及坏血病患者，应多吃茄子，能起到辅助治疗效果。

辣椒

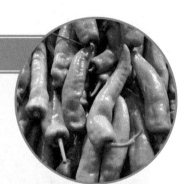

辣椒又名番椒、辣子、辣茄、秦椒，为茄科植物辣椒的果实。辣椒除可作为蔬菜及调味品食用外，尚可入药（图5-24）。

图 5-24 辣椒

历代论述

《食物本草》记载："消宿食，解结气，开胃口，辟邪恶，杀腥气诸毒。"《脉药联珠药性考》记载："温中散寒，除风发汗，去冷癖，行痰逐湿。"《食物宜忌》引《本草纲目拾遗》说其温中下气，散寒除湿，有开郁去痰，消食，杀虫解毒之功，可治呕逆，疗噎膈，止泻痢，祛脚气。

分　类

辣椒有尖椒、团椒之分，北方产的柿子椒即属团椒，其肉厚、甜而不甚辣，可供鲜食。其功效相近。

药　性

辣椒性味辛、热，归脾、胃经。是一种温中散寒的药物，有健脾燥湿、开胃杀虫的功效。胃寒痛者，经常少食点辣椒，可以起到温中散寒的效果。

附 方

1. 痢疾水泻辅助食疗　清晨热豆腐皮裹辣椒吞服。

2. 冻疮辅助治疗　辣椒皮贴患处。(《本草纲目拾遗》)

3. 疟疾辅助食疗　辣椒子20个开水送服，连服3～5天。(《单方验方选编》)

注

　　患有胃溃疡、肺结核、食管炎、咯血、高血压、牙疼、喉疼、火眼、痔疮、浮肿、月经过多等疾病的人，不宜吃辣椒。

现代研究

　　辣椒具有很高的营养价值，内含有蛋白质、胡萝卜素、维生素C、辣椒碱、挥发油及钙、磷、铁等矿物质。辣椒内含有的辣椒碱，能刺激唾液及胃液分泌，所以吃辣椒能够增进食欲。

　　辣椒尚可外用，能使皮肤局部血管扩张，促进血液循环，对风湿痛及冻伤有一定治疗作用。野外作业及在低洼潮湿地区工作的人，经常吃些辣椒可防治风湿性关节炎和冻伤。辛辣物质刺激人的味觉器官，反射性引起血压上升，特别是舒张压，对脉搏无明显影响。辣椒碱对蜡样芽孢杆菌及枯草杆菌有显著抑制作用，但对金黄色葡萄球菌及大肠杆菌无效。

桂花

　　桂花即木犀，又名丹桂，为木犀科常绿灌木或小乔木，其花、果实、枝叶与根、根皮均可作药用（图5-25）。

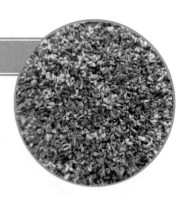

图5-25　桂花

历代论述

《新修本草》记载："治百病，养精神，和颜色……"《本草纲目》记载桂花生津、辟臭，治疗虫牙痛。

分　类

分金桂、银桂、丹桂，功效相近。

药　性

桂花性味甘、辛、温，归肺、脾、肾经，有化痰、散瘀，温中散寒，暖胃治心痛的功用。具有温肺化饮，散寒止痛之功效。用于痰饮咳喘，脘腹冷痛，肠风血痢，经闭痛经，寒疝腹痛，牙痛，口臭。

附　　方

1. 口臭辅助食疗　桂花6g，蒸馏水500ml，浸泡一昼夜，漱口用。(《青岛中草药手册》)
2. 治胃寒腹痛辅助食疗　桂花、高良姜各5g，小茴香3g。水煎服。(《本草纲目》)

注 ··

桂花的副作用是会导致人体上火，对于肝虚火旺以及血糖高，或者是有出血的人群来说属于禁忌。由于桂花有活血的功效，月经期间以及怀孕的妇女是不可以喝的。

现代研究

桂花中含有的芳香物质可以起到稀释痰液的作用，对于呼吸道痰液有很好的促进排出作用。在桂花中还含有丰富的矿物质，特别是锌、钾，对于身体健康非常重要，能够提高我们的抵抗力和免疫力。

黄瓜

黄瓜亦名胡瓜、刺瓜，有的地方叫它王瓜，为葫芦科植物黄瓜的果实。生吃、凉拌、炒食均可，并可腌渍和酱制。黄瓜除食用外，亦可作药用，其叶、藤、根、果均入药（图5-26）。

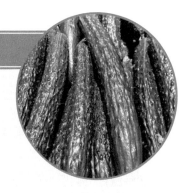

图5-26 黄瓜

历代论述

《本草求真》记载，"气味甘寒"，"清热利水"。《本草分经》记载："甘寒，清热利水道。"

分 类

主要分为：华北型黄瓜（俗称"水黄瓜"），华南型黄瓜（俗称"旱黄瓜"），欧美型黄瓜。口味略有差异，功效相近。

药 性

黄瓜味甘性凉，有清热，利水，解毒之功效。可治疗热病口渴，小便短赤，水肿尿少。外用可治疗水火烫伤，汗斑。黄瓜叶及藤性微寒，具有清热、利水、除湿、滑肠、镇痛等功效。

黄瓜藤还有良好的降压效果，并能降低胆固醇，且无不良反应。但黄瓜叶、藤不用作菜品。

附 方

1. 小儿热痢辅助食疗　嫩黄瓜同蜜同食。（《海上方》）

2. 跌打瘀肿辅助治疗　取六月的黄瓜，洗净放入瓷瓶以水浸泡。每日用浸泡的水洗疮面。（《医林类证集要》）

3. 水火烫伤辅助治疗　黄瓜绞汁涂于疮面。（《医方摘要》）

注

黄瓜性寒凉，不宜多食。《滇南本草》云其"动寒痰，胃冷者食之，腹痛吐泻"。

现代研究

黄瓜中含有维生素A、维生素B和维生素C，以及多种矿物质，包括镁、钼和硅，也是膳食纤维的良好来源。钼是一种有助于神经系统发育的矿物质，能刺激肾脏健康地处理废物。钼具有很高的抗氧化价值，许多人认为它可以预防蛀牙和贫血。镁是一种能促进神经系统、免疫系统健康和稳定血压的矿物质，黄瓜中也含有大量镁。一些研究表明，像黄瓜这样富含镁和纤维的食物，可以帮助高血压患者降低血压。

苦瓜

苦瓜又名癞瓜、癞葡萄、锦荔枝，属葫芦科一年生攀缘状草本植物。果实成熟后呈黄色，外果皮有疙瘩，内有红瓤子。嫩瓜可炒熟作菜，果实可入药（图5-27）。

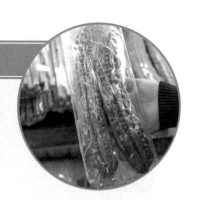

图5-27 苦瓜

历代论述

《本经逢原》记载苦瓜，"论苦瓜之色有生青熟赤之分，其性有生寒熟温之别"，"取青皮煮肉充蔬，为除热解烦，清心明目之品"。《本草纲目》记载苦瓜"除邪热、解劳乏、清心明目"，苦瓜子"益气壮阳"。《本草求真》记载苦瓜"生用苦寒解心肺烦热"。

分　类

苦瓜的分类，按颜色来分，有青皮苦瓜和白皮苦瓜两种类型；按果实形状，有短圆锥形和长圆锥形、长圆筒形 3 类；按果实大小，有大型苦瓜和小型苦瓜两大类。口味功效相近。

药 性

苦瓜性味苦、寒，入心、脾、肺经，有清暑涤热、明目、止消渴之功。凡饮食不节、疲劳过度、耗伤阴液而致消渴者，多食苦瓜都有疗效。

附 方

1. 消渴（即糖尿病）辅助食疗　取苦瓜 250g 洗净切碎，水煎煮半小时，频服，每次一茶碗。(《福建中草药》)
2. 中暑、暑热辅助食疗　鲜苦瓜截断去瓤，纳好茶叶再合起，悬挂阴干。用时取 6～9g 煎汤，或切片泡开水代茶服。(《福建中草药》)
3. 痈肿辅助治疗　苦瓜捣烂敷患处。(《泉州本草》)

注

苦瓜性味寒凉，脾胃虚寒者慎食。苦瓜中含奎宁成分，会刺激子宫收缩，引起流产，孕妇慎食。

现代研究

苦瓜中所含的苦瓜皂苷，不仅有类似胰岛素的作用，而且有刺激胰岛素释放的功能，故有降血糖、治疗糖尿病的功效。苦瓜含有较多的氨基酸以及维生素 B_1，而维生素 B_1 对癌细胞有较强的杀伤力。因此，经常食用苦瓜可预防癌症的发生。苦瓜中含苦瓜苷和苦味素，能刺激胃液大量分泌，有利于消化和增进食欲。苦瓜中含有生物碱类物质奎宁，有利尿活血，消炎退热，清心明目的功效。

南瓜

南瓜又称饭瓜、番瓜或倭瓜，是夏秋季节的瓜菜之一，其味甘甜适口，既可当菜，又可代粮（图5-28）。

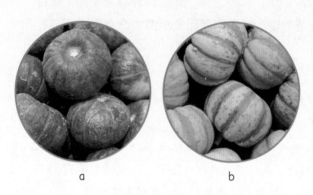

a   b

图5-28　南瓜

历代论述

《滇南本草》记载："横行经络，利小便。"《本草纲目》记载，"补中益气"，"多食发脚气、黄疸"。《医林纂要探源》记载："益心敛肺。"

分　类

南瓜属葫芦科植物，因品种不同，另有北瓜又名金瓜、桃南瓜，其形如南瓜而较小，外果皮呈红黄色。功效相近。

药　性

南瓜味甘、性温，无毒，入脾、胃二经。南瓜肉有润肺、益气的功效；南瓜瓤可清热利湿、解毒，适用于烧烫伤；南瓜子又名倭瓜子，味甘性温，入胃与大肠经，是有效的驱绦虫剂，且没有毒性和任何副作用。适用于老人、儿童绦虫病和腹疼胀满等病症。据报道，南瓜子具有很好的杀灭血吸虫幼虫作用，对蛲虫病、绦虫病、钩虫病等病患也均有明显的效果。

1. 肺痈辅助食疗　南瓜 500g，牛肉 250g，不加油盐煮熟食之。连服数日，再服六味地黄汤 5 ~ 6 剂，忌服肥腻。(《岭南草药志》)
2. 便秘辅助食疗　南瓜 500g，早、晚分两次与豆腐一起食用。
3. 烫伤辅助治疗　南瓜肉和南瓜瓤，捣成糊状，敷伤处，每日换药 2 次。

注 ----------

　　南瓜不宜与肉类同时食用，有可能引起食物中毒，并损失营养；南瓜不宜与醋类饮料同食，醋类饮料中所含的醋酸会与南瓜中的营养物发生反应，造成营养损失；生南瓜不宜与富含维生素 C 的蔬菜水果同食，生南瓜含有一种特殊的酶，能促进维生素 C 的分化，但是当南瓜烹调后，这种酶的特性会被破坏，不会影响维生素 C 的吸收。因此，南瓜应该在煮熟之后，和蔬菜或水果一起食用。

现代研究

　　南瓜含有丰富的糖类、淀粉、蛋白质、脂肪、钙、磷等矿物质和维生素 A、维生素 B、维生素 C 等物质。南瓜中含有丰富的维生素 A，对保护胃黏膜不被损害有一定的功效，对防治夜盲症、护肝，都有很好的效果，还能使我们的皮肤变得更细嫩。南瓜富含的胡萝卜素和维生素 B、维生素 C，可以预防胃炎。南瓜还含有丰富的膳食纤维，可以促进肠胃蠕动，帮助食物消化。

冬瓜

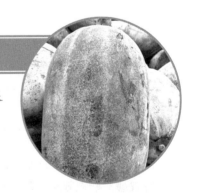

　　冬瓜又名白瓜、枕瓜，为葫芦科植物冬瓜的果实。冬瓜的子、皮、肉、瓤均可入药（图 5-29）。

图 5-29　冬瓜

历代论述

《本草备要》记载："寒泻热，甘益脾，利二便，消水肿，止消渴，散热毒痈肿。"《药性论》记载："止烦躁热渴，利小肠，除消渴，差五淋。"《食经》记载："补中，除肠胃中风，杀三虫，止眩冒。"《本草纲目》记载："洗面澡身，去黚𪒟。"

分 类

分为小型、中型和大型冬瓜，功效相近。

药 性

冬瓜性味甘淡、凉，归肺、大肠、膀胱经，有利水、消痰、清热、解毒之功。夏季，常有人用冬瓜皮熬水喝，认为有消暑、清凉、解毒的作用。老年人多食冬瓜可止嗽，小孩出麻疹时，多食冬瓜能清热解毒、加速透疹。

中医临床常用冬瓜皮或冬瓜子治疗肾病浮肿、肺脓疡和糖尿病等症。冬瓜皮性甘寒，有利水功效，可利小便、消水肿，治久病津液枯竭，口干舌燥。

冬瓜子性味甘、凉，可清肺热、化痰、排脓、利湿，炒熟久服，益脾健胃、补肝明目，令人颜色悦泽。冬瓜肉、瓤，治消渴不止，益于糖尿病患者。

附 方

1. 肾炎水肿辅助食疗　冬瓜皮 120g、玉米须 30g、白茅根 30g，水煎分服。
2. 夏月生痱子辅助治疗　冬瓜切片捣烂涂之。(《备急千金要方》)
3. 痔疮疼痛辅助治疗　冬瓜汤洗患处。

注

冬瓜寒凉，体质虚弱、胃寒、拉肚子患者谨慎食用。

现代研究

冬瓜中含有非常丰富的胶原蛋白、腺嘌呤、葫芦素和多种维生素。摄入体内之后可以有效地保证皮肤的弹性，可以增强人体的免疫力。冬瓜中所含的丙醇二酸，能有效地抑制糖类转化为脂肪，加之冬瓜本身不含脂肪，热量不高，对于防止人体发胖具有重要意义，还可以有助于体形健美。

近代医学对冬瓜的医疗性能给予充分肯定，认为冬瓜的含钠量较低，是肾脏病、浮肿病人的理想蔬菜。

蘑菇

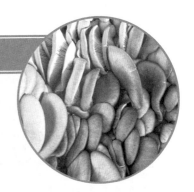

又名肉蕈、蘑菇蕈，为黑伞科菌类的子实体。其蕈体与柄白色柔软，可供食用（图5-30）。

图 5-30　蘑菇

历代论述

《本草求真》记载："蘑菇则能理气化痰。而于肠胃亦有功也。"《本草纲目》记载蘑菇："益肠胃，化痰理气。"《医学入门》记载："悦神，开胃。"

分　类

蘑菇多寄生于枯树或朽根，种类很多，如竹荪、猴头、香菇、口蘑等都是高级的营养滋补品。

药　性

蘑菇性味甘、凉（平），归胃、大肠、肺经。有健脾胃、滋营养的功能。对久病身体虚弱的慢性病患者是一种滋补品，可提高机体的抗病能力。对于饮食不消，纳呆，乳汁不足，高血压，精神倦怠等有较好的作用。

附　方

1. 高血压辅助食疗　取鲜蘑菇适量每日煮食。（《本草求真》）
2. 消化不良辅助食疗　（蘑菇）鲜品150g，炒食、煮食均可。（《本草求真》）

注--

气滞不舒不宜食用。

现代研究

蘑菇含有多种糖类、蛋白质、脂肪、无机盐、钙、磷、铁以及维生素 B_1、维生素 B_2、维生素 C 等成分，是较好的滋补之品。

茴香

茴香又名懷香，为伞形科植物，嫩叶可作蔬菜食用或作调味用。果实入药，有祛风祛痰、散寒、健胃和止痛之效（图 5-31）。

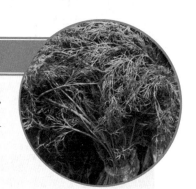

图 5-31　茴香

历代论述

《开宝本草》记载："主膀胱、肾间冷气及盲肠气，调中止痛，呕吐。"《日华子本草》记载："治干、湿脚气并肾劳疝气，开胃下食，治膀胱痛，阴疼。"《得配本草》记载："运脾开胃，理气消食。"

药　性

茴香性味辛、温，有温肾散寒、暖胃、止疼的功效，适用于胃寒呕吐、腹疼胀满、疝气疼、睾丸肿疼、偏坠、痛经及受寒引起的恶心、腹气胀和乳汁缺乏等症。此外，对常见的胃脘疼痛、串气疼、胸胁痛、痛经以及寒疝腹痛、慢性痢疾等症，以茴香配伍其他药物治疗均可收到显效。

附　方

茴香嫩叶为菜用，一般不入药用，果实可为调味，也可药用。

1. 疝气痛辅助治疗　茴香30g、枳壳30g，焙干研末，每服5g，以温黄酒送下，日1～2次。

2. 睾丸肿辅助食疗　小茴香10g，苍耳子10g，水煎服日2次。(《吉林中草药》)

3. 寒疝腹痛辅助治疗　小茴香炒熟，熨下腹部。(《师古斋汇聚简便单方》)

注
　　茴香与八角茴香虽功效相近，但为不同种植物。茴香为伞形科植物，嫩叶为菜，果实药用或调味；八角茴香为木兰科植物，取干燥成熟果实药用或调味。

现代研究

　　茴香所含的主要成分为茴香油，这种油对胃肠神经血管有刺激作用，能增加胃肠蠕动，排出胃中积气，使精神兴奋，促进全身血液的循环。

木耳

木耳又名檽、黑木耳，为木耳科菌类的子实体（图5-32）。

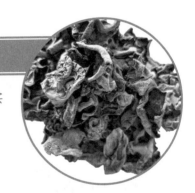

图5-32　木耳

历代论述

　　《本草纲目》记载："木耳生于朽木之上，无枝叶，乃湿热余气所生，各木均生，其良毒也随木性。今货者多为杂木，惟桑、槐、柳、榆、楮者为多，故古称五木耳，呈黑色或淡褐色。"《本草分经》记载："甘平，利五脏宣肠胃，治五痔、血症。地耳甘寒，明目。"《本草从新》记载："利五脏，宣肠胃，治五痔，及一切血证。生古槐、桑树者良。柘树者次之。地耳、甘寒明目。石耳、甘平。明目益精。"

分　类

桑树寄生的木耳叫桑耳，槐树寄生的木耳叫槐耳，柳树寄生的木耳叫柳耳。

药　性

木耳性味甘平，归肺、脾、大肠、肝经。有益气轻身、凉血、止血和强志的功效。木耳除做人们日常食品外，也是较好的滋养品。

桑耳，其味甘、色黑，具有止血、益气的作用，尤以治疗女子崩漏下血、赤带不止、月经先期、月经过多以及尿血、便血等症为佳；槐耳味苦辛，具有补气养胃的功效。除各种出血适食之外，对久泄不止的患者，食之尤为补益；柳耳，有较好的补胃止吐的功用，并能消痰理气，以汤食为佳。

附　方

1. 尿血、便血以及女子崩漏下血、赤带不止、月经先期、月经过多等症的辅助食疗　桑耳30g煮开，拌白糖，日分三次服下；或桑耳10g做汤食，每日一次。(《太平圣惠方》)

2. 久泄不止辅助食疗　槐耳30g，炒干研碎分20份，早晚用黄酒送服一份。(《太平圣惠方》)

3. 产后虚弱，抽筋麻木辅助食疗　木耳30g，陈醋浸泡，分5～6次食用，日服3次；又方：木耳、红糖各15g，蜂蜜31g，蒸熟分3次服用；又方：木耳12g，千年健、追地风各9g，先煎千年健、追地风，去渣，再煮入木耳加适量白糖，吃木耳喝汤，日分2次服。(《本草纲目》)

注

木耳有补益人体之性，但大便溏泄、风寒感冒、咳嗽、痰多者，均不宜食。

现代研究

木耳含蛋白质、脂肪、糖、灰分等物质。灰分中主要含磷、铁、钙、胡萝卜素、核黄素等成分。黑木耳中铁的含量极为丰富，故常吃木耳可防治缺铁性贫血。黑木耳含有维生素K，能减少血液凝块，预防血栓的发生，有防治动脉粥样硬化和冠心病的作用。木耳中的胶质可把残留在人体消化系统内的灰尘、杂质吸附集中起来排出体外，从而起到清胃涤肠的作用。黑木耳含有抗肿瘤活性物质，能增强机体免疫力，经常食用可防癌抗癌。

白木耳

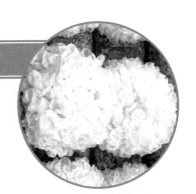

白木耳又名银耳，为银耳科植物银耳的子实体，是珍贵的滋养佳品，已能人工栽培，以体大色白、光泽、干燥、质厚者为佳（图5-33）。

图5-33 白木耳

历代论述

《本草再新》记载："润肺滋阴。"《本草问答》记载白木耳："治口干肺痿，痰郁咳逆。"《饮片新参》记载："清补肺阴，滋液，治劳咳。"《增订伪药条辨》记载："治肺热肺燥，干咳痰嗽；衄血，咯血，痰中带血。"

药　性

白木耳性味甘淡、平，有滋阴、润肺、养胃、生津的功效，主治营养不良、病产后体虚、高血压、血管硬化、眼底出血、肾性肾炎、肺热伤津、燥咳无痰、咳痰带血等情况。

附　方

1. **身体瘦弱、大便不畅辅助食疗**　白木耳 100g，冰糖 250g 加水同煮至 500ml，早晚各食 15ml。(《贵州民间方药集》)
2. **高热后恢复期低热、手足烦热辅助食疗**　用冰糖煮白木耳食之。(《饮片新参》)

注

白木耳性凉滋腻，风寒咳嗽之人慎食。大便溏泄、风寒感冒、咳嗽、痰多者，均不宜食。

现代研究

白木耳中含有蛋白质、脂肪、多种氨基酸、矿物质、海藻糖、甘露醇等营养成分，能提高肝脏解毒能力，有保肝作用。白木耳中的膳食纤维，还可以帮助胃肠蠕动，减少脂肪吸收，从而达到减肥的作用。白木耳中的酸性多糖类物质，能增强人体的免疫力，调动淋巴系统，加强白细胞的吞噬能力，调节骨髓造血功能。

地耳

地耳生于地者，犹如木耳，地衣类石耳科石耳属植物石耳，以叶状体入药。春夏生雨中，江南农村常作野菜食之。

历代论述

《本草纲目》记载，"甘、平，无毒"，"明目益气，补肾"。《得配本草》记载，"甘、寒"，"明目益气，久服令人有子"。《名医别录》记载，"味甘，无毒"，"主明目，益气，令人有子"。

药　　性

性味甘、平（或寒）。归肺、心、胃经。有清热止血，止咳化痰的功效。用于吐血，衄血，崩漏，膀胱炎，肠炎，痢疾，支气管炎等病症。外用可治毒蛇咬伤，烧烫伤。还有明目的效用。

附　　方

1. 夜盲症辅助食疗　地耳适量，清水洗净，随意作菜常吃。(《得配本草》)
2. 久痢、脱肛辅助食疗　鲜地耳60g清水洗净，用白糖适量浸泡，取汁内服。(《太平圣惠方》)

注

性寒凉，故脾胃虚寒者不宜食用。

现代研究

地木耳中含有丰富的蛋白质、钙、磷、铁等营养物质，可为人体提供多种营养成分，具有很好的补益作用。地耳可以合成视网膜视杆细胞感光物质，能起到维护眼睛健康、预防夜盲症的作用。地耳是一种低脂肪营养保健菜，能够促进体内脂肪的分解，具有减肥的功效。

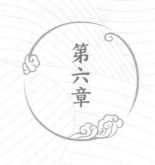

第六章

果品类

柿子

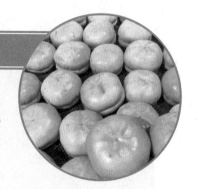

柿子是柿科柿属乔木植物的果实，果形多种，有球形，扁球形；果肉较脆硬，老熟时果肉变成柔软多汁，呈橙红色或大红色等。作为一种大众化果品，不仅味道甜美，而且营养丰富（图6-1）。

图6-1 柿子

历代论述

据《礼记》记载，我国在周代就已栽培柿树，并在重大祭祀礼仪上用柿果作为供品。《备急千金要方》："味甘寒涩，无毒，通鼻耳气，主肠澼不足及火疮、金疮，止痛。"《食疗本草》："主通鼻、耳气，补虚劳不足。"《随息居饮食谱》："鲜柿甘寒。养肺胃之阴，宜于火燥津枯之体。"《名医别录》："通耳鼻气，治肠澼不足。解酒毒，压胃间热，止口干。"《本草经集注》："主通鼻耳气，肠澼不足。"《本草备要》："润肺，涩肠，宁嗽。脾肺血分之药，健脾涩汤，润肺宁嗽而消宿血。治肺痿热咳，咯血反胃，肠风痔漏。"

分 类

我国柿子品种繁多，据不完全统计约有800种，分为甜柿和涩柿两大类。涩树主要品种有大磨盘柿、托柿、桔蜜柿、新安牛心柿、青柿、镜面柿、高脚方柿、恭城水柿；甜柿有甜柿、富有柿。甜柿类柿果着色后即可直接食用，涩柿类须经脱涩后方可食用。因脱涩方法不同，脱涩后的柿子又分为烘柿、白柿、乌柿等。

药 性

柿子性味甘、涩、寒，入心、肺、大肠经。有清热解毒，润肺止咳，消肿软坚，健脾益气，养胃和中，涩肠止血之功。可止血润便，缓和痔疾肿痛，降血压等。

附　方

1. 烧伤和烫伤　柿子捣成泥，敷患处立即止疼。柿皮烧成炭，磨成粉，用植物油调和，可治疗烫伤。

2. 地方性甲状腺肿　100g 新鲜柿子含碘 50mg，故患甲状腺肿大者常吃柿子有益。柿未成熟时，捣取汁冲服，连服 5～7 周。

3. 烦渴口干　鲜柿 250g，切碎取汁，开水冲服，可治疗胃热伤阴之烦渴。

4. 疮疖肿痛　柿子切碎，晒干，研末。入茶油调匀，外涂患处，一日数次。具有消肿止痛的功效。

注

　　柿子对人体补益作用较好，但因其性寒、质滑，故脾虚腹泻者不宜多食；因柿有涩性，故患风寒感冒、胸闷痰多者不宜食用。柿子忌蟹，因二物俱寒，同食容易引起腰腹疼痛和腹泻。食柿也应忌酒，同食则令人易醉。

现代研究

　　现代科学研究表明，柿子含有大量的蛋白质、维生素 C、芦丁、黄酮苷类等物质，能促进新陈代谢，降低血压，软化血管，增加冠状动脉血流量，预防心脑血管病的发生。柿子富含果胶等水溶性膳食纤维，有良好的润肠通便作用，对于预防便秘，保持肠道正常菌群有很好的帮助。柿子中含有丰富的维生素 C，还能增强肝脏功能，起到护肝的作用。

附：柿饼

　　柿饼，又名干柿、柿花、柿干，为柿树科柿树属植物柿的果实经干加工而成的饼状食品。呈扁圆形，底平，上面微隆起，橙黄或鲜黄色。秋季采摘未成熟的果实，除去外果皮，日晒夜露，一个月后，放置席圈内，再经一个月左右，即成柿饼食用。

历代论述

　　《本草经集注》："火熏者，性热。日干者性冷。"《本草拾遗》："日干者温补。"《日华子本草》："干柿，平。火柿，性暖。"《食物本草》："火熏捻作饼者温。日曝干者微冷。"《本草纲目》："白，甘，平，涩，无毒。乌，甘，温，无毒。"《本草经疏》："寒气稍减。"

药　性

味甘、涩，性凉。无毒。归肺、脾、大肠经。有清热润肺、涩肠止血的作用。适用于肺燥咳嗽，痰中带血，咳血，吐血，咯血，血淋，痢疾，肠风，痔疮便血者食用。

附　方

1. 治寒泻、水泻　柿饼2枚，放饭上蒸熟食。

2. 治高血压、慢性支气管炎干咳、咽痛　柿饼3个（去蒂），清水和冰糖适量，蒸至柿饼绵软后食用。

3. 治干咳咯血、久痢便血、小便带血　柿饼3枚（去蒂）切小块，大米100g，同煮粥，用冰糖或白糖调味食用。

4. 治泌尿道感染、血尿　柿饼2枚，灯心草6g，同煮汤，加白砂糖调味饮用，每日2次。

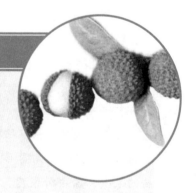

荔枝

荔枝，又名丹荔、丽枝、离枝、火山荔、荔果，是我国南部出产的一种亚热带水果，属无患子目无患子科，是荔枝属的唯一物种，为华南的重要水果农作物，每年产量逾百万吨（图6-2）。

图6-2　荔枝

历代论述

《本草纲目》："治瘰疬瘤赘，赤肿疔肿，发小儿痘疮。"《滇南本草》："止烦渴，美颜色，通神健气。"《本草衍义补遗》："消瘤赘赤肿。"《玉楸药解》："荔枝，甘温滋润，最益脾肝精血。木中温气，化火生神，人身之至宝。温气亏损，阳败血寒，最宜此味。功与龙眼相同，但血热宜龙眼，血寒宜荔枝。干者味减，不如鲜者，而气和平，补益无损，不致助火生热，则大胜鲜者。"《本草从新》："解烦渴，止呃逆。"《医林纂要探源》："补肺，宁心，和脾。开胃。治胃脘寒痛，气血滞痛。"

分　　类

鲜荔枝一般具有补充能量，滋养大脑等功效。干荔枝一般具有补气健脾，调节月经等功效。干荔枝与鲜荔枝相比，温热性减少，变得平和，不致助火生热，但补益之性依然在，且有收敛之性。

药　　性

荔枝味甘、酸、性温，入脾、肝经。有补脾益肝、理气补血、益心养血、温中止痛、补心安神、降逆止呃的功效，是顽固性呃逆及五更泻者的食疗佳品，同时可补脑健身，促进食欲。主治病后体虚、津伤口渴、脾虚泄泻、呃逆、食少、瘰疬、疔肿、外伤出血。

附　　方

1. 痘疮不发　荔枝肉，浸酒饮，并食之。忌生冷。
2. 疔疮恶肿　用荔枝肉、白梅各三个。捣作饼子。贴于疮上，根即出也。
3. 风火牙痛　用荔枝连壳（烧存性），研末，擦牙即止。（《普济方》）
4. 呃逆不止　荔枝七个，连皮核烧存性，为末。白汤调下，立止。（《医方摘要》）
5. 瘰疬硬核不消不破　沉香、麝香、轻粉、银朱、荔枝肉各等分。入熟鱼胶捣成膏。贴患处。（《外科启玄》）
6. 老人五更泻、口臭　干荔枝 5 枚（去壳），粳米或糯米 60g。煮粥食。连服

3 次。酌加山药或莲子同煮更佳。可温阳益气，生津养血。素体阴虚火旺者忌
服。(《泉州本草》)

7. 止外伤出血　荔枝晒干研末（浸童便晒更佳）备用。每用取末掺患处。可止
血，并防止疮口感染溃烂，使其得以迅速愈合。(《泉州本草》)

注

阴虚火旺者慎服。

现代研究

荔枝果肉中含葡萄糖 60%，蔗糖 5%，蛋白质 1.5%，脂肪 1.4%，维生素 A、
维生素 B、维生素 C，叶酸，以及枸橼酸、苹果酸等有机酸。尚有较多的游离
的精氨酸和色氨酸，可补充能量，益智补脑。研究证明，荔枝对大脑组织有补
养作用，能明显改善失眠、健忘、神疲等症。荔枝可增强免疫功能：荔枝肉含
丰富的维生素 C 和蛋白质，有助于增强机体的免疫功能，提高抗病能力；促
进血液循环：荔枝含有丰富的维生素，可促进微细血管的血液循环，防止雀斑
的发生，令皮肤更加光滑。

附：荔枝核

荔枝核，植物荔枝的干燥成熟种子。表面呈棕红色或紫棕色，平滑，有光
泽，略有凹陷及细波纹。

历代论述

《本草纲目》："行散滞气。治癫疝气痛，妇人血气刺痛。"《本草备要》："甘
涩而温，入肝肾，散滞气，辟寒邪。治胃脘痛，妇人血气痛，治癫疝卵肿。"
《本草撮要》："功专散滞气，辟寒邪。得香附治胃脘痛、妇人血气痛，得茴香
青皮治癫疝卵肿。"《本草分经》："散滞气，辟寒湿，治胃脘痛，癫疝卵肿。"
《本草从新》："无寒湿滞气者勿服。"

药　性

甘、微苦，温。归肝、肾经。行气散结，祛寒止痛。主治寒疝腹痛，胃脘
痛，妇女血气刺痛，睾丸肿痛。

附 方

1. 治心腹胃脘久痛，屡触屡发者 荔枝核 3g，木香 2.4g。为末。每服 3g，清汤调服。(《景岳全书》)

2. 治心痛及小肠气 荔枝核一枚。煅存性，酒调服。(《本草衍义》)

3. 治肾大如斗 舶上茴香、青皮、荔枝核等分。锉散，炒，出火毒，为末。酒下 6g，日三服。(《世医得效方》)

4. 治血气刺痛 荔枝核（烧存性）15g，香附子 30g。上为末。每服 6g，盐酒送下。(《妇人良方》)

现代研究

荔枝核中含皂苷成分，具有降血糖的作用。荔枝核中含生物活性物质，如荔枝核皂苷和罗格列酮等，被证实能显著改善高脂血症所致的脂肪肝，并能改善地塞米松导致的葡萄糖耐量降低。此外，荔枝核中的水和醇提取物能拮抗肾上腺素、葡萄糖和四氧嘧啶所致的高血糖，并能降低血清三酰甘油及胆固醇含量，提高高密度脂蛋白胆固醇含量。荔枝核水提取液被发现具有明显的抗肿瘤活性，尤其对肝癌细胞抑制效果较为明显。荔枝核总黄酮也被证明具有抗乙型肝炎病毒的功效，并且能够发挥抗炎和保护肝脏的作用。

附：荔枝根

荔枝根，无患子科植物荔枝的根。

历代论述

《福建中草药》："治胃寒胀痛，疝气。"

药 性

味微苦，涩，性温，归胃、脾、肾经。能止痛理气、解毒消肿，治疗胃寒胀痛，疝气，遗精，咽喉肿痛等。

附　方

1. 治胃寒胀痛　鲜荔枝根 3 ~ 6g。水煎服。(《福建中草药》)
2. 治疝气　鲜荔枝根 6g。水煎调红糖饭前服。(《福建中草药》)
3. 治遗精日久，肌肉消瘦，四肢无力，关节酸痛肿胀　荔枝树根 6g，猪小肚一个。水二碗，炖成八分，去渣，食小肚及饮汤。(《泉州本草》)
4. 治喉痹肿痛　荔枝花并根，共 15g。以水三升，煮去滓，含，细细咽之。(《海上集验方》)
5. 治血崩　荔枝根 30g，酒煎服，连服两三日。

注

荔枝根没有毒副作用，但肾水肿患者不能服用。

现代研究

荔枝根可以起到生津止渴的效果，也可以促进胃液分泌，帮助消化，同时还有保护视力和抗衰老的作用。

附：荔枝壳

荔枝壳为荔枝干燥的外果皮，呈不规则的开裂，表面赤褐色，有多数小瘤状突起，内面光滑，深棕色。薄革质而脆。

历代论述

《本草求真》："痘疮不起，用壳煎汤以服，盖取壳性温补内托之意。然性燥，用当酌症所宜，非若龙眼性主温和，而资益甚多也。"《本草纲目》："痘疮出发不爽快，煎汤饮之；又解荔枝热，浸水饮。"

药　性

荔枝壳味苦，性凉，归心经。能除湿止痢，止血。主治痢疾，血崩，湿疹。

附 方

1. 治赤白痢　橡实壳、甘草、荔枝壳、石榴皮。上等分，细锉。每服 15g，水 200 毫升，煎至八分，去滓温服。(《普济方》)
2. 治血崩　荔枝壳烧灰存性，研末。好酒空心调服，每服 6g。(《同寿录》)
3. 解食荔枝过多所致的腹胀消化不良　荔枝壳水煎服。

注
　　一般情况下荔枝壳煮水不寒不燥，任何体质皆可食用。

现代研究

　　荔枝壳中含有丰富的抗氧化物质，如维生素 C、类黄酮、多酚等，能够有效抑制自由基对人体的伤害，从而起到抗炎的作用。此外，荔枝壳中还含有芦丁醇，能够起到消炎镇痛的作用，有助于治疗发热、咳嗽、咽炎等疾病。荔枝壳中含有丰富的纤维素，有效促进消化。荔枝壳中含有丰富的钙质，且这种钙质的吸收率非常高，能够有效补充人体所需的钙质。荔枝壳中含丰富的维生素 B，起到改善睡眠的作用。

龙眼

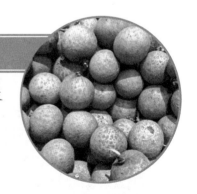

　　龙眼，又名龙目圆眼、益智、亚荔枝、荔枝奴、骊珠、蜜脾、川弹子（图 6-3）。

图 6-3 龙眼

历代论述

《本草纲目》："食品以荔枝为贵，而资益则龙眼为良。盖荔枝性热，而龙眼性和平也。"《本经逢原》："龙眼补血益肝，同枸杞熬膏专补心脾之血。"《本草求真》："龙眼气味甘温，多有似于大枣。但此甘味更重，润气尤多，于补气之中，又更存有补血之力。"《神农本草经》："治五脏邪气，安志、厌食。久服强魂魄，聪明。"《滇南本草》："养血安神，长智敛汗，开胃益脾。"《本草通玄》："润肺止咳。"

分　类

龙眼干相对温和，湿热不重；鲜龙眼性温，湿热更甚。

药　性

龙眼，味甘、性温、无毒。入心、脾、胃经。能补心脾，益气血，健脾胃，养肌肉。主治思虑伤脾，头昏，失眠，心悸怔忡，虚羸，病后或产后体虚，及由于脾虚所致之下血失血症。

附　方

1. 气血两虚、胃下垂　龙眼肉 10g，白糖 10g。加水炖，每日 1 剂，连服 7 ~ 10 日。

2. 脾虚泄泻　龙眼干 14 枚（去壳），莲子（去心）15g，生姜 3 片。加水共炖烂，分 2 次服，每日 1 剂，连服 5 ~ 7 天。

3. 思虑过度，伤其神明　龙眼肉 24g、柏子仁 15g、生龙骨（捣碎）15g、生牡蛎（捣碎）15g、生远志 6g、生地黄 18g、天门冬 12g、甘松 6g、生麦芽 9g、菖蒲 6g、甘草 5g、镜面朱砂 0.9g（研细，用头次煎药汤两次送服），磨取铁锈浓水煎药。(《医学衷中参西录》)

注

患有外感实邪，痰饮胀满者勿食龙眼肉。内有痰火及湿滞停饮者忌服。

现代研究

　　龙眼含有多种糖类物质，以及皂素、鞣制、胆碱、酒石酸等多种营养物质，同时，还含有蛋白质、多种维生素、钙、磷、钾等多种物质。常吃龙眼，可以补充体内的铁元素，促进血红蛋白的再生性，对于补血养血是有一定的功效的。龙眼肉提取液具有抗自由基及提高细胞功能的作用，有抗衰老作用。

附：龙眼核

　　龙眼核，为无患子科植物龙眼的种子。种子茶褐色，光亮，全部被肉质的假种皮包裹。

历代论述

　　《滇南本草图说》："治瘿疾。"《医学入门》："烧烟熏鼻，治流涕不止。"《本草纲目》："治狐臭，龙眼核六枚同胡椒二七枚研，遇汗出即擦之。"《本草再新》："治瘰疬，消肿排脓拔毒。并治目瘀。"《岭南采药录》："疗疝气，敷疮癣，又止金疮出血。"

药　　性

　　龙眼核味微苦、涩，性平。归肝；脾；膀胱经。可止血，定痛，理气，化湿。主治创伤出血，疝气，瘰疬，疥癣，湿疮。

附　　方

1. 治刀刃跌打诸伤，止血定痛　龙眼核研敷。(《重庆堂随笔》)

2. 治小便不通　龙眼核，去外黑壳，打碎，水煎服。如通后欲脱者，以圆肉汤饮之。(《本草纲目拾遗》)

3. 治一切疮疥　龙眼核煅存性，麻油调敷。

4. 治脑漏　广东圆眼核，入铜炉内烧烟起，将筒熏入患鼻孔内。

5. 治癣　龙眼核，去外黑壳，用内核，米醋磨涂。

6. 治金疮　龙眼核(剥去黑壳一层)，上为极细末，每60g加冰片6g。和匀再研，密贮。(《疡科纲要》)

7. 治小儿便血　龙眼核（去黑皮）研末，每日空腹时开水送服 6g。

8. 治腋气　龙眼核六枚，胡椒十四粒。共研匀，频擦之。

注

　　龙眼核味苦，具有行气散结的作用，因此孕妇禁止服用，以免影响胎儿的发育。

现代研究

　　龙眼核含丰富的淀粉、还原糖、蛋白质、氨基酸、维生素 A、维生素 E 等营养成分，以及钾、钙、镁、磷等多种矿物元素。现代研究表明，龙眼核具有降血糖、抗氧化等作用。

附：龙眼壳

　　龙眼壳为无患子科植物龙眼的果皮。

历代论述

　　《本草再新》："治心虚头晕，散邪祛风，聪耳明目。"《重庆堂随笔》："研细治汤火伤亦佳。"

药　性

　　龙眼壳味甘，性温，归肺经，可祛风、解毒、敛疮、生肌。主治眩晕耳聋、痈疽久溃不敛、烫伤。

附　方

1. 治汤泡伤　圆眼壳煅存性为末，桐油调涂患处，即止痛，愈后又无瘢痕。

2. 治痈疽久不愈合　龙眼壳烧灰研细，调茶浊敷。（《泉州本草》）

注

　　龙眼壳无毒副作用，多数人都能使用，但是不能直接口服，内服以煎水服用为主。

现代研究

　　龙眼壳中含有一些纯天然的药用成分，对皮肤瘙痒、丘疹等皮肤病有一定的辅助作用。龙眼壳泡水喝对人体心脑血管疾病有显著的防护作用，不仅可以防止血压和血糖升高，还可以净化血液，减少血液中的胆固醇和甘油三酯，增强人体血管壁的延展性和延展性，改善心脑血管疾病，预防动脉硬化。龙眼壳能滋养中枢神经，促进大脑发育，增强记忆力。

梨

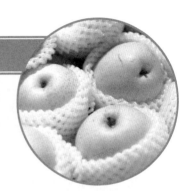

　　梨，又名快果、果宗、玉乳、蜜父。梨果实供鲜食，肉脆多汁，酸甜可口，风味芳香优美（图6-4）。

图6-4　梨

历代论述

　　《得配本草》："甘、微酸，寒。润心肺，利二便。治烦渴，除痰嗽，祛贼风，解酒毒。配母丁香，治反胃。"《滇南本草》云："治胃中痞块食积。"

分　类

　　我国栽培的梨树品种，主要分属于秋子梨、白梨、砂梨、洋梨4个系统，种类和品种极多。

药　性

　　梨味甘、微酸，性凉。能清热生津，润燥化痰，解酒毒。主治热病津伤，心烦口渴，或消渴口干，或噎膈反胃，大便干结，肺热或痰热咳嗽，饮酒过多。

梨果：生津、润燥、清热、化痰等功效，适用于热病伤津烦渴、消渴、热咳、痰热惊狂、噎膈、口渴失音、眼赤肿痛、消化不良。

梨皮：清心、润肺、降火、生津、滋肾、补阴功效。根、枝叶、花可以润肺、消痰、清热、解毒。

附　方

1. 咳嗽　梨去核，捣汁一碗，放入椒四十粒，煎开，去渣，加黑饧一两，待化匀后，细细含咽。又方：用梨一个，刺五十孔。每孔椒一粒，裹一层面在灰火内煨熟，冷定后去椒食梨。
2. 慢性气管炎、干咳少痰、口干舌红，便秘　生梨1个，蜂蜜或冰糖放入梨内，蒸熟吃梨喝汤，每日1次，连吃5天为一疗程。或梨挖心削皮，放入北杏仁10g，冰糖30g，蒸熟吃，可止咳化痰，清热生津。
3. 反胃，药物不下　用大雪梨一个以丁香十五粒刺入。包湿纸几层，煨熟吃下。

注

梨性偏寒助湿，多吃会伤脾胃，脾虚便溏及寒嗽应少吃，不宜与螃蟹同吃，容易引起腹泻。梨含果酸较多，不宜与碱性药同用，如氨茶碱、小苏打等，胃酸多者，不可多食。梨有利尿作用，夜尿频者，睡前少吃梨。梨含糖量高，糖尿病者当慎食。

现代研究

梨中含有丰富的B族维生素，能保护心脏，减轻疲劳，增强心肌活力，降低血压；梨所含的配糖体及鞣酸等成分，能祛痰止咳，对咽喉有养护作用；梨有较多糖类物质和多种维生素，易被人体吸收，增进食欲，对肝脏具有保护作用；梨中的果胶含量很高，有助于消化、通利大便。

附：梨叶

梨叶，为蔷薇科梨属植物白梨、沙梨、秋子梨的叶。

历代论述

《新修本草》："主霍乱吐利不止，煮汁服之。"《日用本草》："捣汁服，解中菌毒。"《滇南本草》"敷疮。"《食物本草》："捣汁服，治小儿疝。"

药　性

微苦微涩，性凉，入肺、脾、膀胱三经。有舒肝和胃，利水解毒之功效。

附　方

1. 霍乱心痛，利，无汗　取梨叶、枝各100g，水500ml，煎取一升服。(《梅师集验方》)
2. 病中水毒　梨叶50g，熟捣，以酒一杯，和绞服之，不过三。(《补辑肘后方》)
3. 食梨过伤　梨叶煎汁解之。(《本草纲目》)

附：秋梨膏

秋梨膏，也叫雪梨膏，是一道传统的药膳。相传始于唐朝，过去是宫廷内专用，直到清朝由御医传出宫廷，才在民间流传。以精选之秋梨（或鸭梨、雪花梨）为主要原料，配以其他止咳、祛痰、生津、润肺药物，如生地、葛根、萝卜、麦冬、藕节、姜汁、贝母、蜂蜜等药食同源之原材料，精心熬制而成的药膳饮品，临床上常用于治疗因热燥伤津所致的肺热烦渴、便干燥闷、劳伤肺阴、咳吐白痰、久咳咯血等呼吸道病症。

山楂

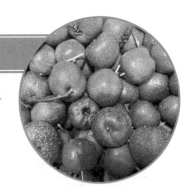

山楂，别名羊梂、赤爪实、棠梂子、山里红果、山里果子、映山红果、海红、酸查（图6-5）。

图6-5　山楂

历代论述

《本草通玄》："山楂，味中和，消油垢之积，故幼科用之最宜。"《本草求真》："山楂，所谓健脾者，因其脾有食积，用此酸咸之味，以为消磨，俾食行而痰消，气破而泄化，谓之为健，止属消导之健矣。至于儿枕作痛，力能以止；痘疮不起，力能以发。"

分 类

根据炮制方法，分为净山楂、炒山楂、焦山楂。净山楂：除去杂质及脱落的核。炒山楂：取净山楂片放锅内，炒至浅棕黄色。本品果肉黄褐色，偶见焦斑，气清香，味酸、微甜。焦山楂：取净山楂片放锅内，炒至表面焦褐色，内部黄褐色，本品气清香，味酸、微涩。

药 性

味酸、甘，微温。入脾、胃、肝经。功效消食化积，活血化瘀，降血脂。适用于饮食积滞，脘腹胀满，泄泻痢疾，血瘀痛经，产后腹痛，恶露不尽，疝气腹痛，阴囊肿胀疼痛，高脂血症及肥胖病症者使用。山楂味酸而甘，消食力佳，为消化食积停滞常用要药，尤能消化油腻肉积。

附 方

1. 过食肉类油腻之品、胸闷腹胀、呃逆呕吐，或小儿面赤气粗、食欲不振、大便秘结　食生山楂数枚；或饮煮山楂汁。
2. 闭经、月经量少、下腹胀坠、便秘　山楂30g、白糖适量同煮，连食七天，有助去瘀活血之力。
3. 高血压、高脂血症、胆囊炎、脂肪肝和肥胖者　每日食5～7枚山楂。
4. 高血压、肝火头痛、暑热口渴　山楂15g，鲜荷叶50g，煎水代茶常饮。

注

胃酸过多、消化性溃疡和龋齿者，及服用滋补药品期间忌服用。脾胃虚弱者慎服。山楂具有活血化瘀的作用，可刺激子宫收缩，孕妇忌用。山楂含有大量的果酸、山楂酸、枸橼酸等，不可空腹服用，以免对胃黏膜造成不良刺激，使胃胀满、反酸。

现代研究

焦山楂及生山楂均有很强的抑制福氏痢疾杆菌、宋氏痢疾杆菌、变形杆菌、大肠杆菌及绿脓杆菌等作用。山楂含多种维生素、山楂酸、酒石酸、柠檬酸、苹果酸等，还含有黄酮类、内酯、糖类、蛋白质、脂肪和钙、磷、铁等矿物质，所含的解脂酶能促进脂肪类食物的消化。山楂所含的黄酮类和维生素C、胡萝卜素等物质能阻断并减少自由基的生成，增强机体的免疫力，有防衰老、抗癌的作用。

苹果

苹果为蔷薇科苹果属植物苹果的果实（图6-6）。

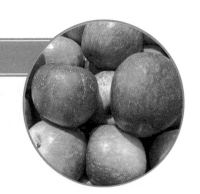

图6-6 苹果

历代论述

苹果在中国已有两千多年的栽培历史，相传夏禹所吃的"紫柰"，就是红苹果。《食物本草》："止渴生津。"《滇南本草》："食之生津，久服轻身延年，黑发。通五脏六腑，走十二经络。调营卫而通神明，解瘟疫而止寒热。主治脾虚火盛，补中益气。皮能治反胃吐痰。"《医林纂要探源》："止渴，除烦，解暑，去瘀。"

分　类

苹果的种类非常多，已知的苹果品种就已经超过 7 500 个，目前我们常见的品种大概有四五十种，常见的有红富士、红星、蛇果、红将军、金帅等。

药　性

苹果味甘、酸，性凉，入肺、胃经。生津润肺，解暑除烦，开胃醒酒。适宜于津少口渴，脾虚泄泻，食后腹胀，饮酒过度者食用。

附　方

1. 婴幼儿　每日食适量的苹果泥或饮苹果汁，有帮助消化的作用。
2. 老年人及体虚便秘者　每日晚饭后食苹果 1 个，有促使大便松软的作用。
3. 浮肿、高血压者，因苹果含有的钾能与人体内过剩的钠结合后排至体外，故食苹果有益。
4. 气管炎、多痰、胸闷阻塞　午后食苹果 1 ~ 2 个，有润肺宽胸的功效。
5. 慢性腹泻，神经性结肠炎，肠结核初期　苹果干粉 25g，空腹时温水调服，一日 2 ~ 3 次。

注 ....

苹果可鲜食，煮食，榨汁或熬膏食。胃寒者慎食，患有糖尿病者不宜多食。

现代研究

食用苹果，可降低血液胆固醇含量。苹果还具有通便和止泻的双重功效，具有调理肠胃的作用。苹果中含有较多的钾，能与人体过剩的钠盐结合，使之排出体外，有利于平衡体内电解质。苹果有降血压的作用，从而保护心脑血管。苹果中含有的磷和铁等元素，易被肠壁吸收，有补脑养血、宁神安眠作用。苹果的香气还是改善抑郁和压抑感的良药。苹果富含锌元素，锌是构成与记忆力息息相关的核酸与蛋白质必不可少的元素，多吃苹果有增进记忆、提高智力的效果。

石榴

石榴，为石榴科石榴属植物石榴的果实（图 6-7）。

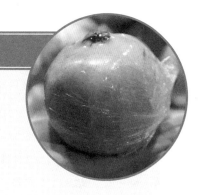

图 6-7 石榴

历代论述

《滇南本草》载，"（务本）：甜石榴，治筋骨疼痛、四肢无力、化虫止痢，或咽喉疼痛肿胀、齿床出血、退胆热、明目"，"（范本）：石榴，压丹毒，杀三尸虫，治咽喉燥渴。酸者止痢，一治遗精"。《本草纲目》："酸石榴：止泻痢崩中带下。"《本草蒙筌》："花开红者，结实味甘，可为果餍酒；花开白者，实结酸味，堪入药拯疴。"

分 类

目前已报道的品种超过 200 个，常见的石榴品种有安石榴、白石榴、黄石榴、花石榴、牡丹石榴等。

药 性

石榴味酸，或甘、酸、涩，性温，归脾、胃、肺经。可生津止渴。酸石榴兼能涩肠，止血；甜石榴兼能杀虫。适宜于津伤燥渴，久痢滑泻，崩漏带下，虫积等病证。多食生痰，作热病。《名医别录》："味甘、酸，无毒。"《滇南本草》："石榴，味甘、酸、涩，性微温，无毒。"《本草纲目》："酸石榴：酸、温涩，无毒。"

附 方

1. 治赤白痢 久患赤白痢，肠肚绞痛，以醋石榴一个，捣令碎，布绞取汁，空腹顿服之，立止。

2. 治妇女头发黄　白黑豆各500g，青石榴一个，捶碎入好醋1 000毫升，煮烂去豆，再煎至一升，收贮，每早敷发则黑润。

3. 治血泄窍滑　榴灰散，石榴一个，连壳，烧灰存性，衄者吹之，下血者服一钱。

4. 治饮酒过多、口渴难忍　蜜糖石榴肉，石榴3个，去皮取肉。将水100ml煮沸，加蜂蜜适量，和白糖煮成浓汁，浇在石榴肉上。分1～2次服。

5. 治消化不良、久泻便血　石榴生姜茶，鲜石榴1个，洗净，连皮带籽同捣碎取汁；生姜10g，切薄片，加水煮开，再倒入石榴汁，煮沸后加茶叶10g，代茶频饮。

注--

食用石榴过多有损肺、损齿之弊。如服别药，不可食之。

现代研究

石榴中含有维生素B、维生素C、有机酸、糖类、蛋白质、脂肪，以及钙、磷、钾等矿物质。有研究表明，石榴皮有明显的抑菌和收敛功能，对痢疾杆菌、大肠杆菌有较好的抑制作用。石榴的果皮中含有碱性物质，有驱虫功效。石榴花有止血功能，且石榴花泡水洗眼，还有明目的效果。石榴汁含有多种氨基酸和微量元素，有助消化、抗胃溃疡、软化血管、降血脂和血糖，降低胆固醇含量等多种功能。可防治冠心病、高血压，可达到健胃提神、增强食欲、益寿延年之功效，对饮酒过量者，解酒有奇效。同时，石榴汁有一定的抗人类免疫缺陷病毒、抗肺癌、抗前列腺癌、抗骨质疏松、抑制流感病毒以及缓解妇女更年期综合征等作用。

葡萄

葡萄又名蒲萄，草龙珠，为葡萄科葡萄属植物葡萄的果实（图 6-8）。

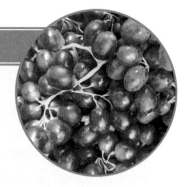

图 6-8 葡萄

分 类

按种群分类，葡萄可分为四大种群：欧亚种群、东亚种群、美洲种群、杂交种群。由于葡萄的品种繁多，且各类品种有不同的特色，所以常被用来酿酒、制成葡萄干或直接食用等，作为水果常常食用的品种有：巨峰葡萄、金手指、夏黑葡萄、红提、黑提等。

药 性

味甘、酸，性平。无毒，归肺、脾、肾经。功用：补气血，益肝肾，生津液，强筋骨，利小便。适宜于气血虚弱，肺虚咳嗽，心悸盗汗，烦渴，风湿痹病，淋证浮肿，麻疹不透者食用。

附 方

1. 治痢疾 葡萄生姜汁，取白葡萄汁 250ml，生姜汁 100ml，蜂蜜 100ml，茶叶 9g。将茶叶水煎 1 小时取汁，然后将各汁混合，一次服下。

2. 治声音嘶哑 葡萄甘蔗汁，取葡萄汁 50ml，甘蔗汁 50ml。两者混合，温开水送服，每日 3 次。

3. 治烫伤 葡萄浆，将鲜葡萄洗净去籽，捣浆，直接敷于患处，药干即换。通常敷药后即刻止痛，一般一至数日即可痊愈。用干葡萄皮研末，茶水调敷亦可。

4. 治脑漏百病 葡萄 500g，苹果六十个（去皮），大黄桃二十个（去皮），花红果十个（去皮），共捣熬成膏，入酒内，埋土地二十一日取饮。和蜜，治脑漏百病，每服一钱，开水下。又治小儿急慢惊风，苏叶汤下。然须上好谷酒 20 斤，忌荤菜同食。

注

可生食、捣汁、熬膏、煮粥、浸酒食或浸酒后外用。阴虚内热、实热内盛者慎食，不宜多食，多食生内热。久食轻身、不老延年。多食易生疮疹。多食令人烦闷昏眼。妇人胎孕冲心，食之即下。多饮亦能动痰火。多食助热，令人卒烦闷昏目。其性寒滑，食多令人泄泻。

现代研究

新鲜葡萄富含葡萄糖和果糖，容易直接被肠壁吸收和消化，而不像蔗糖必须经过肠内酵素作用后才能被吸收利用，所以其恢复体力和脑力的作用特别明显。葡萄除含蛋白质、碳水化合物、粗纤维、钙、磷、铁、钾等微量元素外，还含有胡萝卜素、维生素 B_1、维生素 B_2、维生素 C、维生素 P 等，此外，还含有人体所需的十多种氨基酸及多量果酸。葡萄含糖量高，以葡萄糖为主。常食葡萄，对神经衰弱和过度疲劳均有补益作用。葡萄酒又为一种低度酒精饮料，含有十几种氨基酸和丰富的维生素 B_{12}、维生素 P，经常少量饮用，有舒筋活血、开胃健脾、助消化、提神等功效。

桃子

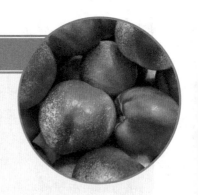

桃子，又名桃实，为蔷薇科植物桃或山桃的成熟果实。桃具有药用价值，其干燥成熟的种子入药称为"桃仁"（图6-9）。

图6-9 桃子

历代论述

《滇南本草》："逦月经，润大肠，消心下积。"《随息居饮食谱》："补心，活血，生津涤热。"《饮膳正要》："利肺气，止咳逆上气，消心下坚积，除卒暴击血，破癥瘕，通月水，止痛。"

分　类

桃子有北方品种群、南方品种群和西北品种群，其中北方品种群的典型代表品种有肥城桃和深州蜜桃，南方品种群有白花水蜜、奉化蟠桃，西北品种群的代表是黄甘桃。

药　性

桃子味甘酸，性温。归肺、大肠经。功效为生津润肠，活血消积。适宜于津少口渴，咳逆上气，肠燥便秘，积聚闭经者食用。

附　方

1. 肺燥咳喘　鲜桃炖冰糖，鲜桃 3 个，去皮，和冰糖 30g 炖烂，喝汤吃桃，弃核，每日 1 次。
2. 治面黄起皱　鲜桃汁，鲜桃 2 个，去皮，捣泥取汁，拌少量淘米水擦面，每日 1 次。长期坚持，有美肤、去皱、养颜的效果。

注..

有内热生疮、毛囊炎、痈疖和面部痤疮的人，应该少吃桃。桃与龟、鳖肉相反不可同食。

现代研究

桃肉含蛋白质、脂肪、碳水化合物、粗纤维、钙、磷、铁、胡萝卜素、维生素 B_1 以及有机酸（主要是苹果酸和柠檬酸）、糖分（主要葡萄糖、果糖、蔗糖、木糖）和挥发油。桃子适宜低血钾和缺铁性贫血患者食用。

附：桃仁

桃仁，本品为蔷薇科植物桃或山桃的干燥成熟种子。

历代论述

《本草纲目》："桃仁行血，宜连皮、尖生用。润燥活血，宜汤浸去皮、尖炒黄用。或麦麸同炒，或烧存性，各随本方。双仁者有毒，不可食，说见杏仁下。"《神农本草经》："治瘀血，血闭瘕，邪气，杀小虫。"《名医别录》："止咳逆上气，消心下坚硬，除卒暴击血，通月水，止心腹痛。"

药　性

苦、甘，平。归心、肝、大肠经，有活血祛瘀，润肠通便之功。用于经闭，痛经，癥瘕痞块，跌扑损伤，肠燥便秘。

附　方

1. 经闭癥瘕　桃仁常用于瘀血阻滞所致月经不调，闭经，癥瘕等，类似于内分泌紊乱，神经官能症。常配伍当归、赤芍、红花、牛膝等，方如桃红四物汤、桃仁散、血府逐瘀汤。

2. 蓄血发狂　桃仁可用治太阳病不解，热结膀胱，其人如狂，少腹结急，或少腹硬满，小便自利等证，类似于急性盆腔炎，产后感染或跌打损伤之内出血等。常配伍大黄、芒硝、水蛭、虻虫等破血药，方如桃仁承气汤、抵挡汤、桃仁汤。

3. 肠痈、肺痈　桃仁可用治瘀血壅滞而成的痈脓。如肠痈，类似于急性阑尾炎之瘀血型，常配伍大黄、牡丹皮等清热凉血、活血药，方如大黄牡丹皮汤、牡丹皮散；也可以用治肺痈，类似于肺脓疡，常配伍苇根、冬瓜仁、薏苡仁，方如苇茎汤。

4. 上气喘咳　桃仁有治疗气逆喘咳的作用，类似于急性支气管炎、哮喘性支气管炎等，可配伍杏仁、麻黄、桑白皮等清肺止咳平喘药，方如二仁丸。

现代研究

桃仁具有扩张血管、增加组织血流量的作用；能提高血小板中环磷酸腺苷

（cAMP）的含量，抑制血栓形成及血液凝固；同时还有一定溶血作用。桃仁有较强的抗炎作用，具有一定的抗过敏作用。桃仁所含的苦杏仁苷在体内可使β-葡萄糖苷酶水解而生成氢氰酸和苯甲醛，对癌细胞呈协同性杀伤作用。此外，桃仁所含的苦杏仁苷有镇咳作用。桃仁中所含的脂肪油、扁桃油具有润肠缓泻、驱肠虫的作用。

菠萝蜜

菠萝蜜，为桑科植物木波罗的果实（图6-10）。

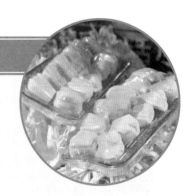

图6-10　菠萝蜜

历代论述

《本草纲目》中记载："菠萝蜜生交趾南番诸国。内肉层叠如橘，食之味至甜美如蜜，瓤韦，甘香微酸，止渴解烦，醒酒益气，令人悦泽，核中仁，补中益气，令人不饥轻健。"《滇南本草》："味甘、香，性平，无毒。止渴、解酒不醉，益气，令人悦泽。核中仁，煮炒食之，补中益气，轻健不饥。久服乌须黑发，延年固齿。老人服之，步履如少。妇人服之，生血、和血，退骨蒸之烧，百病不生。"

药　性

味甘，性平。归肺、心、胃经。具有生津、止渴解烦、醒酒、益气、助消化之功效。

附　方

1. 低血糖　菠萝蜜果肉，早晚各吃果肉 20g，连吃 3 天。
2. 宿酒不醒　菠萝蜜 50g、鲜竹叶 50g。用法：共榨取鲜汁，加适量凉开水饮用。
3. 妇人产后乳汁少或乳汁不通　菠萝蜜果仁 150g、猪瘦肉 150g，共炖服。

注

　　菠萝蜜不宜与白萝卜同食。两者同食易诱发甲状腺肿，引起身体的不适。糖尿病人不宜食用。菠萝蜜多食会令人胸闷、烦呕，会造成身体的不适。

现代研究

　　菠萝蜜果肉含糖、蛋白质、脂肪、碳水化合物、纤维质。此外，还含有硫胺素、烟酸、维生素、胡萝卜素及多种矿物质元素，锌、铁、钠、锰等有益元素含量也较高，而镉、铅、砷等有害元素含量却很低。菠萝蜜全身都可入药，其果肉常用于治疗产后少乳；果皮发酵后可提取蛋白质水解酶，作抗水肿和消炎药物；种子与肉炖煮，食之有催乳作用，可用于治疗妇女产后缺乳；叶片与椰子油混合后制成药膏，可治疗皮肤病、溃疡和机械伤；根也有独特药效，其提取物可防治哮喘、腹泻，还可治急性扁桃体炎，疗效较好。树皮则可制成镇静药；树液与醋混合，可治疗腺体肿大和脓肿。

橘

　　橘，又名黄橘、橘子，本品为芸香科植物橘及其栽培变种的成熟果实（图 6-11）。

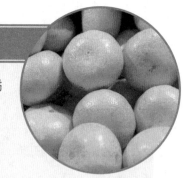

图 6-11　橘

历代论述

《本草拾遗》："橘、柚酸者聚痰，甜者润肺，皮堪入药，子非宜人，其类有朱橘、乳橘、山橘、黄淡子，此辈皮皆去气调中，实总堪食。"《本草求真》："橘瓤与皮共属一物，而性悬殊，橘皮味辛而苦，而橘瓤则变味甘而酸也；皮有散痰、开痰理气之功，而瓤则更助痰作饮，及有滞气之害也。至书有言能治消渴，开胃，并除胸中膈气，此为内热亢极，胃气不寒者而言，若使水亏脾弱，发为咳嗽而日用此恣唼，保无生痰助气之弊乎。但用蜜煎作果佳。"《日华子本草》："止消渴，开胃，除胸中膈气。"《饮膳正要》："止呕下气，利水道，去胸中瘕热。"《医林纂要探源》："除烦，醒酒。"

分　类

橘一身都是宝，如陈皮、橘红、橘络、橘核。

陈皮：为芸香科植物橘及其栽培变种的干燥成熟果皮。药材分为"陈皮"和"广陈皮"。采摘成熟果实，剥取果皮，晒干或低温干燥而成。性味辛、苦、温，归脾、肺经，功效为理气、调中、燥湿、化痰，主治脾胃气滞所致的脘腹胀满、嗳气、恶心呕吐等症；湿浊中阻所致的胸闷腹胀、纳呆倦怠、大便溏薄、舌苔厚腻，以及痰湿壅滞、肺失宣降的咳嗽、痰多、气逆等症。

橘红：为芸香科植物福橘或朱橘等多种橘类果皮的外层红色部分。取新鲜橘皮，用刀剥取外层果皮，晾干或晒干。性味辛、苦、温，归脾、肺经，功效为理气宽中，燥湿化痰，主治咳嗽痰多，食积伤酒，呕恶痞闷。

橘络：为芸香科植物福橘或朱橘等多种橘类果皮内层的筋络。12月至次年1月间采集，将橘皮剥下，自皮内或橘瓣外表撕下白色筋络，晒干或微火烘干。比较完整而理顺成束者，称为"凤尾橘络"（又名"顺筋"）。多数断裂，散乱不整者，称为"金丝橘络"（又名"散丝橘络"）。如系用刀自橘皮内铲下者，称为"铲络"。性味甘、苦、平，归脾、肝经，功效为通络、理气、化痰，主治经络气滞，久咳胸痛，痰中带血，伤酒口渴。

橘核：为芸香科植物福橘或朱橘等多种橘类的种子。性味苦、平，归肝、肾经，功效为理气、散结、止痛，主治疝气，睾丸肿痛，乳痈，腰痛。

药　性

橘：性味甘、酸、凉，功效为开胃理气、生津润肺，主治胸膈结气，呕逆，消渴。

注

风寒咳嗽及有痰饮者不宜食。

现代研究

橘子中含有较为丰富的 β-胡萝卜素，经过肝脏代谢以后，会产生维生素 A，对白内障、视网膜的黄斑变性有比较好的作用。橘子中含有较为丰富的类黄酮类物质，具有较好的抗自由基的作用，对延缓衰老有一定的作用。橘子中还含有较为丰富的维生素 C，一个中等大小的橘子，维生素 C 含量大概有 30mg，而人体每天对于维生素 C 的需求量是 100mg，也就是说，一个中等大小的橘子，所提供的维生素 C，基本上能满足人体每日维生素 C 需求量的 1/3。

附：柑

柑，为芸香科植物茶枝柑、瓯柑等多种柑类的成熟果实。

历代论述

《食疗本草》："寒。堪食之，其皮不任药用。初未霜时，亦酸。及得霜后，方即甜美。故名之曰'甘'。利肠胃热毒，下丹石，（止暴）渴。食多令人肺燥，冷中，发痃癖病也。"《本草纲目》："柑，南方果也，而闽、广、温、台、苏、抚、荆州为盛，川蜀虽有不及之。其树无异于橘，但刺少耳。柑皮比橘色黄而稍浓，理稍粗而味不苦。橘可久留，柑易腐败。柑树畏冰雪，橘树略可。此柑、橘之异也。柑、橘皮，今人多混用，不可不辨。"《本草衍义》："乳柑子，今人多作橘皮售于人，不可不择也。柑皮不甚苦，橘皮极苦，至熟亦苦。"

药　性

柑，性味甘、酸、寒，功效为生津止渴，醒酒利尿。

注
脾胃虚寒者忌服。

附：柚

柚，芸香科柑橘属植物柚，以果皮及叶入药。叶全年可采，果皮于果熟时收集。

历代论述

《食疗本草》："味酸，不能食。可以起盘。"《随息居饮食谱》："酸寒。辟臭，消食解醒。多食之弊，更甚于柑。种类甚繁，大小不一，大者为香脬，小者为香圆。柚皮：辛苦而甘。消食化痰，散愤懑之气，陈久者良。"《日华子本草》："治妊孕人食少并口淡，去胃中恶气。消食，去肠胃气。解酒毒，治饮酒人口气。"

药性

柚，性味甘、酸、寒，功效为消食、化痰、醒酒。

附　方

治痰气咳嗽：香栾，去核，切，砂瓶内浸酒，封固一夜，煮烂，蜜拌匀，时时含咽。

附：橙

橙，为芸香科植物香橙的果实。10月间果实成熟时采收。

历代论述

《食疗本草》："温。去恶心，胃风，取其皮和盐贮之。又，瓤：去恶气。和盐、蜜细细食之。"《食性本草》："行风气，疗瘿气，发瘰病，杀鱼虫（'虫'一作'蟹'）毒。"《开宝本草》："瓤，去恶心，洗去酸汁，细切和盐、蜜煎成，食之，去胃中浮风。"《玉楸药解》："宽胸利气，解酒。"《本草纲目拾遗》："橙饼：消顽痰，降气，和中，开胃；宽膈，健脾，解鱼、蟹毒，醒酒。"

药　性

橙，性味酸、凉，功效为降逆和胃、理气宽中、消瘿、醒酒、解鱼蟹毒。

猕猴桃

猕猴桃，又名藤梨，狐狸桃，杨汤梨，在我国，猕猴桃作为药食两用植物，使用历史悠久，其果实、根、藤及枝叶均可入药（图6-12）。

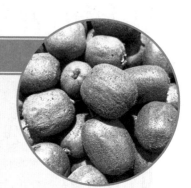

图6-12　猕猴桃

历代论述

《开宝本草》云"猕猴桃，一名藤梨，一名木子，一名猕猴梨"。《本草纲目》："猕猴桃，其形如梨，其色如桃而猕猴喜食，故有诸名。"《本草拾遗》记载猕猴桃果实"味咸，温，无毒"。《开宝本草》："味酸，甘，寒。无毒。"《本草品汇精要》言其"气薄味厚，阴中之阳"。《得配本草》载其"入足少阴、阳明经"。

分　类

我国猕猴桃类植物有50余种，目前具有较高药用价值的有：软枣猕猴桃、葛枣猕猴桃、对萼猕猴桃、大籽猕猴桃、异色猕猴桃、阔叶猕猴桃、小叶猕猴桃、毛花猕猴桃、中华猕猴桃等。

药　性

猕猴桃味酸、甘，性寒，无毒。归胃、肝、肾经。能调理中气、生津润燥、解热除烦、通淋，主治消化不良、食欲不振、呕吐、咽干、口渴、烧烫伤等病症。

附 方

1. 虚热咽干、伤暑消渴 用猕猴桃鲜果 30 ～ 60g，去皮后直接食用。

2. 小便短赤涩痛 用猕猴桃鲜果 30 ～ 60g，去皮捣烂后加温开水 1 杯，滤取汁液服。

3. 胃热干呕、妊娠呕吐 用猕猴桃鲜果 90g、生姜 9g，共捣烂，榨汁服用。

4. 急、慢性肠胃炎引起的泄泻 未成熟的猕猴桃鲜果用沸水浸烫后，晒干或烘干，取干品 30g，炒香，水煎服。

注

猕猴桃性寒，故肺寒咳嗽、脾胃虚寒泄泻、肾阳虚尿频者及有先兆流产现象的孕妇不宜食用；此外，猕猴桃含有大量的维生素 C，不宜与黄瓜、南瓜、胡萝卜等含有维生素 C 分解酶的食物同食。

现代研究

现代研究发现，猕猴桃中的三萜类化合物具有抗肿瘤、降血糖、降脂作用；猕猴桃中的蛋白酶具有抗炎消肿作用，可以缓解特异性皮炎；此外，猕猴桃内的酚类物质、维生素 C 及维生素 E 成分具有良好的清除氧自由基和抗氧化能力。

附：藤梨根

藤梨根，是猕猴桃科植物中华猕猴桃或软枣猕猴桃的根。临床上常用于治疗消化道恶性肿瘤，乳腺癌，淋巴结结核及风湿性关节炎等疾病。

药 性

藤梨根性凉，味苦涩，具有清热解毒、祛风利湿及活血散瘀的功效。

附 方

1. 早期消化道肿瘤 藤梨根干品 250g（或鲜品 500g），用白酒浸泡 1 周。每日 3 次，每次 15ml。

2. 急性传染性肝炎　用藤梨根30g，水煎服。

3. 脱肛　用藤梨根30g，猪大肠150g，煎汤服。

注————————————————————————————————

　　藤梨根毒副作用相对较小，但不是绝对没有毒副作用，部分患者应用藤梨根后出现上腹部不适、腹泻等不良反应，还有部分患者出现过敏反应。此外，孕妇不宜服，先兆流产，月经过多及尿频者应忌服。

西瓜

　　西瓜，又名夏瓜，西瓜的瓤、皮、籽皆可入药，已有千余年的药用历史，为我国历代本草收载的品种（图6-13）。

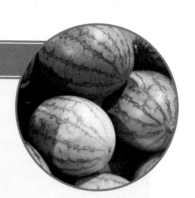

图6-13　西瓜

历代论述

　　《本草纲目》云："甘淡，寒，无毒。"《丹溪心法》："治口疮甚者，用西瓜浆徐徐饮之。"《日用本草》："消暑热，解烦渴，宽中下气，利小水，治血痢。"《滇南本草》："治一切热症，痰涌气滞。"《食物本草》："疗喉痹。"

分　类

　　西瓜按照用途可分为鲜食西瓜及籽用西瓜，其中药用多选鲜食西瓜。

药　性

　　西瓜味甘、淡，无毒。性寒，归脾胃经，功效主要为解暑降火，主治暑热烦渴，小便短少，水肿，口舌生疮等症。

附 方

1. 热病伤津，中暑头晕，口干烦渴，胃热口苦　取西瓜瓤适量，捣汁频饮或取西瓜瓤 500～1 000g，每日两次服食。

2. 糖尿病　西瓜皮、冬瓜皮各 30g，水煎服，每日 3 次。

3. 牙、鼻出血　生西瓜籽 50～100g，水 2 碗，煎至 1 碗，一次服下。

4. 急、慢性肾炎　西瓜 1 个，洗净，切碎，煮浓汁成西瓜膏，每日开水化服 1～2 匙。

注

　　西瓜属于生冷食品，多吃易伤脾胃，引起消化不良，不可过量食用。产妇、孕妇、经期女性，高龄老人以及体质虚弱、免疫力下降者，多吃西瓜会过寒而有损脾胃。

　　感冒初期不宜食用，感冒初期吃西瓜会使感冒加重或延长治愈的时间，感冒后期可食。

现代研究

　　现代研究发现，西瓜皮和西瓜瓤中都含有大量的营养物质，尤其西瓜皮中含有丰富的氨基酸，大约是西瓜瓤的 3 倍，含钾量大约是西瓜瓤 3 倍，含糖量大约是西瓜瓤的一半。此外，西瓜含有丰富的钙、钠、镁、铁、锌、锰、维生素 C 等人体必需的微量元素。西瓜瓤具有杀菌，治疗尿毒症、肾盂肾炎、腹泻、黄疸型病毒性肝炎等多种功效。西瓜皮具有退热、抗菌、抗病毒、抗炎消肿及局部止血功用，能够治疗腰痛、红痱、溃疡等疾病。

附：西瓜霜

　　西瓜霜，是葫芦科植物西瓜的成熟新鲜果实与皮硝经加工制成的一种临床常用中药，别名西瓜硝。我国历代医家皆赞扬西瓜霜是口腔、咽喉疾病的良药，称其为"喉科圣药"。

历代论述

　　《疡医大全》记载西瓜霜"治咽喉口齿双蛾喉痹"，制法"用大黄泥钵一个，将西瓜一个照钵大小，松松装入钵内，将瓜切盖，以皮硝装满瓜内，仍以瓜盖盖，竹签扦定，再以一样大的黄泥钵一个合上，外用皮纸条和泥将缝封固，放阴处过数日，钵外即吐白霜，以鹅毛扫下收好，仍将钵存阴处，再吐再扫，以钵外无霜为度，收好"。

药　性

西瓜霜味咸，性寒，具有清热解毒、消肿止痛功效，可用于治疗咽喉肿痛，喉痹和口疮。

附　方

1. 中耳炎　先用双氧水（过氧化氢）或生理盐水清洗患者的耳道，再将西瓜霜喷入患处，每日用药2次，连续用药1～2周可治愈。
2. 慢性单纯性鼻炎　鼻腔清洗干净后擦干，再将少量的西瓜霜喷入鼻腔。
3. 冻疮　双氧水清洗患者的冻疮部位，将西瓜霜喷于患处。

注⋯⋯⋯

在使用西瓜霜进行治疗期间，首先，要注意严格戒烟、戒酒，忌食辛辣刺激、油腻的食物，也尽量不食鱼腥食物；其次，不要同时使用滋补、温补性的中成药。儿童、孕妇、哺乳期妇女，尽量避免使用。

甘蔗

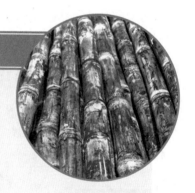

甘蔗，又名薯蔗、接肠草、竿蔗、糖梗，为我国南方各地常见有栽培植物。也是重要的经济作物，是生产蔗糖的重要原料。甘蔗及甘蔗叶均可入药（图6-14）。

图6-14　甘蔗

历代论述

《本草纲目》："蔗，脾之果也。其浆甘寒，能泻火热……煎炼成糖，则甘温而助湿热，所谓积温成热也。"《本草经疏》："甘蔗禀地中之冲气，故味甘、气平、无毒……甘为稼穑之化，其味先入脾，故能助脾气。"《玉楸药解》："蔗浆甘寒，解酒清肺……土燥者最宜。阳衰湿旺者，服之亦能寒中下利。"

分　类

不同品种的甘蔗，药性略有差异，其中，黑皮甘蔗较温和滋补，喉痛热盛者不宜，皮色青的青皮蔗，俗称白皮甘蔗，味甘而性凉，有清热之效，能解肺热和肠胃热。

药　性

甘蔗味甘，无毒，性寒，归肺、脾、胃经。功效清热生津，润燥和中，解毒。主治烦热，消渴，呕吐反胃，虚热咳嗽，大便燥结，痈疽疮肿。

附　方

1. 盗汗　黑皮甘蔗适量，小麦一撮，水煎频服。
2. 口干舌燥　甘蔗 100g 切碎，菊花 30g，煎汤代茶饮。
3. 慢性咽炎　甘蔗汁、萝卜汁各 150ml，百合 100g，百合煮烂后调入两汁备用，睡前服用。
4. 口舌生疮　甘蔗 250g，切小块，莲子心 10g，芦根 50g，水煎频服。

注

甘蔗在储藏的过程中，容易霉变产生毒素，霉变发红的甘蔗不可食用。食用霉变甘蔗会恶心呕吐，腹痛腹泻等，严重的时候会导致死亡。

甘蔗含糖量高，食用过多会引起高渗性昏迷。

甘蔗是一种性质寒凉的食材，体质虚寒的人群，食用甘蔗会使虚寒的症状加重，引发胃腹寒痛，对身体健康不利。

现代研究

现代研究发现，甘蔗含有人体所需的铁、钙、锰、锌等微量元素，每千克甘蔗含铁元素 9mg，故被誉为"补血果"。而甘蔗叶中含有大量具有抗氧化活性的黄酮类物质，而黄酮类化合物是人体必需的天然营养素，黄酮类化合物还能降低血管的脆性，及改善血管的通透性、降低血脂和胆固醇。

枣

枣，别称枣子、大枣、刺枣，贯枣、良枣、美枣、御枣。为鼠李科枣属植物枣的成熟果实，可供鲜食，果实味甜（图6-15）。

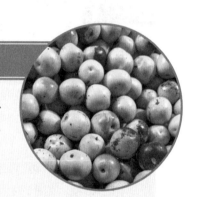

图6-15 枣

历代论述

枣为中国原产，中国早已栽培，而且吃枣历史也很久了。《诗经》已有"八月剥枣"的记载。《礼记》上有云"枣栗饴蜜以甘之"，并用于菜肴制作。《战国策》有云"北有枣栗之利……足食于民"，指出枣在中国北方的重要作用。《韩非子》还记载了秦国饥荒时用枣栗救民的事。所以民间一直视枣为"铁杆庄稼""木本粮食"之一。

分 类

按地区分，分为南枣和北枣两个生态型。按果实大小分为大枣和小枣两类，大枣如灵宝大枣、灰枣、赞皇大枣、阜平大枣等；小枣如金丝小枣、无核小枣、鸡心蜜枣等。

药　性

枣性温，味甘，入心、脾、胃经。具有补脾胃，益气血，安心神，调营卫，和药性的功效。主治脾胃虚弱、气血不足、食少便溏、倦怠乏力、心悸失眠、妇人脏躁、营卫不和等证。

附　方

1. 妇女脏躁　大枣十枚、小麦500g、甘草60g、合并后每取25g小煎服。此方名"甘麦大枣汤"，亦补脾气。

2. 反胃吐食　用大枣一枚去核，加斑蝥一个去头翅，一起煨熟，去斑蝥，空心服，开水送下。

3. 伤寒病后，口干咽痛、喜唾　用大枣二十枚、乌梅十枚，捣烂，加蜜做成丸，口含咽汁，甚效。

4. 烦闷不眠　用大枣十四枚、葱白七根，加水1 000ml煮成500ml，一次服下。

5. 上气咳嗽　用枣二十枚，去核，微火煎，倒入枣肉中渍尽酥，取枣收存。常含一枚，微微咽汁。

注

湿痰痰热、积滞中满、牙病疼痛者忌服。过多食用大枣会引起胃酸过多和腹胀。生吃时，枣皮容易滞留在肠道中而不易排出，因此吃枣时应吐枣皮。枣忌与虾皮、葱、鳝鱼、海鲜、动物肝脏、黄瓜、萝卜等同食。

现代研究

枣中富含钙和铁，它们对防治骨质疏松和产后贫血有重要作用。枣含有大量的维生素、多种微量元素和糖分，研究表明，其对保肝护肝、镇静安神还有一定的功效。枣所含的芦丁，是一种使血管软化，从而使血压降低的物质，对高血压有防治功效。枣还可以抗过敏、除腥臭怪味、宁心安神、益智健脑、增强食欲。近代化学分析表明，尤其是枣果，含有人体所需18种氨基酸，维生素A、维生素B_1、维生素B_2、维生素C、维生素E、维生素P和烟酸，尤其是维生素C、维生素P极为丰富，有"天然维生素丸"之称，医药价值为中国研究最早、应用最广。

附：酸枣仁

酸枣仁，为鼠李科枣属植物酸枣的种子。秋季果实成熟时采收，将果实浸泡一宿，搓去果肉，捞出，用石碾碾碎果核，取出种子，晒干取用。酸枣仁使用有生用和熟用之别。

历代论述

《神农本草经》："主心腹寒热，邪结气聚，四肢酸疼，湿痹。"《名医别录》："主烦心不得眠，脐上下痛，血转久泄，虚汗烦渴，补中，益肝气，坚筋骨，助阴气，令人肥健。"《药性论》："主筋骨风，炒末作汤服之。"《本草拾遗》："睡多生使，不得睡炒熟。"《本草再新》："平肝理气，润肺养阴，温中利湿，敛气止汗，益志定呵，聪耳明目。"

药　性

味甘、酸，性平，入心、脾、肝、胆经。具有养肝安神、宁心敛汗之功，主治失眠健忘、心悸怔忡、体虚多汗，津伤口渴，骨蒸劳热等。

附　方

1. 虚劳虚烦，不得眠　酸枣仁15g，甘草3g，知母6g，茯苓6g，川芎6g，水煎分3次温服。(《金匮要略》)
2. 虚烦不眠，自汗盗汗　酸枣仁、人参、茯苓各等份，以上三味中药共研为细末，每次5～6g，米饮送服。
3. 胆虚睡卧不安，心多惊悸　酸枣仁3g。炒熟令香，捣细罗为散。以竹叶汤调下。(《太平圣惠方》)

注

凡有实邪郁火及患有滑泄者慎服。《本草经集注》称其"恶防己"，提示不宜与防己同用。《本草经疏》："凡肝、胆、脾三经有实邪热者勿用，以其收敛故也。"《得配本草》："肝旺烦躁，肝强不眠，禁用。"《本草求真》："性多润，滑泄最忌。"

现代研究

酸枣仁属于药食两用的佳品，含有大量蛋白质和维生素C，对调节中枢神经系统有良好的作用，长期食用对神经衰弱、心脏神经官能症、高血压、早期动脉粥样硬化等病症具有显著调节作用，生枣仁与炒枣仁的镇静作用并无区别，但生枣仁作用较弱，而炒枣仁久炒油枯后则失效，有认为其镇静的有效成分可能与油有关，另有认为与水溶性部分有关。

乌梅

乌梅，又名梅实、酸梅、合汉梅、干枝梅，是日常可食用的美味食物，入药以干燥近成熟果实为佳（图6-16）。

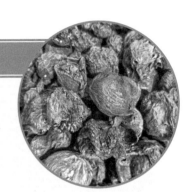

图6-16　乌梅

历代论述

《伤寒论》中的乌梅丸即用乌梅加细辛、干姜、黄连、当归、附子、蜀椒、桂枝、人参、黄柏等药物组成。《本草纲目》记载："敛肺涩肠，治久嗽，泻痢，反胃噎膈，蛔厥吐利，消肿，涌痰，杀虫，解鱼毒、马汗毒、硫黄毒。"

分　类

乌梅在食用方面分类较多，有新疆天山乌梅、富含维生素C丰富的马边乌梅，以及四川达州达川乌梅等。但在用药方面，一般将四川、浙江、福建等产地的乌梅作为首选。

药　性

乌梅性味酸涩平，入肝、脾、肺、大肠经，有敛肺、涩肠、生津、安蛔之功。主治肺虚久咳、久泻久痢、虚热消渴、蛔厥呕吐腹痛等病症。

附　方

1. 伤寒、肠炎、痢疾　乌梅5～6枚，煎浓汤。饭前空腹饮服。
2. 小儿鹅口疮　乌梅、桔梗各15g，加水浓煎取药液，用消毒棉签蘸药液轻轻擦拭患处。
3. 肝胃不和之妊娠呕吐　乌梅肉适量、生姜3g，红糖适量，将乌梅、生姜、红糖加水200g煎汤。

注

乌梅以低温烘干后闷至色变黑。可生用、去核用，或炒炭研末外敷，止血止痢宜炒炭用。不宜与猪肉同食，胃部反酸不宜使用。

现代研究

现代研究发现，乌梅味道酸甜，口感鲜美，营养丰富。它富含多种维生素、矿物质和纤维素。乌梅当中的钙是人体骨骼和牙齿的重要构成成分，其中的铁是人体血红蛋白的重要组成部分，帮助输送氧气到身体各个部位，同时可有助于促进肠道蠕动，降低胆固醇含量。

胡桃

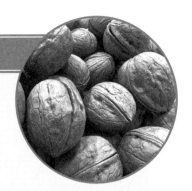

胡桃，又名核桃，是一种很好的药物，也是一种食物（图6-17）。

图6-17　胡桃

历代论述

《本草纲目》："此果外有青皮肉包之，其形如桃，胡桃乃其核也。羌音呼核如胡，名或以此。"

分　　类

胡桃有胡桃肉以及胡桃夹之分。胡桃肉是以胡桃打碎，去壳，一般用来润燥滑肠，可用于老年人或病后津少便秘，或与火麻仁、肉苁蓉等配伍使用。胡桃肉作为补益之品，用于补肝肾、强腰膝、敛肺定喘。本品遇到便溏腹泻时，必须忌用。

药　　性

胡桃性味甘温，入肾、肺、大肠经，有补肾固精，温肺定喘，润肠之功。主治肾虚喘嗽，腰痛脚弱，阳痿，遗精，小便频数，石淋，大便燥结等病症。

附　　方

1. 肾虚小便频数　胡桃2～3个，在火中煨熟，取仁，睡前细细嚼之，黄酒适量送服。
2. 头发脱落　胡桃肉6个，鲜侧柏叶100g，榧子9个。上三味捣烂，用井水1 500ml，浸泡3天后洗头。

3. **肾虚耳鸣、遗精、腰痛**　胡桃肉 3 个，五味子 7 粒，枸杞子 20 粒。睡前细嚼上三味，蜜水送吞服。

注

　　胡桃可单味嚼服 10～30g。或入丸、散。可煎汤内服，亦可适量研末调敷外用。若痰火积热，阴虚火旺，以及大便溏泄者禁服。不可与浓茶同服。在古籍《备急千金要方·食治》中记载："不可多食，动痰饮，令人恶心，吐水吐食。"《食物本草》记载："多食生痰，动肾火。"《本草经疏》记载："肺家有痰热，命门火炽，阴虚吐衄等证，皆不得施。"《食物本草》记载："小儿痧疹后不可食，须忌半年，犯之刮肠，痢不止。"

现代研究

　　现代研究发现胡桃仁含有较多的蛋白质及人体营养必需的不饱和脂肪酸，这些成分皆为大脑组织细胞代谢的重要物质，能滋养脑细胞，增强脑功能；胡桃仁有防止动脉硬化，降低胆固醇的作用；此外，胡桃还可用于治疗非胰岛素依赖型糖尿病；胡桃对癌症患者还有镇痛、提升白细胞及保护肝脏等作用；胡桃仁含有的大量维生素 E，经常食用有润肌肤、乌须发的作用，可以令皮肤滋润光滑，富于弹性；当感到疲劳时，嚼服胡桃仁，有缓解疲劳和压力的作用。

附：胡桃叶

　　胡桃叶，为胡桃科植物胡桃的叶片。

历代论述

　　《贵州草药》："杀虫解毒。"

药　性

　　性温，味甘，主治白带，疥疮，象皮腿。(《贵州草药》)

附　方

1. **治白带过多**　胡桃树叶十片，加鸡蛋二只，煎服。

2. 治疥疮　鲜胡桃枝叶、化橋树枝叶各等量。煨水洗患处。(《贵州草药》)

3. 治象皮腿　胡桃树叶 60g，石打穿 30g，鸡蛋三个，三味同煮至蛋熟，去壳，继续入汤煎至蛋色发黑为度。每天吃蛋三个，十四天为一疗程；另用白果树叶适量，煎水熏洗患足。(《中草药新医疗法资料选编》)

注

内服：煎汤。外用：煎水洗。春、夏、秋季均可采收，鲜用或晒干。

附：胡桃壳

胡桃壳，为胡桃科植物胡桃成熟果实的内果皮。

历代论述

《本草纲目》："烧存性，入下血、崩中药。"

药　性

味苦、涩、性平。主治妇女崩漏，痛经，久痢，疟母，乳痈，疥癣，鹅掌风。

附　方

1. 治妇女血气痛　核桃硬壳 60g，陈老棕 30g。烧成炭，淬水服。(《重庆草药》)

2. 治乳痈　胡桃壳烧灰存性，取灰末二钱，酒调服。(《本经逢原》)

3. 治疥癣　胡桃壳煎洗。

附：胡桃枝

胡桃枝，为胡桃科植物胡桃的嫩枝。

历代论述

《贵州草药》记载，"性温，味甘"，"杀虫解毒"。

药　性

苦、涩、性平，杀虫止痒，解毒散结。主疥疮，瘰疬，肿块。

附 方

1. 治淋巴结结核　鲜核桃树嫩枝、鲜大蓟等分，煎水当茶饮；另煮马齿苋当菜吃。(《新疆中草药单方验方选编》)

2. 治子宫颈癌　鲜核桃树枝150g，鸡蛋四个。加水同煮，蛋熟后，敲碎蛋壳再煮四小时。每次吃鸡蛋二个，一日服二次，连续吃。此方可适用于各种癌症的治疗。(《新编中医入门》)

栗子

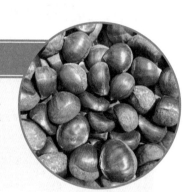

栗子，又名板栗、栗子。栗，在古书最早见于《诗经》一书，可知栗的栽培在中国至少有二千五百余年的历史（图6-18）。

图6-18　栗子

历代论述

《本草图经》："栗房当心一子谓之栗楔，活血尤效，今衡山合活血丹用之。果中栗最有益。治腰脚宜生食之，乃略暴干，去其水气，惟患风水气不宜食，以其味咸故也。"《本草纲目》载，"有人内寒，暴泄如注，令食煨栗20～30枚顿愈。肾主大便，栗能通肾，于此可验"，"栗咸，温，无毒；益气、厚肠胃、补肾气，可治筋骨断碎、心腹邪气、安中养脾、肿痛瘀血；生嚼涂之，令人肥健"。

分 类

中国的板栗品种可分为北方栗和南方栗两大类：北方栗坚果较小，果肉糯性，适于炒食，著名的品种有明栗、尖顶油栗、明拣栗、山西栗等；南方栗坚果较大，果肉偏粳性，适宜于菜用，品种有九家种、魁栗、浅刺大板栗等。

药　性

栗子性味甘温，入脾、胃、肾经。有养胃健脾，补肾强筋，活血止血之功。主治反胃，泄泻，腰脚软弱，吐，衄，便血，金疮，折伤肿痛，瘰疬等病症。

附　方

1. 肾虚腰膝无力　栗子风干，每日空心食 7 枚，再食猪肾粥。
2. 幼儿腹泻　栗子磨粉，煮如糊，加白糖适量喂食。
3. 小儿脚弱无力，不能行步　日以生栗与食。

注

板栗蒸炒食之令气壅，患风水气不宜。小儿不可多食板栗，板栗多食滞脾恋膈，风湿病者禁用板栗。

现代研究

现代研究发现，栗子中含有丰富的不饱和脂肪酸和维生素、矿物质，能防治高血压、冠心病、动脉硬化等疾病。栗子含有丰富的维生素 C，可以预防和治疗骨质疏松、腰腿酸软、筋骨疼痛、乏力等，起到延缓衰老，强筋健骨的作用。此外，栗子含有多种维生素，能够维持牙齿、骨骼、血管肌肉的正常功能，有止泻、活血化瘀、消除湿热等功能，是老年人理想的保健果品。栗子是碳水化合物含量较高的干果品种，能供给人体较多的热能，并能帮助脂肪代谢，具有益气健脾、厚补胃肠的作用。栗子含有核黄素，常吃栗子对日久难愈的小儿口舌生疮和成人口腔溃疡有益。

附：栗子花

栗子花，枭花，为壳斗科植物栗的花。

历代论述

《日用本草》中记载："可治瘰疬。"《滇南本草》中记载："治日久赤白痢疾，大肠下血。"

药　性

性味涩、平，无毒。有清热燥湿，止血，散结之功。主治泄泻，痢疾，带下，便血，瘰疬，瘿瘤。(《四川中药志》)

附　方

瘰疬久不愈：采栗花同贝母为末。每日酒下 3g。

注......

栗子花的禁忌与副作用暂未发现。

附：栗子壳

栗子壳，为壳斗科植物栗的外果皮。

历代论述

《日华子本草》："治泻血。"

药　性

《本草纲目》："甘涩，平，无毒。"降逆生津，化痰止咳，清热散结，止血。主反胃，呕吐，消渴，咳嗽痰多，百日咳，腮腺炎，瘰疬，衄血，便血。

附　方

1. 治膈气　栗子黑壳煅，同舂米槌上糠等分，蜜丸桐子大。每空心下三十九。(《食物本草》)
2. 治鼻衄累医不止　栗壳 150g，烧灰，研为末。每服 6g，以粥饮调服。(《太平圣惠方》)
3. 治痰火瘰疬　栗壳和猪精肉煎汤服。(《岭南采药录》)

松子

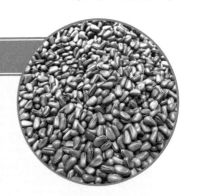

松子，又名松籽、松子仁、海松子等，是松树的种子，是常见的干果类食品，也可入药（图6-19）。

图6-19　松子

历代论述

《名医别录》："松实，味苦，温，无毒。主治风痹，寒气，虚羸、少气，补不足。九月采，阴干。"《千金翼方》："松子味甘酸，益精补脑。"《经史证类备急本草》："主骨节风，头眩，去死肌，变白，散水气，润五脏，不饥。生新罗。如小栗，三角，其中仁香美，东夷食之当果，与中土松子不同。"《本草纲目》："甘，小温，无毒。"

分　类

古籍中将松子按地域分为南松、北松，或分为新罗松子、云南松子、中国松子等。

药　性

松子性味甘，小温，无毒，归肺、胃、大肠经，有祛风散寒，益气养血，润肺止咳，润燥通便等功效，主治风痹、头眩、死肌、虚羸少气、燥结咳嗽、肠虚便秘等。

附　方

1. 肺燥咳嗽　苏游凤髓汤，松子仁30g，胡桃仁60g，研膏，和熟蜜半两收之。每服二钱，食后沸汤点服。

2. 小儿寒嗽或雍喘　松子仁五个，百部（炒）、麻黄各3g，杏仁四十个（去皮尖），以少水略煮三五沸，化白砂糖丸芡子大。每食后含化十九，大妙。

3. **大便虚秘** 松子仁、柏子仁、麻子仁等分，研泥，溶白蜡和，丸梧桐子大。每服五十九，黄芪汤下。

注

目前认为，大便溏稀、咳嗽痰多者忌用；因松子油脂丰富，胆功能严重不良者应慎食。另外松子最好放在密封的容器里，避免高温、受潮而变质，存放时间长的松子会产生"油哈喇"味，不宜食用。

现代研究

松子中富含油脂，可润肠通便；富含不饱和脂肪酸，可预防心脑血管疾病；含大量矿物质，可强壮筋骨，消除疲劳；含大量维生素 E，可软化血管、延缓衰老、润泽皮肤等。

椰子

椰子，古代又名越王头、胥余，是热带地区常见水果，一般皮可入药（图6-20）。

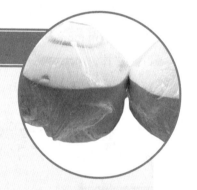

图6-20 椰子

历代论述

《经史证类备急本草》："椰子皮，味苦，平，无毒。止血，疗鼻衄，吐逆霍乱，煮汁服之。壳中肉，益气去风。浆，服之主消渴，涂头益发令黑。"《本草衍义》："取其壳为酒器，如酒中有毒，则酒沸起。"《本草蒙筌》："椰子，味甘、苦，气平。无毒。"

药性

　　椰子瓤性味甘、平，无毒，益气、祛风，食之不饥，令人面泽。椰子浆性味甘、温，无毒，有生津、祛风热、乌发的功效，可治消渴，吐血水肿等，外涂可乌发。椰子皮性味苦、平，无毒，有止血、止呕、止泻、止痛等功效，主治鼻衄，吐逆霍乱，猝心痛等。壳有止痛的功效，可治疗杨梅疮筋骨痛。

附方

1. 养颜止咳　椰青鸡，将青椰子取汁起肉，用椰子汁煮鸡（最好不要加水），并加入嫩嫩的椰子肉，只加盐调味。
2. 补益养生　椰子糯米炖鸡，椰肉切碎，加鸡肉和糯米，蒸熟后饮食。

注
　　古籍中有记载"多食动气也"。

现代研究

　　椰子中含有大量的蛋白质、维生素 B、维生素 C 以及维生素 E 等，可促进胃肠的消化与蠕动，增长气力。椰子可润肠通便，可缓解便秘。

榧子

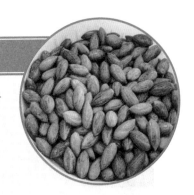

　　榧子，古籍中又名柀子、玉榧、玉山果等（图 6-21）。

图 6-21　榧子

历代论述

《名医别录》："榧实，味甘，无毒。主治五痔，去三虫，蛊毒，鬼注。生永昌。"《本草纲目》："榧实，榧生深山中，人呼为野杉。"《本草征要》："味甘，性平，无毒。入肺经。反绿豆。杀百种之虫，手到而瘥，疗五般之痔，频尝则愈。消谷食而治咳，助筋骨而壮阳。"《本草通玄》："榧子，消谷进食，杀虫化积，止嗽助阳，疗痔止浊。"《本草撮要》："榧子，味甘涩平。入手足阳明经。功专杀虫消积。多食引火入肺。反绿豆。寇氏云多食润肠。"《本草分经》："榧子，甘涩平，杀虫消积，多食引火入肺，使大肠受伤。"《饮膳正要》："榧子，味甘，无毒。主五痔，去三虫，蛊毒鬼痓。"

分　类

有牝牡，牡者华，牝者实。

药　性

榧子性味甘涩、平（或热），无毒，有杀虫、开胃、助筋骨，行营卫等功效，主治五痔、咳嗽白浊等。

附　方

1. 治脱发　榧子三个，胡桃二个，侧柏叶 30g，捣浸水梳头。
2. 治猝吐血出　先食蒸饼两、三个，以榧子为末，白汤服。
3. 治失音　榧实半两，芜荑一两，杏仁、桂各半两，为末，蜜丸弹子大，含咽。

注
　　榧子多食，能消谷（《食疗本草》）。榧子食之过多则滑肠。(《本草衍义》)

现代研究

榧子含脂肪油、棕榈酸、硬脂酸、油酸、亚油酸的甘油酯、甾醇。又含草酸、葡萄糖、多糖、挥发油、鞣质等，有杀虫、润泽皮肤、预防眼睛干涩以及收缩子宫等功效。

白果

银杏的种子称为白果，外形和杏子相似，因为含有很多丁酸，闻起来像是腐败的奶油。也有人对果浆中的成分过敏，发痒长水泡，故清洗果实的时候需要戴手套。种子剥出烧熟可以吃，是中国和日本的传统食物（图6-22）。

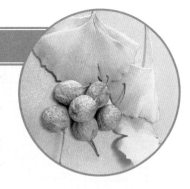

图 6-22　白果

历代论述

中医古籍中有关银杏的最早记载，是将其作为食物收录于元代的《饮膳正要》。《本草纲目》："熟食温肺益气，定喘嗽，缩小便，止白浊；生食降痰，消毒杀虫。"《本草再新》："补气养心，益肾滋阴，止咳除烦，生肌长肉，排脓拔毒，消疮疥疽瘤。"

分　类

银杏的品种有佛手银杏类、梅核银杏类、马铃银杏类、桐子果和大马铃等。佛手银杏类即为长白果，重约3g，种子为倒卵形状；梅核银杏类即为圆白果，重约2g，种子形状为圆形或近似心脏形；马铃银杏类为中间型；桐子果为栽培变种。

药　性

味甘苦涩，性平，有小毒，入肺、肾经。主敛肺气，定喘嗽，止带浊，缩小便，消毒杀虫。主治哮喘，痰嗽，梦遗，白带，白浊，小儿腹泻，虫积，肠风脏毒，淋病，小便频数，以及疥癣、漆疮、白癜风等病症。

附　方

1. 寒嗽痰喘　用白果七个煨熟，以熟艾作成七丸，每果中放入艾丸一颗，纸包再次煨香，去艾吃下。

2. **哮喘痰嗽**　用白果五个、麻黄9g、甘草（炙）6g，加水250ml，煎好备用，病发时临时服用，此方名"鸭掌散"。

3. **咳嗽失声**　用白果仁60g，白茯苓、桑白皮各30g，乌豆60g（炒），蜂蜜200g，一起煮熟，晒干后，再用人乳汁适量拌湿，九蒸九晒，做成丸子，如绿豆大，每服三五十九，开水送下。极效。

4. **小便频数**　用白果十四枚，一半生用，一半煨用，食之有效。

5. **小便白浊**　用生白果仁十枚，擂水服。一天服一次。病愈为止。

6. **赤白带下**　用白果、莲肉、江米各15g，胡椒5g，共研为末，以乌骨鸡一只，去肠填药，瓦器煮烂，空腹服下。

7. **肠风下血**　用白果煨熟，出火气后，米汤送服。

8. **虫牙**　用生白果每饭后嚼1～2个，有效。

9. **手足皲裂**　用生白果嚼烂，每夜涂搽。

10. **头面癣疮**　用生白果仁切断，频频搽患处，直至病愈。

11. **乳痈溃烂**　用银杏仁200g，以100g研酒服，以100g研敷患处。

注

白果不能生吃，熟的一天最多食4～5颗，食10～50颗会有中毒风险。中毒后先有恶心、呕吐、腹痛、腹泻、食欲不振，随即开始烦躁不安、恐惧怪叫，逐渐四肢无力，甚至发生呼吸困难、肺水肿和昏迷。接触核仁和肉质外皮还可能引起皮炎。

现代研究

根据现代医学研究，银杏具有通畅血管、改善大脑功能、延缓老年人大脑衰老、增强记忆能力、治疗老年痴呆症和脑供血不足等功效，银杏还可以保护肝脏、减少心律不齐、防止过敏反应中致命性的支气管收缩，也可用于哮喘、移植排斥、心肌梗死、中风、器官保护和透析等。

附：银杏叶

银杏叶，别名白果叶。银杏是一种具有很高药用价值的植物，银杏树为古老的树种，它是神奇的医疗之树，二亿五千多年前侏罗纪恐龙掌控地球时，银杏已经是最繁盛的植物之一。地球生命历经千亿年的变动，尤其是第四世纪冰川覆盖之后，只有银杏仍保持它最原始的面貌，在演化生物学史上被称为"活化石"。其叶、果实、种子均有较高的药用价值，其药理作用不断被认识，临床应用范围逐步扩大。

历代论述

《本草品汇精要》："叶为末，和面作饼，煨熟食之，止泻痢。"《本草撮要》："叶辟诸虫。"

药　　性

甘、苦、涩，平。归心、肺经。

附　　方

1. 治冠心病、心绞痛　白果叶、瓜蒌、丹参各 15g，薤白 12g，郁金 9g，生甘草5g。煎服。(《安徽中草药》)

2. 治冠心病、心绞痛　银杏叶、首乌、钩藤各 6g，制成片剂，一日量，吞服；或银杏叶水煎浓缩成浸膏片（每片含黄酮量约 2mg，相当于生药 0.5g），每次舌下含服 12 片，每日 3 次。(《全国中草药汇编》)

3. 治高胆固醇血症　银杏叶提取主要成分黄酮，制成糖衣片，每片含黄酮14mg，每次 4 片，每日 3 次。(《全国中草药汇编》)

4. 治泻痢　（银杏）叶为末，和面作饼，煨熟食之。(《本草品汇精要》)

5. 治小儿肠炎　银杏叶 3 ～ 9g。煎水擦洗患儿脚心、手心、心口（巨阙穴周围），严重者擦洗头顶，每日 2 次。(《全国中草药汇编》)

6. 治雀斑　采白果叶，捣烂，搽，甚妙。(《滇南本草》)

7. 治灰指甲　银杏叶 20g，煎水洗。(《中草药学》)

8. 治鸡眼　鲜银杏叶 10 片。捣烂，包贴患处，两日后呈白腐状，用小刀将硬丁剔出。(《中草药学》)

9. 治漆疮肿痒　银杏叶、忍冬藤。煎水洗，或单用银杏叶煎洗。(《中草药学》)

注

多食会中毒，引发肌肉抽搐，瞳孔放大。孕妇与儿童更要谨慎。

荸荠

荸荠，中药名。为莎草科荸荠属植物荸荠的球茎及地上部分。全国各地都有栽培。球茎具有清热止渴，利湿化痰，降血压之功效，常用于治疗热病伤津烦渴，咽喉肿痛，口腔炎，湿热黄疸，高血压，小便不利，麻疹，肺热咳嗽，痔疮出血。地上全草具有清热利尿之功效，常用于呃逆，小便不利（图6-23）。

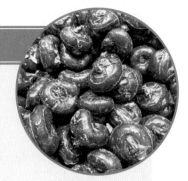

图6-23 荸荠

历代论述

《本草纲目》："按王氏博济方，治五积、冷气攻心、变为五膈诸病，金锁丸中用黑三棱。注云：即凫茈干者。则汪氏所谓消坚之说，盖本于此。"

药　性

荸荠性寒，具有清热解毒、凉血生津、利尿通便、化湿祛痰、消食除胀的功效，可用于治疗黄疸、痢疾、小儿麻痹、便秘等疾病；荸荠含有一种抗菌成分，对降低血压有一定效果，这种物质还对癌症有防治作用。

附　方

1. 治太阴温病，口渴甚，吐白沫黏滞不快者　荸荠汁、梨汁、鲜苇根汁、麦冬汁，藕汁（或用蔗浆）。临时斟酌多少，和匀凉服，不甚喜凉者，重汤炖温服。（《温病条辨》）

2. 治咽喉肿痛　荸荠绞汁冷服，每次150ml。（《泉州本草》）

3. 治下痢赤白　取完好荸荠，洗净拭干，勿令损破，于瓶内用好烧酒浸之，黄泥密封收贮。遇有患者，取二枚细嚼，空心用原酒送下。

4. 治黄疸湿热，小便不利　荸荠打碎，煎汤代茶，每次120g。（《泉州本草》）

5. 治腹满胀大　乌芋去皮，填入雄猪肚内，线缝，砂器煮糜食之，勿入盐。（《本草经疏》）

6. 治痞积　荸荠于三伏时以火酒浸晒，每日空腹细嚼七枚，痞积渐消。(《本经逢原》)

7. 治寻常疣　将荸荠掰开，用其白色果肉，摩擦疣体，每日 3 ~ 4 次，每次摩至疣体角质层软化，脱掉，微有痛感并露出针尖大小的点状出血为止。连用七至十天。(《中华皮肤科杂志》)

8. 治小儿口疮　荸荠烧存性，研末掺之。(《师古斋汇聚简便单方》)

9. 预防流感　鲜荸荠 250g，甘蔗 500g，切段，入锅煎煮，熟而食之，有清热消炎，生津止渴之效，适于发热后期之心烦口渴和低热不退，还可预防流感。

注 ....

儿童和发热病人最宜食用。全身水肿，小便不利或小便短少时也宜食用。癌症患者（主要是肺癌和食管癌之人）宜食用。宿醒未解或湿热黄疸者食用可减轻症状。发热口渴、慢性气管炎、咳嗽多痰、咽干喉痛、消化不良之人食用可润喉清嗓。

由于荸荠性寒，女子月经期间、脾胃虚寒以及血虚、血瘀者应该慎用。小儿遗尿以及糖尿病患者也不宜食用。

现代研究

现代药理研究发现，荸荠含有丰富的蛋白质、糖类、脂肪，以及多种维生素和钙、磷、铁等矿物质，有清热生津、利咽化痰之功。对热病烦渴、便秘、阴虚肺燥、痰热咳嗽、咽喉肿痛、肝阳上亢等病症有很好的辅助治疗作用。有研究发现，荸荠中含有的一种抗病毒物质，能用于预防流脑及流感的传播。此外，常吃荸荠还有利于麻疹、急慢性咽炎的预防，对咽炎患者有帮助。但由于荸荠性寒、不易消化，多食易腹胀，故儿童及消化能力弱的人不宜多吃，脾肾虚寒的人也应慎用。荸荠在食用前一定要去皮洗净，因为荸荠生长于水田中，皮上会聚集有害的生物排泄物和寄生虫，否则可能会感染疾病。

附：荸荠皮

荸荠皮，荸荠的外皮，功效有清热生津，凉血止毒，还能够补充身体的各种维生素以及微量元素。荸荠皮当中含有大量的木薯淀粉以及粗蛋白，适量服用有利尿的作用。

历代论述

《随息居饮食谱》："甘寒。清热，消食，析醒，疗膈杀疳，化铜辟蛊，除黄泄胀，治痢调崩。以大而皮赤，味甜无渣者良，风干更美。多食每患胀痛，中气虚寒者忌之。煮熟性平，可入肴馔，可御凶年。澄粉点目，去翳如神；味亦甚佳，殊胜他粉。"

药　性

甘，微寒。入肺、胃、大肠经。

菱

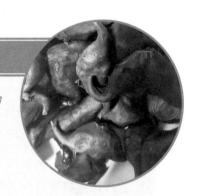

菱，菱科、菱属一年生浮水水生草本植物（图6-24）。

图6-24　菱

历代论述

《滇南本草》："治一切腰腿筋骨疼痛，周身四肢不仁，风湿入窍之症。"《滇南本草图说》："醒脾，解酒，缓中。"《本草纲目》："解暑（及）伤寒积热，止消渴，解酒毒、射罔毒。"

分　类

小白菱，产地一般在中国南部地区，但是它的肉质比较硬，和其他菱一样，淀粉的含量非常多，可以吃熟食。

大青菱，和其他不一样的是，它的品质并没有很高，但是果形大，性价比更高。

水红菱，它的产地位于浙江杭州以及嘉兴一带。它和小白菱不一样的是它的菱肉含水量多，但是含淀粉稍少，而甜度较高。

邵伯菱，它的产地和水红菱的产地有着一些相似之处，位于江苏里下河地区。同时它的口感也是非常的棒，是很多喜欢菱角的人的首选。

药 性

味甘、性凉。归脾、胃经。功能主治：健脾益胃，除烦止渴，解毒。主脾虚泄泻，暑热烦渴，饮酒过度，痢疾。

果实（菱）：甘，凉。生食：清热解暑，除烦止渴。熟食：益气，健脾。

茎（菱茎）：甘、涩，平。用于胃溃疡、多发性疣赘。

叶（菱叶）：用于小儿马牙疳、小儿头疮。

果壳（菱壳）：甘、涩，平。收敛止泻，解毒消肿。用于泄泻、痢疾、便血、胃溃疡；外用于痔疮、天疱疮、黄水疮、无名肿毒。

果柄（菱蒂）：用于溃疡病、皮肤疣、胃癌、食管癌、子宫癌。

附 方

1. 治脱肛　先将麻油润湿肠上，自去浮衣，再将风菱壳水净之。
2. 治头面黄水疮　隔年老菱壳，烧存性，麻油调敷。
3. 治指生天蛇　风菱角，灯火上烧灰存性，研末，香油调敷。未溃者即散，已溃者止痛。

注

患疟、痢者勿食。

现代研究

菱角含有丰富的淀粉、蛋白质、葡萄糖、不饱和脂肪酸及多种维生素，如维生素 B_1、维生素 B_2、维生素 C，还含有胡萝卜素及钙、磷、铁等微量元素。菱角是菱科、菱属，是一年生草本水生植物菱的果实，菱角皮脆肉美，蒸煮后剥壳食用，亦可熬粥食。菱角含有丰富的蛋白质、不饱和脂肪酸及多种维生素、微量元素，具有利尿通乳，止渴，解酒毒的功效。

附：菱角

菱角，有健脾和胃、生津止渴的功效，是菱科植物菱的果肉。

历代论述

《本草拾遗》记载菱角"补脾胃，强腰膝，健力益气，行水，去暑，解毒"。

药　性

果实：味甘，性凉。壳：味甘、涩，性平。茎：味甘、涩，性平。入大肠、胃经。

附　方

1. 妇女月经过多　鲜菱肉150g，红糖，将鲜菱肉打碎，加水适量煎，去渣。调红糖服。
2. 水泡、天疱疮、头面黄水疮　菱角壳，麻油适量，将菱角壳烧炭存性，每次用适量，调麻油涂患部。
3. 夏天伤暑、烦渴、乏力　菱角粉，白糖适量，将菱角粉及白糖，加少量冷开水共调匀。再取滚开水（沸开水）冲泡成糊状食之。

注
　　尽量不生吃菱角、荸荠、莲藕，也不要用牙齿啃皮。在生吃前一定要充分洗擦去皮，最好用开水烫泡几分钟或在阳光下晒过一天后再吃。接触过水生植物或污水时要洗干净手，防止囊蚴污染。

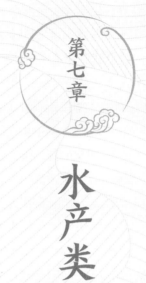

第七章

水产类

我国水产资源丰富，水产品的种类繁多，且各具不同的特点。许多水产品具有很高的营养价值和药用价值，是广大人民群众喜爱的主要副食品之一，也是人们摄取动物蛋白质的一个重要来源。水产品包括各种鱼类、藻类以及蟹、虾、贝类，它们大多与人类的饮食和健康有关。

鱼，有淡水鱼和海水鱼两大类，品种较多，自古以来鱼即为人类的重要食品之一。我国人民常食的鱼有鲤鱼、鲫鱼、黄鱼、带鱼、鳗鱼、青鱼、梭鱼、白鱼以及鲢鱼、鳙鱼等。这些鱼的肉不仅味道鲜美，而且营养极为丰富。鱼肉的蛋白质含量较同量的其他肉类多 20% 左右，而且容易被人体消化吸收。鱼的脂肪含量约为 5%，适合高脂血症和动脉硬化的患者食用。鱼所含矿物质如钙、磷等也比其他动物多；海产鱼含碘质，对防治甲状腺肿大很有益。另外，鱼类还含有维生素 A、维生素 D，这对婴幼儿生长发育有重要的作用。中医认为：不同种类的鱼，因其性味有异，其保健作用也各具特点。鱼子为诸鱼之子，有治疗目中障翳之功。鱼脂为诸鱼之油，其味甘温有小毒，有去翳治盲之功。

鲤鱼

鲤鱼又名赤鲤鱼，食用价值为诸鱼之首。鲤鱼肉内含有蛋白质、脂肪和各种氨基酸。鲤鱼全身能入药（图 7-1）。

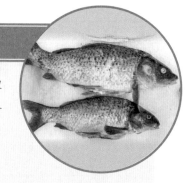

图 7-1　鲤鱼

历代论述

《本草纲目》记载了鲤鱼利小便、消肿胀，可治疗黄疸、脚气喘嗽等病。作鲙则性温，能去痃结冷气之病。烧之则从火化，故能发散风寒，平肺通乳，解肠胃及肿毒之邪。《本草求真》记载了鲤有治水之功，甘能入脾，可治水肿脚气等病症。

药 性

其性味甘、平，有利水、消肿、下气、通乳之功效。

附 方

1. 由各种原因引起的水肿、尿少、胀满 鲤鱼一尾加赤小豆90g同煮，食之；也可用大鲤鱼一尾加醋60g煮食。

2. 消渴 鲤鱼一尾，洗净破肚去内脏，加明矾末9g纳入腹中，外裹以薄纸和黄泥，用文火煨熟，去泥，随粥食下。属上消者宜食鱼头，属下消者宜食身尾。

3. 习惯性流产、先兆流产 鲤鱼一尾与阿胶珠15g、糯米90g同煮，可医治胎动不安。

4. 妊娠期间羊水过多或浮肿 鲤鱼一尾加生姜3片、茯苓皮30g煮食，隔日一次，连食5天。

5. 气喘、咳嗽 鲤鱼一尾，去鳞，裹以薄纸煨熟同糯米粥空腹食。

6. 性功能低下（阳痿、遗精、早泄） 鲤鱼胆、雄鸡胆、雀卵各一枚，调匀分七份，每晚食一份，有辅助治疗作用。

7. 癫痫患者肌肉抽搐、神经官能症、更年期综合征 食鲤鱼脑髓，有安神镇静功用。

注 ....

《本草衍义》：“《素问》曰：‘鱼，热中。’王叔和曰：‘热即生风。’食之，所以多发风热，诸家所解并不言。《日华子》云‘鲤鱼凉’，今不取，只取《素问》为正。”故风家、内热重者应避免过多食用鱼肉。

现代研究

鲤鱼富含蛋白质、胱氨酸、精氨酸、维生素等多种营养成分。

鲫鱼

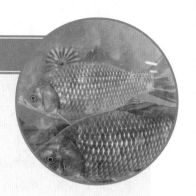

鲫鱼生于浊水之中，喜偎泥，不食杂物，以土气生，能补胃弱、调中、健脾利湿。乌背者味最美，以夏季多食为益（图7-2）。

图 7-2　鲫鱼

历代论述

《本草经疏》记载鲫鱼是食补佳品，具有补益脾土之功："鲫鱼入胃，治胃弱不下食；入大肠，治赤白久痢、肠痈。脾胃主肌肉，甘温能益脾生肌，故主诸疮久不瘥也。鲫鱼调胃实肠，与病无碍，诸鱼中惟此可常食。"《医林纂要探源》："鲫鱼性和缓，能行水而不燥，能补脾而不濡，所以可贵耳。"《本草备要》："诸鱼属火，独鲫属土。土能制水，故有和胃、实肠、行水之功。忌麦冬、芥菜、砂糖、猪肝。"《本经逢原》："鲫鱼，有反厚朴之戒，以厚朴泄胃气，鲫鱼益胃气。凡煅，俱不可去鳞，以鳞有止血之功也。"

药　性

味甘、温，无毒。能补胃弱、调中、健脾利湿。

附　方

1. 体质瘦弱、食欲不振、大便溏泄　鲫鱼一尾，加生姜、食盐同煮，宜常食。

2. 多种疾病引起的水肿　大鲫鱼一尾，加赤小豆90g，同煮食，隔日一次。若治急性发作的腹水，可用鲫鱼三尾去肠留鳞，加赤小豆90g、商陆3g，纳入鱼腹中后扎紧，水煮成糜状，饮汁，隔日一次。

3. 消渴饮水　鲫鱼一尾去肠留鳞，以茶叶填满鱼腹，文火煮烂，食肉饮汤；或用纸包，炭火煨熟，食之，三日一次为佳。

4. 肠痈便脓血　用猪油煎鲫鱼成灰状服下。

5. 胸闷、呃逆　用鲫鱼一尾去肠留鳞，大蒜切片填满腹中，外裹薄纸，并封以黄泥，用炭火煨熟取肉，与和胃散12g，黄酒送下。

现代研究

临床实践证明，鲫鱼肉能防治动脉硬化、高血压和冠心病，并有降低胆固醇含量的作用。产妇食用鲫鱼，不仅可以增加营养，还能有效催乳。

青鱼

青鱼又名鲭，生于江河与湖泊，南方为多。青鱼肉性味甘平，有补肝、逐水之用，有益气化湿之功效。青鱼胆苦寒无毒，能清肝热治目赤，如急性肝炎、急性眼炎等患者食之有益。

历代论述

《本草求真》："专入肝，兼入脾。味甘性平。色青……故书载能入肝通气，入脾利水。凡人因于湿热下注，而见脚气疼肿，湿热上蒸，而见眼目不明，皆当用此调治。"《滇南本草》："味甘，性寒。无毒。治脾、肺、胃三经之气。能和中养肝明目，滋阴调元，暖肾填精。胆为眼科要药。"

药　　性

甘，平，无毒。有补肝、逐水之用，有益气化湿之功效。主治目赤肿痛及脚气湿痹、腰脚软弱、胃脘疼痛、痢疾等。

附　　方

治目赤肿痛及沙眼：用青鱼胆、硼砂、冰片、黄连为末，点眼。

注
病非风热炽盛，或由于血虚昏暗者不宜食用。食白术者忌食。

鲢鱼

鲢鱼又名白鲢、鲢子、白胖头，生活在江河、湖泊的中上层水域，是我国淡水养殖鱼类之一。鲢鱼生长速度快，1龄可长到500g，鱼腹部具有丰富的脂肪，味道鲜美。

历代论述

《本草求真》："性最急迫，开水即跳，与诸鱼性绝不相同，味甘性热。且食诸鱼之遗，故书载能补中益气。而又载其多食则有助长湿热。"

药性

鲢鱼肉味甘性温，入脾、胃二经，具有健胃补脾、除水散寒、解郁疏肝的作用。

附方

1. 肝郁不舒、腹胀腹泻、尿少浮肿、乳汁不足　鲜鲢鱼1条加生姜5片，煮食。
2. 妇女痛经　鲜鲢鱼1条加小茴香10g，煮汤，在经前食用。

注
感冒发热、口腔溃疡、大便秘结者不宜食用。鲢鱼胆含有毒素，不可食用。

鳙鱼

鳙鱼又名花鲢、胖头鱼、大头鱼、包公鱼，生活于河流、湖泊中。鳙鱼生长速度快，1龄可达500g以上，是我国主要的淡水养殖鱼类之一。鳙鱼肉肥嫩，营养价值高，含有较多的蛋白质、脂肪，尤以头部含脂肪最多，故清蒸鳙鱼头是一道名菜。

历代论述

《本草纲目》："处处江湖有之。状似鲢而色黑，其头最大，有至四五十斤者。味亚于鲢。鲢之美在腹，鳙之美在头，或以鲢、鳙为一物误矣。首之大小，色之黑白，大不相侔。"《山海经》云："鳙鱼似鲤，大首，食之已疣。"

药　　性

鳙鱼肉味甘性温，有暖胃补益之功。鱼头可医治风寒头痛、妇女头晕。鱼胆可降血压。

附　　方

1. 感受风寒，长期头疼不解　鳙鱼500g左右，加生姜5片，水煮食用，以少汗为度，连服三次。
2. 更年期妇女血压波动头晕、妇女产后头晕及失眠后头晕　鳙鱼500g左右，加入生姜5片、鲜藕90g，煮食，每周一次，连服三次。
3. 老年人体虚痰喘　宜常食鳙鱼汤。

注

鳙鱼性温，多食易发疮疥，故荨麻疹、癣病与疖肿患者不宜食用。鳙鱼胆汁含有毒素，食用时应遵医嘱。

现代研究

现代研究指出，鳙鱼肉含多种氨基酸，其中以谷氨酸含量最高。

草鱼

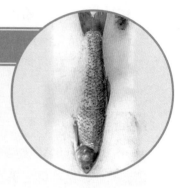

草鱼又名鲩鱼、草包鱼、草根鱼，生活在淡水域的中下层，性喜清水，以草为食，故名草鱼。草鱼体长，全身呈茶黄色，肉嫩刺少、肉质充实，含有多种营养成分，是我国淡水养殖的一个鱼种，常与青鱼、鳙鱼混养。一般食法为清蒸、清炖、红烧、糖醋，尤以熘鱼片为佳（图7-3）。

图 7-3　草鱼

历代论述

《本草撮要》："味甘温。入手足太阴经。功专暖胃和中。"

药　　性

草鱼肉性味甘、温，无毒，入脾、胃经，有暖胃和中、平肝、祛风的作用。食草鱼肠子有益眼明目的功用。

附　　方

1. 慢性胃炎　草鱼1条加生姜5片，煮汤，宜常食。
2. 老年体弱、视力不佳、产后伤血以及妇女更年期　宜常食草鱼。

注
疮癣患者应忌食草鱼。草鱼胆汁有毒，不宜滥用。

白鱼

白鱼又名鲌鱼、白扁鱼，生活于江河、湖泊中（图7-4）。

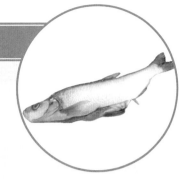

图7-4 白鱼

《本经逢原》："白鱼入肺利水，开胃下气。"《本经逢原》："《金匮》治淋病，小便不利，滑石白鱼散用之。取其佐滑石以利气，兼乱发以破血，血气通调而淋涩止矣。同枣食之令人腰痛，以其渗泄脾肾也。"《长沙药解》："味甘，入足太阳膀胱经。善行水道，最通淋涩。"

药　性

白鱼性味甘平无毒，入肺利水，开胃下气，治淋病小便不利，若佐用滑石，利气之用更佳。

鳜鱼

鳜鱼俗称桔鱼，又名花鲫鱼、鳌花，生于江河、湖泊及水库中，为典型的食肉性鱼类，也为害鱼之一。鳜鱼肉丰厚刺少，味道鲜美，为鱼中之上品。最常食的方法有红烧、糖醋或清蒸（图7-5）。

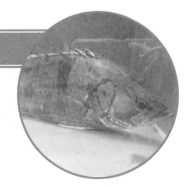

图7-5 鳜鱼

历代论述

《本草求真》中记载鳜鱼有通利之性，故有祛瘀杀虫之功："此性最疏利。凡腹内聚有恶血水盅。服此最属有效。故于痨瘵最宜。"《本草从新》："补虚劳，益脾胃，去瘀，杀虫。"

药　性

鳜鱼性味甘平、有小毒。其气厚于味，为阳中之阴，具有补虚益胃、去腹内恶血和杀虫之功，并能令人肥健，有医治肠风泻血的作用。

附　方

1. 脾胃虚弱、大便溏泄、病后恢复　食清蒸鳜鱼有养胃健脾之效。
2. 产后腹水、恶露不多及经少、痛经　食用鳜鱼。
3. 小儿瘦弱或患肠寄生虫　食鳜鱼有益。

注

鳜鱼有补性，故患风湿者不宜食，以免留湿之弊。

大马哈鱼

大马哈鱼又名大麻哈鱼，是一种大型凶猛的鱼类，产于我国黑龙江流域，也是一种名贵的鱼种，其体大肥壮，肉味鲜美，含有丰富的脂肪。大马哈鱼除供鲜食之外，尚可盐渍、熏制，各具特殊风味，民间有用咸马哈鱼煮豆腐的习惯食法。鱼卵营养价值尤高，经加工后即为海味中的"红鱼子"。

药　性

大马哈鱼也可药用，有补虚、暖胃、医治消化不良的功效。如素患脾胃虚弱者以及老年消化能力差者，可与稀粥同食，和中之力尤佳。

现代研究

大马哈鱼富含 N–3 脂肪酸，这种 N–3 脂肪酸能使心脏细胞保持镇定，从而降低心脏的跳动节奏，有效起到降低血压的作用。

鳝鱼

鳝鱼生长于河湖、沟渠及稻田的泥穴中，夏出冬蛰，体色微黄或橙黄色，故又名黄鳝；体细长如蛇形，滑润多涎，无鳞，无鳍（图7-6）。

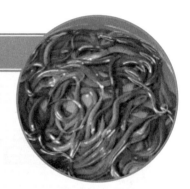

图7-6　鳝鱼

历代论述

《本草纲目》："鳝善穿穴，无足而窜，与蛇同性，故能走经脉疗十二风邪，及口、耳目诸窍之病。风中血脉，则口眼㖞斜，用血主之，从其类也。"《本草从新》："甘、大温，补五脏，除风湿；尾血、疗口眼㖞斜。"

药　性

甘，大温，无毒。孙思邈曰：黑者有毒。鳝鱼性温能补五脏，故列为上品。鳝鱼有补虚损，除风湿、强筋骨之功。

鳝鱼头，味甘无毒，五月份烧灰，有治疗痢疾及消渴的功效。

附 方

1. 产妇食鳝鱼有补益之利，有排瘀除秽之用，以煮食饮汤为佳。

2. 阳痿、早泄　食鳝鱼有助阳之力。

3. 鳝鱼 500g、黄芪 30g 同煮食，能提高人之体质，且强壮筋骨。

4. 肾虚、腰腿冷痛　黄鳝 250g 切段，瘦猪肉 250g，加调料及适量黄酒蒸熟，暖卧取汗则效。

注

凡病属虚热者不宜食鳝鱼。

现代研究

鳝鱼含有降血糖和调节血糖的物质，故糖尿病人常食有益。

泥鳅

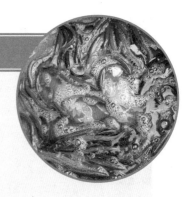

泥鳅又名鳛、鳅鱼，栖于湖泊、池塘、沟渠和水田中。泥鳅滑涎具有很强的抗菌消炎作用，用于外科急性炎症有良好效果（图 7-7）。

图 7-7　泥鳅

历代论述

《滇南本草》记载泥鳅具有补脾益气、治诸疮百癣之功效："味甘、淡，性平。煮食，主治五劳、五热，小儿脾胃虚弱，久服可以健胃补脾，令人白胖。治诸疮百癣，通血脉而大补阴分。"《本草求真》中又提出其祛风之功："专入经络，兼入肝肾。禀土阳气以生。性善穿穴。力坚而锐。无足能窜……故书皆载通经达络，能治十二经风邪。"

药　性

甘、平、无毒。有暖中益气、醒酒、解消渴之功。

附　方

1. 消渴喜饮　泥鳅十尾，去头、尾，阴干后烧灰，同等量的干荷叶共研细末，每早晚各食 6g。
2. 阳痿　泥鳅煮食，隔日一次，连服十次。

注

泥鳅忌狗肉。

鲥鱼

鲥鱼又名瘟鱼。年年初夏时则出，余月不复有，故名。鲥鱼味极甘美，以带鳞蒸食为佳（图 7-8）。

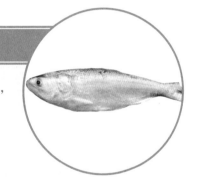

图 7-8　鲥鱼

历代论述

《本经逢原》记载鲥鱼有温中补益之功，且其鳞片经过处理后对汤火伤有一定疗效：“鲥鱼性补，温中益虚而无发毒之虑。其生江中者大而色青，味极甘美；生海中者小而色赤，味亦稍薄。观其暗室生光，迥非常鱼可比，其鳞用香油熬涂汤火伤效。”《日用本草》：“凡食（鲥鱼），不可煎熬，宜以五味同竹笋、荻芽带鳞蒸食为佳。蒸下五味汁，以瓶盛埋上中，遇汤火伤取涂甚效”。

鲥鱼性味甘温无毒，有温中益虚之功，且无发毒之虑。

黄花鱼

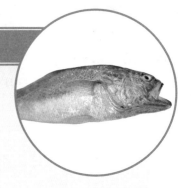

黄花鱼又名石首鱼，俗名黄鱼，干者名曰白鳌。因白鳌无脂不腻，其性不热，入肠胃宽中消食止痢，故白鳌烤食有消夜食、治暴下痢疾之效（图7-9）。

图7-9　黄花鱼

历代论述

《本经逢原》："石首鱼生咸水中，而味至淡，故诸病食之无助火之虞。"

药　　性

甘、平、无毒。益气健脾、消食开胃。

带鱼

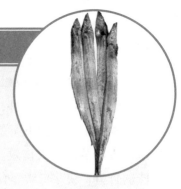

带鱼又称刀鱼、裙带鱼，为高脂肪鱼类，每百克带鱼肉中含脂肪7.4g。带鱼肉味鲜美，质嫩，营养丰富。带鱼的食法较多，如清蒸、干炸、红烧等，也可盐渍保存。脾胃虚弱者宜食清蒸或红烧带鱼（图7-10）。

图7-10　带鱼

《本草拾遗》："带鱼出海中，形如带，头尖尾细，长者至五、六尺大小不等，无鳞，身有涎，干之作银光色，周身无细骨……味甘性平，和中开胃。多食发疥。"

注

带鱼脂肪含量多，故妊娠晚期及高脂血症、肥胖、脂肪肝患者，以少食为宜。急性发作的皮肤病患者应忌食。

银鱼

银鱼又名鲙残鱼、大银鱼，产于山东至浙江沿海地区，大者长 10 ~ 14cm。身圆无鳞，洁白如银，为鱼中之上品。银鱼鲜食最美，曝干亦佳，常做美食。动脉硬化、高脂血症、浮肿等病症者及妊娠妇女、老年人食之均有益（图 7-11）。

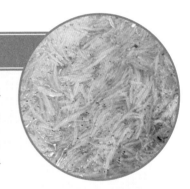

图 7-11　银鱼

历代论述

《本草纲目》："作羹食，宽中健胃。"《日用本草》："宽中健胃，合生姜作羹佳。"《医林纂要探源》："补肺清金，滋阴，补虚劳。"

药　性

银鱼性味甘平，无毒，有宽中健胃、益肺，利水之功，而无油腻伤中之患。

比目鱼

比目鱼为蝶形目鱼类的总称，包括鳒、鲆、鲽、鳎、舌鳎各科鱼类（图7-12）。

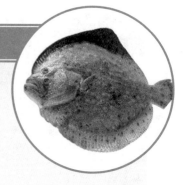

图7-12　比目鱼

历代论述

《本经逢原》记载比目鱼有补气之功，但多食易助湿热："比目形如箬叶，故俗以是称之。"

药　性

比目鱼性味甘平、无毒，有补气之说，而多食有动气之弊。

鱼鳔

鱼鳔又名鳔、鱼浮、鱼白、鱼胶，系名贵的海产品之一，主要为大黄鱼、小黄鱼、鲤鱼的鱼鳔（图7-13）。

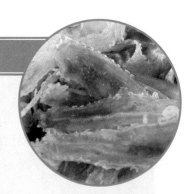

图7-13　鱼鳔

历代论述

《本草纲目》记载鱼鳔用火烧后食用，有治疗风痉、呕血、瘀血等病症的功效："烧存性，治妇人产难，产后风搐，破伤风痉，止呕血，散瘀血，消肿毒。"《本草拾遗》："主竹木入肉经久不出者，取白敷疮上四边，肉烂即出刺。"

药　性

鱼鳔性味甘平，具有滋补肝肾之阴、止血、散瘀、消肿等功用。如患有呕血不止或产后搐搦等症者，均可食之。

附　方

呕血不止或产后搐搦等症：煮汤，或用香油炸酥压碎，每服6g，早晚各服一次。

注

胃呆痰多者忌服。

大鲵

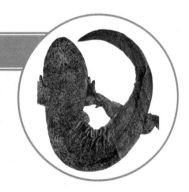

又名娃娃鱼，属两栖纲大鲵科，栖息山谷溪水中，以鱼、蛙、虾等为食。列入《世界自然保护联盟濒危物种红色名录》——极危（CR）（图7-14）。

图7-14　大鲵

附　方

病后体弱、气血不足、头晕、失眠者　可用大鲵250g、浮小麦30g、百合20g，调料适量，同煮食；或与大枣20枚同炖服。

乌贼

乌贼又名墨斗鱼、乌鲗，干者叫明鱼。体形似革囊，口在腹下，八足聚生口旁，背有一骨即药用的海螵蛸。虽味美，有动风之弊（图7-15）。

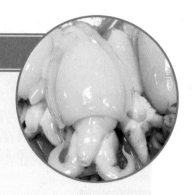

图 7-15 乌贼

历代论述

《本草纲目》："益气强志，益人，通月经。"

药　性

乌贼肉酸，平，无毒。有益气走血之功，故又为治血症的要品。

附　方

1. 妇女月经过多或月经先期　常食乌贼，有止血调经及减少血量的效用。
2. 妇女带下清稀、腰痛、尿频　食乌贼有益。
3. 男子遗精、尿频、腰痛　宜常食乌贼。
4. 平时常感心烦、腰痛及其他原因引起的吐血、皮下出血、尿血、便血　宜食乌贼。

注

乌贼肉及海螵蛸具收敛之性，故尿道炎、盆腔炎及月经量少患者不宜食。

蟹

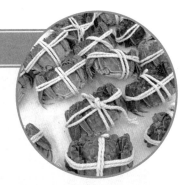

又名螃蟹，水生节肢动物，种类很多，体积大小不等，有河蟹、海蟹、湖蟹之分。食蟹的方法也较多，如生烹、盐藏、酱汁浸，味道均很鲜美（图7-16）。

图 7-16 蟹

历代论述

《神农本草经》记载蟹性寒，能有祛邪退热等功效："味咸，寒，有毒。治胸中邪气，热结痛，喎僻，面肿。"《药性切用》："酸寒散结，破血通经。味最鲜洁，多食伤中、动风。生捣可涂漆疮。蟹爪：堕胎。海味浊性重，动风、伤胃尤甚，孕妇均当禁忌。"《本草经疏》："蟹味咸气寒，入足阳明，足厥阴经。经曰：热淫于内，治以咸寒。故主胸中热结痛也。喎僻者，厥阴风热也，面肿者，阳明热壅也，解二经之热，则筋得养而气自益，喎僻面肿俱除矣。咸走血而软坚，故能解结散血。愈漆疮者，以其能解漆毒故也。"

药 性

咸，寒，有毒。有散结化瘀、通经脉、退诸热之力。

附 方

1. 胸中烦热、口渴便秘、尿赤　食蟹，有去胃热、消食通便之功。若少佐米醋尤能除烦。

2. 胸腹胀满、月经量少或闭经　食蟹，可取其通瘀散结之力，同饮黄酒少许，更能舒通血脉。

3. 夏季关节肌肉疼痛、有灼热发胀感，或大便秘结不畅，阴亏津少之虚热象，食蟹最佳，取其通经络、退热、续筋骨之效用。

4. 急性黄疸性肝炎　食蟹，少佐以醋有助效力，能散肝经瘀热，去黄疸。

5. 漆疮、火烫伤、乳痈　生捣螃蟹外敷。

注

蟹性较寒，素患脾胃虚弱者不宜多食，食之应佐以姜末为宜；月经过多、痛经、妊娠妇女和各种出血病、急性炎症的患者都应忌食。食蟹时应忌柿、荆芥。

龟

又名乌龟，乌龟的背、腹均有硬壳，由小角板排列而成，为药用的"龟板"。中医认为："龟鹿灵而寿，龟禀北方之气而生，乃阴中之至阴之物，专行任脉，上通心气，下通肾经，故能补阴治血、治劳。"

历代论述

《名医别录》述龟肉具有滋补之功："肉作羹，大补。"《本草求真》记载龟板入心、肾二经，五行应水，具有潜阳之功："龟板专入肾。兼入心。甘咸微寒。禀北方之气而生。乃阴中至阴之物。入足少阴肾经。兼龟性有神。故能入心以通肾。"

分　类

龟种类较多，有产于水中的褐色水龟和产于山中的黄色秦龟，以及绿毛龟、山龟等。

药　性

龟肉味甘酸，性温，功能益阴补血。主劳热骨蒸、久疟、血痢、肠风下血、筋骨疼痛，为医治痛风要药。

龟板性味甘平，功能滋阴潜阳，益肾强骨，养血补心，尤医阴血不足。

附　方

1. 产后失血、高烧病患之后的关节疼痛　龟肉 60g、石斛 15g、桑枝 30g，煮煎 50 分钟，饮汤食肉，每周一次。
2. 结核病　乌龟一只清蒸食下，每周一次。
3. 脑震荡后头疼、头晕，心烦发热　乌龟一只、百合 30g、钩藤 10g、川芎 3g，同煮饮汤食肉。
4. 输卵管积水、盆腔炎块　宜常食乌龟肉取其消肿软坚之力。

鳖

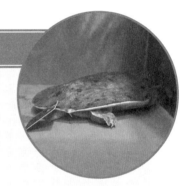

鳖又名团鱼、甲鱼、脚鱼，是一种水生动物，生于江、湖、水库、池塘和水田之中，我国各地均有出产，鳖的背甲叫鳖甲，熬成的胶称鳖甲胶（图 7-17）。

图 7-17　鳖

历代论述

鳖肉具有滋阴凉血之功，主妇女崩漏、羸瘦。《食疗本草》："主妇人漏下，羸瘦。"《本草新编》："夫龟与鳖，虽同是阴类，而性实不同……鳖性动而不静……鳖可为末以攻坚也。滋阴者，可以久服受益，攻坚者，可以暂用成功。"

药　性

鳖肉甘，平，无毒。鳖色青入肝，为厥阴血分之药，功能滋阴凉血、益阴、止疟、去瘀血。治骨蒸劳热，久疟，久痢，崩漏带下，瘰疬。

鳖甲咸，平。功能滋阴潜阳，软坚散结，退热除蒸。

附 方

1. 四肢无力、腰膝酸痛、心中烦热、遗精、失眠、午后低热　清水煮鳖，食肉。

2. 产后失血、大便秘结　鳖肉250g，百合30g，煮食。

3. 肝脾肿大　鳖肉250g，水红花子15g，水煮食之，有助消肿、去结、增加血小板的作用，每周食一次。

4. 结核病、面赤、咳嗽、午后低热、盗汗　食鳖肉。

5. 突然腰痛、辗转不利　炒鳖甲研末，早晚用黄酒冲服6g，连服3～5日。

6. 癫痫　食鳖肉，佐用食盐，若能常食有益阴镇静之力。

7. 妇女羸瘦、经少、便秘、闭经、肌肤甲错　食鳖肉，有大补阴血的效果。

8. 经前期综合征或更年期综合征　一个月内食两次鳖肉，有辅助治疗之效。

9. 十二指肠溃疡　鳖肉250g纳入猪肚内缝合后，用微火炖熟，分多次服。

注

鳖肉虽为补益之品。但不宜多食，以免引起胃弱和消化不良。

虾

虾，在江、河、湖、海中均有生长，属水生动物甲壳长尾类。虾的营养丰富，以明虾为最佳品种，可制成"对虾"，其次有白虾和青虾、毛虾等，可加工制成海米、虾米皮等。虾除食用外，亦可供药用。中医认为，虾性跳跃、生青，赤熟，风火之象，制药有补肾壮阳之力，"专入气分有通乳之效"（图7-18）。

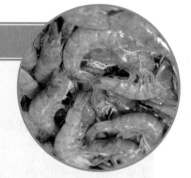

图7-18　虾

历代论述

《本草撮要》记载了虾风能胜湿、壮阳助火、白者下乳的作用。

1. 对虾　对虾又名明虾，产于海中，体长肉肥，人们习惯以"对"计算，故称为"对虾"。雌虾色白，较雄虾长；雄虾色淡黄。对虾肉味鲜美，为食物之上品，营养丰富，尤其适用于身体虚弱、营养不良、浮肿、产后乳少的人食用。

2. 白虾、青虾　白虾、青虾性味甘、温，补肾壮阳效果甚佳。

附　方

1. 腰痛、肢冷、遗精、阳痿、经少不孕　虾米250g、蛤蚧一对（去头足）、小茴香（炒）30g、花椒（炒）30g，捣碎分30份，每晚用黄酒嚼食一份。

2. 产后乳汁不足　虾米30g、瘦猪肉250g、生麦芽50g同煮，连食三天。

注

　　虾，性温补动风，故高血压患者、急性炎症和面部痤疮患者，都不宜多食。

现代研究

　　虾中含有丰富的镁，镁对心脏活动具有重要的调节作用，也能降低血液中胆固醇含量，防止动脉硬化，同时还能扩张冠状动脉，有利于预防高血压及心肌梗死。

文蛤

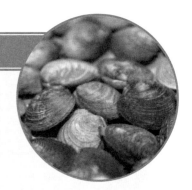

　　文蛤又名花蛤、圆蛤，生活在我国东海、南海、黄海和渤海等浅海区的泥沙中，大小不等，为蛤之上品，肉味嫩鲜，营养丰富。文蛤的常食方法有汆、燃、蒸，或作馅用。因其为性寒之物，凡阴虚有热者食之为佳（图7-19）。

图7-19　文蛤

历代论述

《本经逢原》记载文蛤具有咸寒软坚之性能功效："文蛤咸寒，走足少阴经，为润下之味，故能止渴，利小便。"《金匮要略》："其治反胃吐后渴欲饮水而贪饮者，则有文蛤汤，总取咸寒涤饮之义。"

药　性

文蛤性味咸寒，走足少阴经，有止渴、利小便、消坚去积、清肺热、止咳逆、疗胸肋疼痛以及补肾止血的功用。

附　方

1. 肺热咳嗽、痰黄质黏、甲状腺肿大、胸腹胀满、便秘　食清蒸文蛤。
2. 腰痛、下腹胀热以及性欲低下、手足心发热　空腹氽食文蛤，有清热、辅助治疗阳痿之效。
3. 青年妇女月经频至或经血过多　于月经净后三天，连食文蛤肉七天，有助清热、益阴调经之力。
4. 浮肿、身胀、口渴、尿少、大便不畅　常食文蛤。
5. 反胃呕吐、贪饮不解　饮文蛤汤，有清热止渴之功。

注

文蛤性寒，素体虚弱、大便溏泄者，应忌食。

蚌

蚌又名河蛤蜊，生在淡水中（图7-20）。

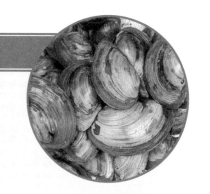

图7-20　蚌

历代论述

《本经逢原》记载蚌具有清热养肝、软坚化痰、治疗夜盲、小儿哑惊、治疗汤火伤之功效："蚌与蛤皆水产，而蛤则生咸水，色白，入肺，故有软坚积化顽痰之功。蚌生淡水，色苍，入肝，故有清热行湿治雀目夜盲之力。盖雀目则肝肾之病也。初生小儿哑惊，活蚌水磨墨滴入口中，少顷下黑粪而愈。生蚌炙水治汤火伤甚效。古方用治诸水，清神定魄，以大蚌向月取水是也。"

药　性

蚌味甘、咸，性寒，其色青入肝，故有清热养肝、软坚化痰、治疗夜盲、汤火伤之效。

附　方

治大热，解酒毒，止渴，去眼赤：蒸食蚌。

田螺

田螺，又名黄螺，生活在淡水中。李时珍曾说："螺与蚌属也，外刚内柔，水煮食之。"

历代论述

《本草纲目》："酒醉不醒，用水中螺、蚌、葱、豉煮食饮汁，即解。"《食疗本草》："田螺，大寒。汁饮疗热，醒酒，压丹石。不可常食。"《本草拾遗》："煮食之，利大小便、去腹中积热、目下黄、脚气上冲、小腹结硬、小便赤涩、脚手浮肿。生浸取汁饮之，止消渴。碎其肉敷热疮。"

药　性

田螺性味甘咸、大寒，有清暑热、利二便、治黄疸及痔漏疼痛、解一切余热的效力。

附　方

1. 急性肝炎、黄疸及小便不利　大田螺 20 个，养于净水中漂去污泥，捣碎螺壳取肉，用清水炖熟，饮汤，每日一次，若加入桃仁 12g 同煮尤佳。
2. 胃热津亏、消渴饮水、小便频数　大田螺 30 个，竹叶 20g，同煮，饮其汤。
3. 浮肿、尿少、腹胀、便秘　田螺肉煮白米粥，食之。
4. 水气肿满　大蒜、田螺、车前子等分。熬膏。摊贴脐中，水从便漩而下，数日即愈，用之有效。

注

1. 田螺性冷，过食易令人腹泻。

2. 田螺是很多寄生虫的宿主或中间宿主，食用田螺时，一定要煮熟，以防止病菌和寄生虫感染。

现代研究

田螺蛋白含量高，脂肪含量低。现代研究发现，每 100g 田螺肉含蛋白质高达 18g 以上，脂肪不足 1g，含有多种人体必需的氨基酸。田螺营养丰富，含有碳水化合物、B 族维生素、维生素 E 及钙、磷、镁、铁、锌、硒、锰等，同时它也富含钙质，对预防骨质疏松也有好处。

蚶

蚶，又名魁蛤、蚶子、毛蛤，壳为瓦楞子，蚶肉和壳均可以入药。蚶肉味鲜美，得水中之阳气，有健胃、温中、补血之效，对常年患有胃脘疼痛的人，佐少量黄酒食下尤佳。

历代论述

《食疗本草》记载蚶："蚶。温。主心腹冷气，腰脊冷风；利五脏，健胃，令人能食。每食了，以饭压之，不尔令人口干。"书中建议每次食用蚶之后，可以吃些米饭压一压蚶的热性。《医林纂要探源》记载蚶："补心血，散瘀血，除烦醒酒，破结消痰。"

分　类

蚶可分为魁蚶、泥蚶、毛蚶等多个品种。

药　性

蚶性味甘、温，归脾、胃经。蚶壳（瓦楞子）味咸，平，归肺、胃、肝经，蚶壳生用有消痰化瘀、软坚散结之功，与竹沥、瓜蒌、黄芩等搭配使用，能清肺化痰，煅制后治疗胃痛泛酸有显效。

附　方

1. 气滞血瘀、痰积所致癥瘕痞块　蚶壳火煅，醋淬 3 次，上为末，醋糊为丸，姜汤送下。也常与三棱、莪术、鳖甲等品合用行气化瘀，消癥瘕。（《济阳纲目》）
2. 胃痛吐酸水　瓦楞子（醋煅 7 次）270g，乌贼骨 180g，广皮（炒）90g，研及细末。每次开水送服 6g，日三次。

注

1. 蚶类食物应选用鲜活、水量足、色泽红、无泥沙的海产品，变色有异味的不能食用。

2. 毛蚶煮沸后食用更为安全。

现代研究

蚶类产品含有高蛋白、低脂肪、高铁、高钙，以及人体所必需的多种氨基酸等，其所含有的特殊成分牛磺酸和甜菜碱不仅能强身滋补，还能解酒排毒。蚶壳中含有碳酸钙、磷酸钙能中和胃酸，可对抗消化性溃疡。

海参

海参，属刺参科动物，中国历代医家均把海参视为治病养生之良药，临床可用于精血亏损、虚弱劳怯、阳痿、梦遗、小便频数、肠燥便艰等病症（图7-21）。

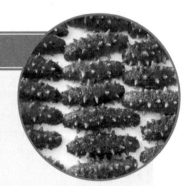

图7-21 海参

历代论述

《温病条辨》记载的新加黄龙汤方剂里，就加入了海参2条，配伍玄参麦冬滋阴润燥，以助泄热通便。《随息居饮食谱》记载海参："滋肾，补血、健阳，润燥、调经，养胎，利产。"《本草纲目拾遗》记载："海参性温补，足敌人参，故名海参。"

分　类

我国海参均为干制品，其中以"梅花参"和"方刺参"为佳。海参在渤海、黄海和福建、广东沿海的浅海海底均有生长，因其主要靠人工潜入海底捕捞，故数量不多。日本、朝鲜、东南亚等国家也有出产海参，其中以日本海参较为著名。

药　性

海参味咸，性温，入心、肺、脾、肾经，有补肾益精，养血润燥之功效。

附　方

1. 久病低热、烦热、腰痛耳鸣、遗精、尿频，经血过多、带下不止　海参4个、公鸡一只，煮烂饮汤。
2. 老年体弱、便秘、动脉硬化及脑血栓　海参4个与猪蹄2个，同煮食之。
3. 崩漏下血或皮下出血　海参2个、木耳10g，同煮食之。
4. 脑外伤后或大脑发育不良　常食海参、核桃等品，取其补肾健脑之功用。

注

1. 感冒，咳痰、气喘以及大便泄泻者均不宜食。

2. 海参富含蛋白质，应避免与富含鞣质的水果，如葡萄、柿子、石榴、山楂等同时服用，否则会影响蛋白质的消化吸收，导致腹痛恶心等不适。

3. 因海参均为干制品，故食前需要水发。水发海参时切勿见油，因油会妨碍海参吸水膨胀。常见的方法有以下两种：

加水煮开的泡发方法：水发前先用凉水浸泡一天，加水煮开，15分钟停火，再泡2小时。如体软，可剖开除去内脏及沙子，洗净后煮15分钟，之后再泡2小时，至参体无硬心为止。将参体倒入冷水或凉水中，参体会慢慢吸收水分而膨大。

泡发方法：将已用凉水浸泡的海参放入70～80℃水的暖壶中置一天，如发软即可剖取内脏，洗净去沙，若还有硬心，可换水继续浸泡至膨大。水发海参不可久放，久放易变质。

现代研究

海参是高蛋白、低脂肪、胆固醇含量很低的健康食材，所含有的氨基酸种类多达18种以上，现代研究发现海参具有众多天然活性成分，海参多糖的生物学活性主要表现在抗肿瘤、抗氧化、抗凝血及抗帕金森病等方面，对治病强身很有益处。

淡菜

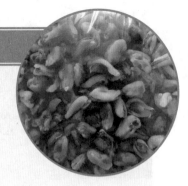

淡菜，又名壳菜、海蜌、东海夫人，俗称水菜，为贻贝科动物，产于黄海、渤海、东海等近海区。形状像珍珠母，一头小，中间衔着少许毛。味道甘美，南方人爱吃。明代医家倪朱谟认为淡菜是一味补肾填精的药食两用之物，赞叹淡菜是补虚养肾之药也（图7-22）。

图7-22　淡菜

历代论述

《日华子本草》："煮熟食之，能补五脏，益阳事，理腰，治脚气，消宿食，除腹中冷气、痃癖。"《食疗本草》："常时烧食即苦，不宜人。与少米先煮熟，后除去毛。再入萝卜，或紫苏，或冬瓜同煮，即更妙。"《本草拾遗》记载淡菜："主虚羸劳损，因产瘦瘠，血气结积，腹冷，肠鸣，下痢，腰痛，带下，疝瘕。"《本草纲目》记载淡菜："虽形状不典，而甚益人。"

药　性

淡菜性甘、温、无毒，生于咸水而味不沾咸，是消瘿瘤的专用食品，兼能补阴、养血、治劳伤。煮熟食用，能补五脏，壮阳，消食，治脚气，除腹中冷气。

附　方

1. 肾虚腰痛、遗精、手足心热、口干便秘　食淡菜有益肾补虚之力。

2. 胸闷烦热、肠鸣，带下　淡菜煮汤食。

3. 老年头晕、腰痛肢冷　淡菜300g焙干研末，与黑芝麻150g炒熟混匀，早晚各服一匙。

注

淡菜不宜久食，久食会引起脱发、阳痿。小儿不宜多食。选购鲜淡菜时，要选大小相仿、左右两壳相连、新鲜闭合的贝壳。选购淡菜干时，如颜色发黑、发暗，闻起来有异味或者臭味的淡菜不能食用。

现代研究

淡菜因其肉质细嫩、味道鲜美，营养价值较高，素有"海中鸡蛋"的美誉。干品淡菜的脂肪含量为9.3%，且大多是不饱和脂肪酸，能改善人体心血管功能，淡菜还含丰富的矿物质和维生素，有助于调节人体正常代谢、防治疾病。

石莼

石莼，又名海白菜，为石莼科植物石莼的叶状体，石莼生长在浅海的岩石上，叶片稍宽而薄，色泽碧绿，产量多且捞取方便，可以鲜食或晒干贮存，是大众较为喜食的海产品，在我国沿海地区有着悠久的食药用历史。

历代论述

《海药本草》记载石莼："主风秘不通，五膈气，并小便不利，脐下结气，宜煮汁饮之。胡人多用治疳疾。"

药　性

石莼性味甘、咸、平，入肾经。石莼能利水消肿、软坚化结，对身体有补益作用，有助于治疗水肿，颈淋巴结肿大，瘿瘤，高血压，疮疖等疾病。

附　方

小便不利：石莼30～60g，加水适量，煎服或煮汤。

注

干石莼食前应先用凉水发开，将根部石块去掉，漂洗干净，主要用于煮汤。孕妇及脾胃虚寒，内有湿滞者慎用。

现代研究

石莼是一种营养丰富，高蛋白、低脂肪、低热量的天然优质海洋蔬菜，含有多种多糖、维生素、有机酸及大量无机盐。现代研究发现石莼多糖能增强人体免疫调节作用，并对 1 型单纯疱疹病毒的活性具有较强的抑制作用。

紫菜

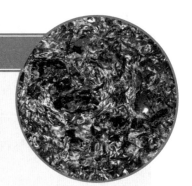

紫菜，又叫子菜、紫英、索菜，系红藻类植物，产于我国沿海诸省海滨的浅水岩石上，为一种极富营养的海菜。紫菜有黑紫色、红紫色、绿紫色等不同颜色，干燥后呈紫色（图 7-23）。

图 7-23　紫菜

历代论述

《齐民要术》记载紫菜："吴都海边诸山，悉生紫菜。"《食疗本草》记载紫菜："若热气塞咽喉，煎汁饮之。"《本草纲目》记载紫菜："凡瘿结积块之病，宜常食紫菜。"

药　性

紫菜性味甘、咸、寒，有健脾胃、软坚化核、清热利尿之功，其营养丰富，在我国其食用和药用历史已有上千年。

附 方

1. **甲状腺肿大** 紫菜90g、黄药子60g，用高粱酒500ml，浸泡十天，每日两次，每次服酒15ml。

2. **水肿** 紫菜30g、益母草15g，玉米须15g，水煎，连食数日至数周。

3. **高血压** 紫菜16g、决明子16g，水煎，代茶饮。

4. **便秘** 紫菜10g，香油两小勺，酱油、味精适量，晚饭前半小时，冲汤喝下。干紫菜洗净泡好后，加水适量，煮开后放入少量葱姜蒜调味，数滴麻油即可，空腹热服效果更佳。

注

紫菜性寒，故脾胃虚寒、腹痛便溏者忌食。甲状腺功能亢进者忌食。紫菜含碘量高，若长期过量食用容易导致甲亢。

现代研究

现代研究表明，紫菜含有多种成分，具有降血脂、免疫调节、抗凝血、抗肿瘤、抗衰老作用。紫菜所含的碘对人体甲状腺激素的生成具有直接作用，因此紫菜常用来辅助治疗甲状腺肿大、淋巴结结核、脚气病及因缺乏碘质而引起的疾病。另外紫菜的蛋白质含量高，膳食纤维多，常食紫菜能预防胃溃疡，促进肠道蠕动。

鹿角菜

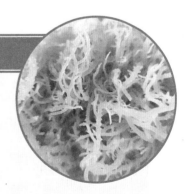

鹿角菜又名赤菜、山花菜，为海萝科植物海萝的藻体，鹿角菜生于海中石崖间，多分叉，顶端似鹿角，久浸则化为胶（图7-24）。

图7-24 鹿角菜

历代论述

《食疗本草》记载鹿角菜："下热风气，疗小儿骨蒸热劳。"《岭南采药录》记载鹿角菜："消痰下食。治一切痰结痞积，痔毒。以之作海藻酒，治瘿气；以之作琥珀糖，去上焦浮热。"《本草纲目》记载鹿角菜："土人采曝，货为海错。以水洗醋拌，则胀起如新，味极滑美。"

药　性

鹿角菜性甘，大寒，滑，无毒。有清热化食、消痰散结之功。

注

久食鹿角菜容易损伤经络血气、令人脚冷疼痛，并能损人腰肾而发阳痿、遗精、不孕及尿频、月经后期、月经量少等病患，也能因过寒而影响面色的红润。

干制的鹿角菜，食用之前需要水泡，浸泡时间以胀满为度，不宜过久。

现代研究

鹿角菜富含蛋白质、碘、磷、钙等人体所需的矿物质元素。它不仅具有悠久的食用历史，也是一种药用海藻，其提取物含有岩藻甾醇，对肿瘤、心血管等具有疗效，药用价值比较高。

海带

海带，又名昆布、海马蔺，产于我国沿海各地（图 7-25）。

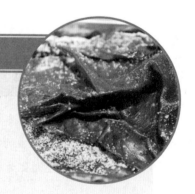

图 7-25　海带

历代论述

《外台秘要》记载有"昆布丸"方，主药为海带，用于治疗胸膈塞满、咽喉项颈渐粗等症。《济生方》中记载的橘核丸为治疗寒湿疝气的常用方。方用海带咸润，软坚散结的特点，和橘核、厚朴、桃仁、木通、川楝子、延胡、桂心、木香等药一起行气血、祛寒湿、散肿消坚。《外科正宗》中记载的海藻玉壶汤，是以海带和海藻共为主药，配伍贝母、陈皮、青皮、川芎、当归、半夏、连翘、甘草、独活等诸药化痰软坚，散结消瘿，治疗因气滞痰凝而起的瘿瘤初起，多发于颈部。

分　类

海带有淡干、盐干两种。

药　性

海带味甘咸、性寒滑，有消瘿瘤、化痰、散结、利尿的功效，治疗痈肿瘰疬效果尤为明显。

附　方

1. 淋巴结肿大、甲状腺肿　海带适量煮食。
2. 缘唇疮　海带适量捣敷患处。（《圣济总录》）

注

海带性寒滑，故胃虚寒便溏者不宜多食。海带表面的白霜是甘露醇，具有降低血压、利尿消肿的作用。清洗时漂洗去泥沙即可，不必长时间浸泡，否则甘露醇和碘容易流失。甲亢患者不宜吃海带，以免加重病情。

现代研究

海带营养价值高，含有碘、各种有机物质、矿物质，维生素、蛋白质及糖类，对高血压、脂肪过多、动脉粥样硬化有一定的预防和辅助治疗作用。海带含有丰富的碘质，可防止和治疗甲状腺肿大。现代研究还发现，海带有抑制癌症的作用，特别是能有效预防乳腺癌的发生。

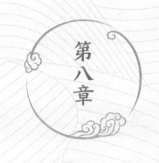

第八章

蜜糖类

糖是人体所必需的三大营养成分（糖、蛋白质和脂肪）之一，也是供给人体热能的主要来源之一。许多食品都含有糖分，本章只介绍人们在日常生活中常吃的糖类食品，主要是蜂蜜、麦芽糖和食糖。

蜂蜜

蜂蜜又叫蜂糖，是由蜜蜂采集花蜜酿制而成。由于各种植物开花季节不同，因而蜂蜜在质量上也略有差异。例如，在枣花蜜、荆条花蜜、槐花蜜以及杂花蜜等中，以枣花蜜为优。

中药蜜丸是以蜂蜜为黏合剂，由与配伍成方的药料制作成的。例如六味地黄丸、麻仁滋脾丸、人参健脾丸等。古人曰"丸者缓也"，是说加蜜制作的药丸药性缓和，对一些慢性疾病，尤其是一些年老虚弱的病人，久服而奏效。

此外，蜂蜜因其有补肺气、滋润通便的特点，亦可矫味或降低某些药物的副作用或毒性，因而某些中药常须蜜炙。如蜜炙枇杷叶、蜜炙麻黄、蜜炙紫菀、蜜炙黄芪，等等。这些中药经炮炙后不但药力提高，同时亦可减轻药物的副作用。

历代论述

蜂蜜在中医的临床上应用比较广泛，临床上常用于治疗习惯性便秘或老年便秘。《神农本草经》："石蜜，一名石饴。味甘，平，无毒。主心腹邪气，诸惊，痫，痓，安五脏，诸不足，益气补中，止痛，解毒，除众病，和百药。久服，强志轻身，不饥，不老。生山谷及诸山石中。"

分　类

从用途方面，蜂蜜可以被分为以下几类：花蜜蜂蜜，这种蜂蜜是由蜜蜂采集花朵的花粉和花蜜制成的。它的味道和颜色取决于蜜蜂采集的植物。常见的花蜜蜂蜜包括蜜桃蜜、橙花蜜、莲花蜜等。蜂王浆蜂蜜，这种蜂蜜是由蜜蜂采集蜂王浆制成的。蜂王浆是蜜蜂的幼虫和蜂王的食物，富含营养。蜂王浆蜂蜜被认为具有更高的营养价值。山地蜂蜜，这些蜂蜜是在山区或高地地区生产的，通常拥有独特的风味和特点。山地蜂蜜可能受到高山植物的影响，具有特殊的花香和风味。有机蜂蜜，有机蜂蜜是根据有机农业标准生产的，通常意味着没有使用化学肥料或农药，蜜蜂被放养在有机农场中采集花蜜。蜂胶蜂蜜，蜂胶是蜜蜂用来修复蜂巢的物质，富含抗氧化剂和有益的化合物。蜂胶蜂蜜是将蜂胶与蜂蜜混合制成的，被认为对免疫系统有益。

药　性

其性味甘、平，入肺、脾、大肠经，有养阴润燥、润肺补虚、和百药、解药毒、养脾气、悦颜色的功效，经火熬炼后其性愈温。主治脾胃虚弱，津液不足之便秘，胃肠溃疡，虚劳干咳，咽干声哑，心腹疼痛；并善解乌头、附子之毒；外用可治口疮、汤火伤等。

附　方

1. 咳嗽　白蜜一斤，生姜二斤（取汁）。上二味，先秤铜铫，知斤两讫，纳蜜复秤知数，次纳姜汁，以微火煎令姜汁尽，唯有蜜斤两在，止。旦服如枣大，含一丸，日三服。禁一切杂食。(《备急千金要方》)

2. 气喘　杏仁、生姜汁各二升，糖、蜜各一升，猪膏药二合。上五味，先以猪膏煎杏仁黄，出之，以纸拭令净，捣如膏，合姜汁、蜜、糖等，合煎令可丸。服如杏核一枚，日夜六七服，渐渐加之。(《备急千金要方》)

3. 高血压、慢性便秘　蜂蜜 25g，黑芝麻 875g。先将芝麻蒸熟捣如泥，搅入蜂蜜，用热开水冲化，一日二次分服。(《现代实用中药》)

4. 十二指肠溃疡　蜂蜜 25g，生甘草 9g，陈皮 35g。水适量，先煎甘草、陈皮去渣，冲入蜂蜜。一日三次，分服。(《现代实用中药》)

5. 解乌头毒　白蜂蜜每次一至四汤匙，温开水冲服。(《上海常用中草药》)

注

蜂蜜不适合婴儿，特别是 12 个月以下的婴儿。蜂蜜中可能含有肉毒杆菌孢子，这对婴儿的消化系统是有害的，可能引发肉毒杆菌中毒。

此外，蜂蜜是高糖食品，每 100g 蜂蜜中约含有 80g 的糖，患有糖尿病或需要控制糖的摄入，应谨慎食用。

现代研究

蜂蜜是一种营养价值十分丰富的食品，除了含有葡萄糖、果糖以外，尚有多种维生素，如钙、磷、铁等微量元素。蜂蜜具有低水活性和酸性，这些特性让它成为抑制多种细菌和真菌生长的理想选择。蜂蜜含有丰富的抗氧化剂，如多酚和维生素 C。这些抗氧化剂有助于中和自由基，减少细胞氧化应激，有助于预防慢性疾病的发生。蜂蜜的黏稠性质有助于形成一层保护膜，减轻喉部的刺激。蜂蜜还被认为具有增强免疫系统的潜力，可以促使机体产生抗体，对抗感染。蜂蜜的摄入可能有助于降低胆固醇水平，并对心血管系统产生保护作用。

麦芽糖

麦芽糖又叫饴糖，是大麦发芽后加热制炼而成，是古人最早制作出的人工糖，为药食同源之品。

历代论述

麦芽糖在中医药中的应用已有很长的历史，古籍里多以"饴糖、胶饴"记载。《黄帝内经》将饴糖描述有补脾缓中的功效。汉代张仲景善用饴糖治疗中焦虚寒的急性腹痛，《金匮要略》中记载的大建中汤和小建中汤均配伍饴糖。《本草蒙筌》："和脾，润肺，止渴，消痰。治喉鲠鱼骨，疗误吞钱环。"《长沙药解》："补脾精，化胃气，生津，养血，缓里急，止腹痛。"

分　类

《中药大辞典》记饴糖有软、硬之分，软者为黄褐色浓稠液体，黏性很大；硬者系软饴糖经搅拌，混入空气后凝固而成，为多孔之黄白色糖饼。味甘，药用以软饴糖为佳。本品以浅黄、质黏稠、味甘无杂味为上品，干硬名饧，不堪入药。

药 性

麦芽糖性味甘、温，无毒。入肺、胃二经。有补虚健脾，润肺止咳，滋养强壮的作用。主治胃寒腹痛，气虚咳嗽。主补中益气，健脾和胃，润肺止咳，生津润燥。治劳倦伤脾，肺燥咳嗽，吐血，口渴，咽痛，便秘。

附 方

1. 咳嗽、咽喉痛　把麦芽糖拌入红皮萝卜（切成片），置一夜后溶成糖水饮服。
2. 胃溃疡及十二指肠溃疡所引起的胃痉挛疼痛　取麦芽糖二匙，温开水化服，有缓解疼痛的功效。
3. 小儿遗尿　桂枝 4g、白芍 8g、甘草 8g，水煎去渣，冲入麦芽糖二匙服食。

注

麦芽糖补益功效较强，容易滋腻碍胃，故湿热内郁，中满吐逆忌服。《本草纲目》："秘结、牙䘌、赤目、疳病者，切宜忌之。"

现代研究

研究发现麦芽糖能够提供能量：麦芽糖是一种高能量的食物，可以提供人体所需的能量；增强免疫力：麦芽糖中含有多种矿物质和维生素，可以增强人体的免疫力；促进肠道健康：麦芽糖中含有益生菌，可以促进肠道健康；缓解疲劳：麦芽糖中的糖分可以迅速地提供能量，缓解疲劳；促进骨骼健康：麦芽糖中含有丰富的矿物质，可以促进骨骼健康；预防贫血：麦芽糖中含有丰富的铁元素，可以预防贫血；促进心脏健康：麦芽糖中的矿物质可以促进心脏健康。

食糖

食糖有白糖（亦称白绵糖）、红糖（亦称红片糖）、冰糖等品种，对人体健康十分重要。我们日常所用的食糖大多为蔗糖。蔗糖食用历史悠久，并作药用（图8-1）。

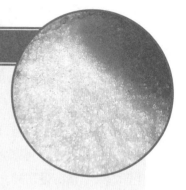

图8-1 食糖

历代论述

蔗糖药用名古称"石蜜"，始载于唐代《新修本草》："石蜜，出益州及西戎，煎炼砂糖为之，可作饼块，黄白色。"《本草纲目》亦载："石蜜，即白砂糖也。……气味甘，寒，冷利，无毒。主治心腹热胀，口干渴。"

药　性

食糖性味甘甜、温润、无毒。入肝、脾二经。有润心肺、和中助脾、缓肝气、解酒毒的功效。不过，助脾、补血、祛寒、破瘀，入药多用红糖；清热、消炎、润肺多用白糖或冰糖。食糖虽有助脾、保肝、舒缓肝气之作用，但多食则有令人胀闷、生痰、损齿、生疳虫、消肌肉之弊。

附　方

1. 风寒感冒、胃寒痛　红糖60g、鲜生姜8g，水煎服。
2. 妇女血虚、月经不调　以红糖60g、鸡蛋2个，水煎，于月经干净后服食。
3. 闭经、腹胀　红糖60g、大枣60g、生姜15g，水煎代茶饮。
4. 高血压　取冰糖500g放入500g醋内溶化，每次服20ml，每日三次。
5. 慢性气管炎　红糖60g、豆腐250g、生姜6g，水煎，每晚睡前吃豆腐饮汤，连服1周。

注

儿童睡前不宜吃糖，以免引发龋齿。糖尿病者忌食。成年人过量食糖，能加重胰岛的负担，亦可诱发糖尿病。

现代研究

经研究发现，食糖可促使口腔生津，食糖对腹泻引起的人体严重脱水，有着一定的理疗作用；食糖也是一种有效且实用的维生素 A 增强剂，还能增强人体对铁质的吸收；食糖能够溶于伤口的组织中，起到降低活性、干预渗透的作用，致使微生物无法在浓糖液中生长，从而抑制细菌生长，有助于伤口愈合。

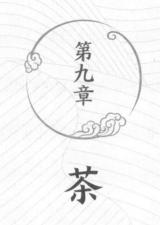

第九章

茶

我国是茶树的原产地。茶叶，很久以来就是我国各族人民喜爱的饮料，现在它已经成为一种世界性的饮料。

据史籍记载，早在公元前 2700 多年以前，我国已经有人用茶叶治病；从公元 600 年以后，茶叶就被我国人民用作饮料。大约到 16 世纪，我国开始大量出口茶叶，随后，我国的茶树也先后被移植到印度、斯里兰卡、日本、尼泊尔等国。

我国的茶树，主要分布在秦岭和淮河以南等气候温暖、雨量充沛的广大丘陵地区。据调查，目前我国有 16 个省的 700 多个县生产茶叶，其中以浙江、安徽、四川、福建和台湾等省为主要产区。

我国生产的茶叶，根据其制作方法的不同，可分为以下五类。

绿茶

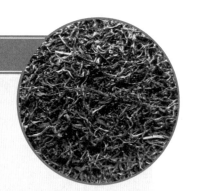

图 9-1　绿茶

绿茶是一种未经发酵的茶叶，采摘后经高温杀青，使之保持绿色。绿茶中的名品，有杭州的龙井茶，以色绿、香郁、味甘、形美为特点，其中最著名的是西湖龙井、梅家坞龙井和狮峰龙井；有因江苏太湖东山碧螺峰碧螺庵而得名的碧螺春，其条索紧结，卷曲如螺，浓郁甘醇，清香文雅，回味绵长，以香味持久、滋味鲜醇见长；还有安徽歙县产的黄山毛峰，叶形为条索，细嫩而匀整，香气芬芳持久，汤色淡黄耐泡，因其富含丹宁、芳香油类和多种维生素，不仅茶汤浓郁清香，还有怡神醒脑，杀菌解毒等功效，已成为国际名茶（图 9-1）。

历代论述

《本草纲目》载绿茶具有清火去疾的功效："茶苦而寒，阴中之阴，沉也，降也，最能降火。火为百病，火降则上清矣。然火有五次，有虚实。苦少壮胃健之人，心肺脾胃之火多盛，故与茶相宜。"

分　类

绿茶分为：炒青绿茶，名优代表如碧螺春、蒙顶甘露、都匀毛尖等；烘青绿茶，大部分用于窨制各种花茶，名优代表如黄山毛峰、顾诸紫笋、峨眉毛峰等；晒青绿茶，利用日光进行干燥，如滇青、黔青、桂青、鄂青等；蒸青绿茶，如恩施玉露、日式煎茶、抹茶等。

药　性

绿茶味甘、苦，性微寒。入心经、肺经、胃经。主生津止渴、清热解暑、提神醒脑、清心除烦、降火明目、利尿解乏、解毒醒酒等。

附　方

1. 热毒壅盛，消化不良，头痛　将一茶匙绿茶叶和几片薄荷叶放入杯中，用热水冲泡，加入蜂蜜调味。
2. 免疫力低下、肝肾亏虚、视力低下　将一小匙绿茶叶、一小匙花粉和一小匙枸杞子放入杯中，用热水冲泡。
3. 体质偏寒　将绿茶叶、姜片、红枣和枸杞子一同放入锅中，加水煮沸，然后慢火煮 10 ~ 15 分钟。

注

绿茶中含咖啡因，过度摄入可能导致不适。咖啡因和其他化合物可能通过乳汁传递给婴儿，因此孕妇和哺乳期妇女应限制绿茶的摄入，或在医生的建议下谨慎使用。尽管绿茶有益，但过度饮用可能会导致胃不适、腹泻、头痛等症状。一般来说，每天饮用 3 ~ 4 杯绿茶通常是安全的，但具体剂量还是要根据个体差异和健康状况而定。

研究显示，绿茶中儿茶素对部分致病细菌有抑制效果。饮茶有促进消化的功效，加速食物的消化代谢。绿茶茶汤可以有效抑制人体钙质的减少，配合其杀菌消毒的效果，这对预防龋齿、护齿、固齿，都有益的。此外，茶多酚及其氧化产物具有吸收放射性物质的能力。

红茶

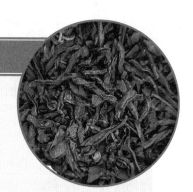

红茶是一种全发酵的茶叶，因为它含有的鞣质在加工过程中氧化成为鞣质红，故干茶叶为乌黑色，而茶汤为亮红色，其醇厚之味与绿茶的清香之气迥然不同。驰名的红茶品种，有产自云南的滇红，有产于安徽祁门的祁红，以及川红、宁红、宜红和闽红等等（图9-2）。

图9-2 红茶

历代论述

红茶素有"暖胃"之说，散寒之力偏胜，尤其适合脾胃虚寒之人饮用。《医学入门》记载茶能"下气消食，止泻及赤白痢，利大小便"；龚廷贤的《寿世保元》、皇甫中的《明医指掌》亦载茶能"下消食气"。清代亦记载了茶叶调理脾胃的功效，如王士雄的《归砚录》称茶能"去油垢，肃肺胃"，能肃降肺胃之气，故能下气止逆；冯兆张的《冯氏锦囊秘录》亦称茶能"下气消宿食"。

分 类

红茶按照用途分类，分为以下几种用途：单纯饮用，有些红茶非常适合单纯饮用，不需要添加牛奶或糖。例如，达令茶和滇红等红茶品种具有浓郁的口感和独特的香气，适合作为纯茶享用。和草药、调味品搭配，一些人喜欢在红茶中加入草药、香料或水果，以增添不同的风味。例如，你可以制作自己的香料红茶，加入肉桂、姜、丁香等香料。医疗用途，一些红茶被传统医学用于特定的医疗目的。例如，一些中药配方中可能包含红茶作为成分，以提供一些特定的药理效果。冷泡茶，红茶也可以用来制作冷泡茶，特别是在炎热的天气中。将红茶叶浸泡在冷水中，然后冷藏数小时或过夜，制作出清爽的冷泡红茶。烹饪，一些烹饪食谱中使用红茶来增添风味，如红茶烟熏肉、红茶冰淇淋等。

药　性

　　红茶味苦、性凉，主入心、肺、脾三经。味苦，苦能泄、能燥、能坚，因此红茶具有通泄大便、软坚散结、清热燥湿的作用，适用于生活中习惯性便秘、大便干结、大便黏腻不爽的人群。

附　方

1. 免疫力低下，血液循环障碍　将适量的红茶叶、姜片、枸杞子和红枣一同放入锅中，加水煮沸，然后慢火煮 15 ~ 20 分钟。
2. 气血亏虚，阴津不足　将糯米、红豆、适量的红茶叶和枸杞子一同煮成粥。
3. 消化不良，大便秘结　将适量的红茶叶和薄荷叶用热水冲泡，然后加入蜂蜜。

注

　　红茶中含有咖啡因，过度摄入咖啡因可能导致不适，如心跳加速、失眠、焦虑等。同时，红茶中的鞣酸可能对牙齿产生染色作用。为了保持口腔卫生，可以在饮用红茶后漱口或定期刷牙。

现代研究

　　研究表明，红茶能防止中风和心脏病。红茶帮助胃肠消化、促进食欲，可利尿、消除水肿，并强壮心脏功能。预防疾病方面：用红茶漱口可预防蛀牙与食物中毒，降低血糖值与高血压；有阻止神经毒素的作用，该阻止作用与提取浓度有直接关系，浓度越高，作用越大。

乌龙茶

乌龙茶是一种介于全发酵和不发酵之间的半发酵茶叶，乌龙茶是"七分绿，三分红"，色、香、味也介于红茶与绿茶之间（图9-3）。

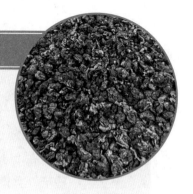

图9-3　乌龙茶

药　性

乌龙茶性平，主治体形肥胖，气短，神疲，痰多而黏稠，胸脘痞闷，纳呆，倦怠乏力，身重嗜睡，舌胖大，苔白而厚腻，脉濡缓。

附　方

1. 情绪抑郁、睡眠质量差　将适量的乌龙茶叶与鲜花，如茉莉花或玫瑰花，一起冲泡。
2. 阳虚寒凝　将适量的乌龙茶叶与新鲜切片的姜一起冲泡。
3. 感冒咳嗽，喉咙疼痛　将适量的乌龙茶叶与柠檬片、一小勺蜂蜜一起冲泡。

注

乌龙茶中含有咖啡因，虽然咖啡因含量比咖啡低，但仍然会产生兴奋作用。如果您对咖啡因敏感或有咖啡因过敏，应谨慎饮用或选择低咖啡因的乌龙茶品种。咖啡因的摄入可能会影响胎儿或婴儿，因此孕妇和哺乳期妇女应限制乌龙茶的摄入，最好在饮用前咨询医生的建议。咖啡因和其他成分可能会与某些药物相互作用，影响药物的吸收或效力。如果您正在服用药物，请在使用乌龙茶之前咨询医生，以确保安全性。

现代研究

乌龙茶除了与一般茶叶一样，具有提神益思、消除疲劳、生津利尿、解热防暑、杀菌消炎、解毒防病、消食去腻、减肥健美等保健功效外，还突出表现在预防癌症、降血脂等特殊功效。这是因为乌龙茶中含有大量的茶多酚，有降低血压、抗氧化、防衰老及防癌等作用。

花茶

花茶是一种复制茶，一般是以绿茶为茶坯，用鲜花窨制而成。由于窨茶所用花的种类不同，花茶分为茉莉花茶、珠兰花茶、玉兰花茶、桂花花茶、玫瑰花茶等许多种，其中以茉莉花茶的香气最为浓郁，而最受欢迎。花茶的品质高低，取决于所用的茶坯和鲜花的质量（图9-4）。

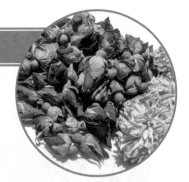

图9-4 花茶

药 性

部分花茶性寒，部分花茶性温，需要适量饮用。花茶具有清肝明目、生津止渴、通便利尿、止痰治痢、固齿防龋、降血压、益气力、强心、防辐射损伤、抗癌、抗衰老等功效，对痢疾、疮毒、腹痛、结膜炎等病症具有很好的消炎解毒的作用。常饮花茶，可使人延年益寿。

附 方

1. 情绪焦虑，睡眠质量差　将适量的茉莉花与绿茶或白茶一起冲泡。
2. 感冒、发热、咳嗽　将适量的金银花与绿茶一起冲泡。
3. 月经不调，痛经　将适量的玫瑰花与红茶或绿茶一起冲泡。

注
　　同其他种类的茶叶。

现代研究

花茶中的花瓣通常富含多种抗氧化物质，如类黄酮和多酚。现代研究表明，这些成分有助于中和自由基，减少氧化应激，从而保护细胞免受氧化损伤。这一特性与减缓衰老、降低慢性疾病风险等健康益处相关。花茶中的一些成分，如茉莉花和薰衣草，被发现具有镇静和安抚神经系统的效果。某些花茶，如菊花茶，被认为具有降血压的潜力，可以舒张血管，改善血液循环，改善心血管健康。

紧压茶

紧压茶也是一种复制茶，一般是将散碎的茶坯蒸软之后，装入模中压制成各种形状。著名的紧压茶有云南、四川产的压制成碗形的沱茶；还有压制成砖形的砖茶（也叫茶叶块儿或茶砖）等。根据原料及加工工艺不同，可分为黑毛茶、老青茶、四川边茶、云南晒青毛茶和红碎茶五类。这些茶，味厚色浓，有解渴消食祛腻之功还便于贮藏和携带（图9-5）。

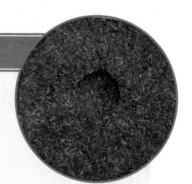

图9-5 紧压茶

上述五类茶叶，是适应我国不同地区、不同民族的饮茶习惯而产生的。一般地说，在东北和华北地区，人们比较喜欢花茶和红茶；在江浙一带，人们习惯饮绿茶；四川人，往往爱饮沱茶；砖茶，则是内蒙古和西藏等地区少数民族所喜爱的。

茶叶，为什么从古至今一直是我国各族人民喜爱的常用饮料，而且经久不衰呢？主要是饮茶有健身医病的作用。据西汉时人所辑的《神农本草经》记载，茶味苦，饮之使人益思，少卧，轻身，明目。又说神农尝百草，一日遇七十二毒，得茶，而解之。我国明代大医药家李时珍，在其药学名著《本草纲目》中论及茶叶时说，"茶主治喘急咳嗽，去痰垢"，"茶苦而寒，最能降火……温饮则火因寒气而下降，热饮则茶借火气而升散，又兼解酒食之毒……"根据历代中医的临床验证，以及广大饮茶人的亲身体验，又经现代医药学家用科学方法化验分析，证实饮茶确有下述健身祛病的功效。

其一，饮茶有消食去脂的作用。茶叶里含有一种具有收敛性和酸涩味的鞣质（也叫茶单宁），它有止渴、解腻、去脂的作用，还能兼治热性鼻出血、咯血、便血、子宫出血和急性尿道炎等症。因此，体胖者以及高血压、高脂血症患者，适当饮茶是十分有益的，特别是绿茶所含鞣质较多，饮之更为适宜。

其二，饮茶有提神和消除大脑疲劳的作用。这是因为茶叶里面的茶素（又名咖啡因或咖啡碱），能够刺激人的中枢神经并使之兴奋。所以，人们在连续工作的情况下饮几杯茶，能够提神益思；在工作之后饮一杯浓茶，也能有效地消除疲劳。

其三，饮茶有防止动脉硬化的作用。这是因为茶叶里间含有的儿茶酸，能使人的血管增强韧性、弹性和渗透性。患脂肪肝的人常饮浓茶，很有好处。

其四，饮茶还有清头风、去痰热和化痰、利尿的作用。如患暑热感冒，或暴发火眼、肺热咳嗽，可将茶叶一撮与杏仁 10g 同煮 10 分钟，再加入适量冰糖同服，疗效一般较好。如婴幼儿消化不良或尿少，饮些淡茶糖水，有辅助治疗作用。

饮茶益处不少，但也要炮制得法、饮用适当，否则，也易受害。

1. 泡茶与煮茶　用沸水冲泡茶叶，经 5 分钟，茶叶中的可溶性物质仅能浸出 50% 左右。如果煮茶，其可溶性物质能多浸出 10% 左右。但一般人多习惯于用沸水泡茶饮用，只有作药用时才煮茶。

泡茶的正确方法，是将沸水冲入壶（或杯）中，把茶叶泡 5 分钟即可饮用，但不可一次饮干，而应该保留 1/3 的茶水作茶底，续水之后仍能保持一定浓度。

2. 热茶与冷茶　茶性苦寒，只宜热饮，不可冷饮，冷饮则伤脾胃。李时珍曾说："热饮，则茶借火气而升散。"

3. 饮茶与饮食　茶，虽然是人们的日常饮料，但由于人们的饮食习惯不同，饮茶习惯也应有所不同。如平日以食乳、肉食品为主的人，以饮浓茶为佳，因茶碱可助消化，可消宿食而去脂除腻；尤其酒后，更宜饮浓茶以助醒酒，若平日以素食为主者，则以饮淡茶较好。

4. 饮茶与体质　现代医学已证明，茶中的茶碱有消除体内多余的脂肪和降低胆固醇的作用。古人有"久饮茶令人瘦"之说，因此，体壮者、形体肥胖者，宜多饮绿茶，且以浓茶为好。而体质较瘦弱者，脾胃功能多半偏弱，不宜饮过寒的饮料，则宜多饮红茶和花茶。

5. 饮茶与季节　春夏宜饮绿茶，可以清热去火、除暑；秋冬季节最好饮花茶和红茶，以免引发胃寒腹胀。

6. 饮茶与年龄　不同年龄的人饮茶时，应注意茶叶品种的选用，这对身体健康是很有好处的。处于青壮年时期的人，尤其是面部生有痤疮者，以饮绿茶为佳，因绿茶清热去火之力较强。进入老年后，因为脾肾功能已趋于衰退，大部分人不宜饮用过寒之品，故最好是饮用花茶和红茶，因其苦寒之性较缓。

饮茶不是没有禁忌的，有以下几种情况者均不宜多用：

1. 平素脾胃虚弱，湿浊不化，易发腹胀、吐酸等症者。

2. 肾虚、腰痛、肢冷，或面部生有黑斑，或妇女月经量少、月经后期者。

3. 睡眠差，或失眠者，尤忌晚间饮浓茶。

4. 习惯性便秘者，因茶单宁与肠内蛋白结合后会产生一层淀粉而抑制肠蠕动。

5. 饮茶忌空腹，饮冷茶易伤人脾阳，空腹饮茶则伤人元气，容易引起脾胃功能失调。若同时食入较咸的食品，因咸味入肾，苦寒之茶性即随盐而入肾，则伤其肾阳。

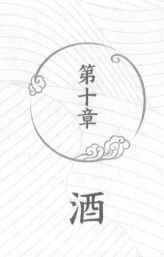

第十章

酒

我国是世界上最早的酿酒国家之一。早在新石器时代以前，含糖野果自然发酵成酒的现象就被人们注意并利用了，在龙山文化早期，谷物酿酒已有了发展，到了龙山文化后期，饮酒和酿酒已成为当时人们生活中的常事。

公元前11世纪，建立了西周王朝。随着农业和手工业的发展，酿酒业的规模越来越大，并受到国家专职官员的管理。这些官员不仅掌管有关酒的政令，而且直接组织并监督奴隶们酿酒。

北魏贾思勰在其所著的《齐民要术》一书里比较集中地记述了当时已知的微生物知识，以及制曲酿酒的技术经验和原理，并提出了一定的科学规律。此书对后世产生了长期的重要影响，可以说是世界上最早的酿酒"工艺学"。

公元12世纪，我国南宋时期出现了一部卓越的制曲酿酒的专门著作，即朱肱的《北山酒经》。书中对十三种制曲方法作了详细的记述，并按其制作法的不同，分为"罨曲""风曲""醸曲"三类。此书还记述了加入各类酒曲的不同药料，这已与近代制药曲的用料基本相同。

我国生产的酒，可分为白酒、黄酒、啤酒、果酒和药酒五大类。

酒是含有酒精成分的饮料，深受广大人民喜爱，在宴会上、在喜庆的日子里，人们都有饮酒的习俗。现代研究发现，适量饮酒有以下功效。

其一，饮酒有兴奋神经的作用。酒内含有的酒精能对人体产生刺激，少量饮用即会使体内血液循环加快、精神兴奋，身体暂时有温暖而舒畅的感觉。高寒地区的林、牧业工作者，沿海渔民及井下或水下作业者，都习惯以酒抗寒。

其二，饮酒有开胃、增进食欲的作用。各种饮料酒都有令人愉快的色、香、味，饮入后，酒精刺激胃黏膜，能引起胃液的分泌，有助于消化。

其三，饮酒有滋补强身的作用。各类酒都能产生一定量，内含有不同的营养，适量饮用对人体有益。对症饮用酒，还有防治疾病的功效。

中医认为：酒为水谷之气，味辛甘性热，入心、肝经，有畅通血脉、散瘀活血、祛风散寒、消冷积、祛胃寒、健脾胃和引药上行、助药力的功效。适量饮用可强心提神、助气健胃，有消除疲劳、增强精神的作用；但是过量饮用则易受害，如能麻痹神经、使肠胃机能失常，也可引起呕吐、胃疼或脑出血等疾患。

过量饮酒与人体健康，酒的浓度愈高，酒精的浓度也愈高，其酒性就愈烈。过量饮酒后，进入人体的酒精首先侵害人的大脑皮层，使之处于不正常的兴奋或麻痹状态，有的则昏睡不醒。酒精能毒害人体的细胞，使孕妇流产或导致胎儿畸形。长期饮用烈性酒可使心率加快、增大心脏负担，从而导致心肌肥厚或心力衰竭；也可对食管、胃黏膜产生恶性刺激，从而导致食管炎、胃炎，甚至诱发癌症；还可使肝脏失去解毒功能，从而诱发肝炎、肝硬化、胆囊炎或胰腺炎。酒对冠心病患者有百害而无一利，它能促使胆固醇含量骤增，使心肌受损、血管硬化。所以人们饮酒应该适量，且不可以酒为友，影响身心健康。

一般认为，患有高血压、心脏病、肠胃病与神经衰弱等病症的患者，妇科的功能性子宫出血与盆腔炎患者以及肝炎、肝硬化患者，均不宜饮酒。

白酒

白酒，又名烧酒、老白干、烧刀子，是一种无色透明的液体，现已成为人们日常生活中不可或缺的一部分。酿白酒在我国已有悠久的历史，所选用的原料种类很多，凡是含有淀粉和糖类的原料，如高粱、玉米、大米、大麦、甘薯、马铃薯、木薯等都可用以酿造白酒。白酒酒液清澈透明，质地纯净，芳香浓郁，醇和软润，刺激性较强，主要成分是酒精、有机酸、醛、高级醇等。

历代论述

《食物本草》记载："白酒，色白，酿成酒母，以水随下随饮，初下水时，味嫩而甘，隔宿，味老而酢矣。"

分　类

由于白酒产地辽阔、原料多样、工艺操作各异，故白酒有各种不同的名称。例如，以产地取名的有茅台酒、汾酒等；以原料取名的有五粮液、高粱酒等；以曲取名的有大曲酒、小曲酒、麸曲酒，以及以酒的特点取名的烧酒、白干酒等。

药　性

白酒性味苦、辛、甘、大热，有大毒，入十二经，有燥湿痰、开郁结、止水泄、利小便、坚大便、杀虫辟瘴、消冷积寒气、洗赤目肿痛之功。主治胸痹、心痛、霍乱、疟疾、噎膈、风寒痹痛、筋脉挛急、脘腹冷痛等病症。

附　方

1. 冷气心痛　烧酒入飞盐饮，即止。(《本草纲目》)
2. 阴毒腹痛　烧酒温饮，汗出即止。(《本草纲目》)
3. 呕逆不止　真火酒一杯，新汲井水一杯，和服甚妙。(《本草纲目》)
4. 寒湿泄泻，小便清者　以头烧酒饮之，即止。(《本草纲目》)
5. 耳中有核，如枣核大，痛不可动者　以火酒滴入，仰之半时，即可。(《本草纲目》)
6. 风虫牙痛　烧酒浸花椒，频频漱之。(《本草纲目》)
7. 寒痰咳嗽　烧酒四两，猪脂、蜜、香油、茶末各四两，同浸酒内，以茶下之，取效。(《本草纲目》)

注

白酒以适量饮用为佳，不可多服、久服。《本草纲目》记载，"面曲之酒，少饮则和血行气，壮神御寒，消愁遣兴；痛饮则伤神耗血，损胃亡精，生痰动火"，当为后人所注意。

现代研究

白酒除了含有极少量的钠、铜、锌，几乎不含维生素和钙、磷、铁等，所含有的仅是水和乙醇（酒精）。饮用少量低度白酒具有促进机体新陈代谢、活血化瘀、散寒、促消化、消除紧张和疲劳等功效。

黄酒

　　黄酒是我国的特产，以品质优异、风味独特而驰名中外。黄酒是以粮食为原料，通过特定的加工过程，在霉菌、酵母和其他细菌的共同作用下酿成的一种低度压缩酒。由于这种酒的大多数品种具有黄亮的光泽，所以习惯上通称为黄酒。

　　黄酒酒液中主要有糖分、糊精、醇类、甘油、有机酸、氨基酸、酯类和维生素等成分，是一种有营养价值的饮料。长期以来，人们除饮用外，还将黄酒作"药料"或"药引"，许多中药就是以黄酒为辅料制成的。黄酒又是烹饪的一种配料，常用作调味剂和去腥剂。

历代论述

　　《本草纲目》记载："诸酒醇醨不同，惟米酒入药用。"这里所说的米酒其实就是黄酒。《得配本草》记载："黄酒、烧酒，俱可治病，但最能发湿中之热。"

分　类

　　黄酒有不同的名称，以酒色取名的有状元红酒、黑酒、红酒等；以产地取名的有绍兴酒、即墨酒、兰陵美酒等；以口味取名的有丹阳甜酒、三冬蜜酒等；以酿造方法特殊而取名的有加饭酒、沉缸酒、封缸酒等。

药　性

　　黄酒性味甘、苦、辛、温，入肝、胆经，有通血脉、行药势之功。主治风寒关节疼痛、胸闷心痛、腹冷腹痛等症。

附　方

跌打损伤：苏木、白麻皮、细木耳，以上各二钱，俱方瓦上焙焦，木耳更要焦为妙，共为末，黄酒同黑糖调服，服后将酒饮醉，避风处睡一宿，即愈。(《急救便方》)

注

饮用黄酒时不能空腹，不适宜快速饮用，不适宜混合饮用，不能过量。

现代研究

黄酒含有丰富的营养物质，尤其是含有较高的酚类、肽类高活性营养物质。不少研究证明，合理优化黄酒的酿造工艺及菌种选择，可以进一步提升营养物质的含量。从现有的研究来看，适量饮用黄酒对预防心脑血管疾病和降低高血压、高脂血症、高血糖等具有一定的效果。

啤酒

啤酒是一种世界性饮料，含有低度酒精和二氧化碳，刺激性小而富有营养，且具有清凉饮料的特点，深为人们所喜爱。啤酒以大麦为主要原料，经过发芽、糖化、发酵而酿成，含有丰富的维生素。一升啤酒中约有维生素 B_1 0.025mg、维生素 B_2 0.26mg、维生素 H 0.007 5mg，还含有烟酸 6mg、泛酸 1.2mg、叶酸 0.3mg 以及 425 大卡的热量，故人们常称啤酒为"液体面包"。

历代论述

《本草纲目》记载："醴，薄酒也，泉味如之，故名。"《汉书》记载："醴，甘酒也。少麹多米，一宿而熟，不齐之。"

分　类

啤酒的品种按麦汁浓度可分为低浓度啤酒、中浓度啤酒、高浓度啤酒；按颜色可分为淡色啤酒、浓色啤酒；按是否经过杀菌而分为鲜啤酒和熟啤酒。

药　性

啤酒性味甘、苦、辛、温，入肝经，有健胃、助消化和利尿之功。主治结核病、高血压、贫血等病症。

附　方

鼓胀：心腹满，旦食不能暮食，名为鼓胀。治之以鸡屎醴，一剂知，二剂已。用腊月干鸡屎白半斤，袋盛，以酒醅一斗，渍七日。温服三杯，日三。或为末服二钱亦可。(《本草纲目》)

注

以下人群不适宜饮用啤酒：消化道疾病患者，比如患有胃炎、胃溃疡、结肠炎的病人；肝脏病患者，有急慢性肝病的人，其肝脏功能不健全，容易发生酒精中毒，而且酒精会直接损伤肝细胞；心脑血管疾病患者和孕妇也不宜喝啤酒；对酒精过敏的人；婴幼儿、老年人、体弱者和一些脾胃虚寒的病人也不宜饮用啤酒。

现代研究

啤酒含酒精度最低，营养价值高，成分有水分、碳水化合物、蛋白质、二氧化碳、维生素及钙、磷等物质。适量饮用有抗衰老、消暑解热、帮助消化、开胃健脾、增进食欲、预防心血管疾病等的功能。

果酒

果酒，是所有以水果为原料酿造的含酒精饮料的总称。一般水果、浆果都可以酿酒，所酿果酒因选用的果实不同而风味各异，但都具有其所用果实的芳香，并具有令人喜爱的天然色泽和醇美滋味。果酒中含有所用果实的营养成分，如糖类、有机酸和各种维生素等，是人们喜好的饮料酒之一。果酒中生产量最大、种类最多的是葡萄酒。葡萄酒是以葡萄为原料，经发酵而制成的酒精饮料，不但滋味好，酒度低，而且营养丰富。在酿酒过程中，除葡萄汁里丰富的葡萄糖和果糖发酵成酒外，其他营养成分，如人体需要的氨基酸、无机盐类以及丰富的维生素 B_1、维生素 B_2、维生素 B_{12} 和维生素 C 等仍保留在酒液中。

历代论述

《本草纲目》记载："葡萄酒有二样：酿成者味佳，有如烧酒法者有大毒。酿者，取汁同曲，如常酿糯米饭法。无汁，用干葡萄末亦可。"《新修本草》记载："饮葡萄酒，能消痰，破癖。"适当地饮用葡萄酒，可促进胃肠的吸收作用而增进食欲，有助消化和兴奋神经，维护机体正常组织，以及预防因维生素缺乏所引起的疾病。

分　类

果酒中有葡萄酒、陈酿苹果酒、山楂酒、柑橘酒、草莓酒、杨梅酒、荔枝酒、桑椹酒等。其中，葡萄酒、山楂酒、柑橘酒、桑椹酒都有药用价值，可滋阴补肝肾，长期服用，对老年慢性疾病有一定的治疗效果。其中葡萄酒的名称和种类很多：以色泽取名的有红葡萄酒、白葡萄酒等；以葡萄品种取名的有龙眼葡萄酒等；以加药料和香料取名的有丁香葡萄酒、人参葡萄酒、桂花酒等；以产地取名的有通化葡萄酒、吉林葡萄酒、青岛白葡萄酒等。此外，还有甜红葡萄酒、白葡萄酒、山葡萄酒等。

药　性

葡萄酒性味甘、辛、热，微毒。有暖腰肾、驻颜色、消痰破积、益气调中、耐饥强志之功，主治失眠、食欲不振、手足无力、精神困倦、小便不畅等病症。

附　方

1. 痰癖　以葡萄酒饮之。(《普济方》)
2. 驻颜、暖腰肾　干葡萄（一斤末）、细曲末（五斤）、糯米（五斗），上炊糯米熟，俟冷入曲并葡萄末，搅令匀，入瓮盖覆，候熟，即时饮一盏。(《太平圣惠方》)

注

　　葡萄酒并非适合所有人饮用，例如胃病患者、肝病患者、痛风患者是不适合饮用葡萄酒的，《本草纲目》中记载："葡萄酿酒，有热疾、齿疾、疮疹人，不可饮之。"

现代研究

　　水果中所含的营养成分会溶解在果酒里，因此果酒中含有丰富的维生素和人体所需的氨基酸和维生素 B_1、维生素 B_2、维生素 C 及铁、钾、镁、锌等矿物元素，适量饮用有保护血管、排毒养颜、促进食欲、促进新陈代谢的功能。

药酒

　　凡是酒中配入药物的都可称为药酒。药酒品种很多，多以配入的药材名称命名。我国入酒的药料最早多为香料，后来才使用鲜花、果品。

历代论述

　　《本草纲目》记载："《本草》及诸书，并有治病酿酒诸方。今辑其简要者，以备参考。药品多者，不能尽录。"《黄帝内经》记载："形数惊恐，经络不通，病生于不仁，治之以按摩醪药。"以中药材配制的药酒，在补养身体、防治疾病上效果卓著，不仅为国内广大人民所喜用，而且在国际上有很好的声誉。

分 类

药酒是我国伟大医药宝库中的珍宝之一，大体上分为两类：一类是补性酒，另一类是药性酒。补性药酒中配有各种药材，虽然对某种疾病有一定的防治效用，但主要是对人体起滋补作用，促进身体健康。因此，这一类药酒属于一般饮料酒，具有良好的色、香和突出的味，可以适量饮用。它在药酒中占比最多。药性酒是以防治疾病为主的药酒，在配方上有一定的要求，其风味为药料的综合风味，但人在饮用时有愉快的感觉。

药 性

药酒性味辛、苦、甘、温，入肝经，有延年益寿、滋补肝肾、健脾除湿之功，主治风寒湿痹、筋骨疼痛、脾胃虚寒、肾亏腰酸等病症。

附 方

1. 风湿痿痹　用五加皮洗刮去骨煎汁，和曲、米酿成，饮之。或切碎袋盛，浸酒煮饮。或加当归、牛膝、地榆诸药。(《本草纲目》)
2. 补虚弱、益精气、去冷风、壮阳道、止眼泪、健腰脚　用甘州枸杞子煮烂捣汁，和曲、米酿酒。(《本草纲目》)
3. 治头风、明耳目、去痿痹、消百病　用甘菊花煎汁，同曲、米酿酒。或加地黄、当归、枸杞诸药亦佳。(《本草纲目》)
4. 治风虚、补腰膝　女贞皮切片，浸酒煮饮之。(《本草纲目》)
5. 壮筋骨、治痿痹、补虚损、除久疟　用牛膝煎汁，和曲、米酿酒。(《本草纲目》)

注

各种药酒都有详细的说明，标明酒中的主要成分、性能、饮用效果及服用剂量。若是需要采用特殊的饮用方法、注意禁忌，则要遵照医嘱进行。

现代研究

药酒中不仅含有补血益气、滋阴温阳的强身之品，同时酒本身又具有辛散温通的功效，可以使药借酒力、酒借药势，共同作用，提高疗效。其价值在于它的治疗作用和养生保健功效，因此被广泛运用于各种慢性虚损性疾病，并能抗衰老、延年益寿。

附：莲花白酒

莲花白酒创制于明代万历年间，原为宫廷的秘方。清朝宫廷每年夏季于万寿山中白莲池旁采摘白莲花作此酒，后流传民间，因得"莲花白酒"之名。此酒以纯正味美的高粱酒为酒基，加入五加皮、广木香、川芎、黄芪、当归、肉豆蔻、砂仁、首乌、丁香等二十余种中药，兑入白糖调制而成。莲花白酒酒色透明，有悦人的芳香，滋味醇厚，回味悠长，酒度为49°～50°，含糖量8%，适量饮用，有补气养血、和胃健脾、祛风避瘴的功效。

附：参茸药酒

参茸药酒以人参、鹿茸为主剂，佐以黄芪、枸杞子等数十种药材，经久泡制而成。有滋补强身的功效，对体弱气虚、精神怠倦、神经衰弱、低血压、浮肿等病症均有疗效。有滋补强身、壮肾阳、益气血、祛风湿、理脾胃之功。

附：五加皮酒

五加皮酒选用优质高粱白酒，浸渍五加皮等多种药材，再加糖调配而成。酒色晶莹呈红棕色，气味芳香甘冽，酒味醇厚，酒度为45°，糖分为12%。五加皮酒最早出自明朝李时珍的《本草纲目》，书中记载："去一切风湿痿痹，壮筋骨，填精髓。用五加皮洗刮去骨煎汁，和曲、米酿成，饮之。或切碎袋盛，浸酒煮饮。或加当归、牛膝、地榆诸药。"《饮膳正要》记载："五加皮浸酒，或依法酿酒。治骨弱不能行走，久服壮筋骨，延年不老。"五加皮酒有补血、祛热、祛湿、避瘴之功。

附：人参酒

人参酒采用长白山人参，配以陈年佳酿，精工提炼而成。人参酒味醇香，性平和，酒度为40°。《本草纲目》记载："补中益气，通治诸虚。用人参末，同曲、米酿酒。"人参酒性味甘、辛、苦、热，入肝、肾经，有补中益气、开胃健脾之功。

附：归芪酒

归芪酒是根据古传秘方，以当归、黄芪为主，辅以其他多种益气、强壮药物，用纯高粱酒经久泡制而成，归芪酒的酒味醇香，药性平和，酒度为38°，糖分为8%。具有补气、补血、强心的功能。

附：虫草酒

虫草酒是以我国特产冬虫夏草和鹿筋、鹿茸、鹿皮胶等名贵药材配制而成。虫草酒酒色黄褐，澄明透亮，药香醇调和，酒性温和，酒力平缓，酒度为40°，糖分为10%。具有促进身体新陈代谢、保持容颜、添精益髓、补肺气的功能。

附：桂杞补酒

桂杞补酒采用名医审定的处方，以桂圆、枸杞子为主要原料，辅以菊花、丹皮、山药、泽泻、茯苓等十多种药材制成。桂杞补酒的酒度为38°，糖分为10%，是一种补而不燥的含酒精饮料。其所选用的药材具有清心、利湿、祛风、行气、补血和健胃等功效。具有养神明目、治血行气、滋肤养颜的功能。

附：菊香酒

菊香酒以高粱白酒为原酒，浸泡菊花、陈皮、当归、砂仁等中药材，再加糖调配而成。常饮有祛头风，明目的功用。

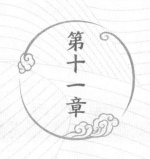

第十一章

调味品

人们除经常食用粮、油、肉、蛋、菜、果、水产、糖、茶、酒等食品之外，还离不开各种调味品用以烹制食品。这些调味品在人们饮食中起着很大的作用，而且有着鲜为人知的药用价值。

食盐

食盐，又名盐、咸鹾，是人们生活中必不可缺少的食物佐料。

历代论述

中医历代医家深入地研究了盐的药用价值。《肘后备急方》中说"取盐半斤，熬令尽，着口中。饮热汤二升，得便吐，愈"，治疗痰涎壅盛导致的中风腹痛。食盐具有提神之效，当醉酒、呕吐不止、头昏脑涨之时，可立即饮用少量淡盐水，即可缓解症状，这在《肘后备急方》中就有记载："皆使饮，而不病患，胡麻亦煞酒，先食盐一匕，后则饮酒，亦倍。"《金匮要略》中就有用戎盐治疗小便不利的记载。《名医别录》中记载食盐治"下部蚀疮"。

分　类

盐有海盐、井盐、湖盐、岩盐等不同的种类，都可食用及药用，统称为粗盐或大盐。食盐的主要成分为氯化钠，尚含有少量的杂质，如氯化钾、氯化钡、硫酸钙、硫酸镁、硫酸钠以及人体所需要的碘等。市售精盐是经过加工提纯的，色泽洁白。

药　性

食盐性味甘、咸、寒，无毒。有健脾胃、助消化、滋肾、坚骨、明目、解毒的功能。中医认为咸能入肾、咸能软坚，《本草从新》曰："咸润下，故通大小便；咸走血而寒胜热，故治目赤痛肿，血热；咸补心，故治心虚；咸入肾而主骨，故坚筋骨，治骨病齿痛；咸润燥而辛泄肺，故治痰饮喘逆；咸软坚，故治结核积聚。又能涌吐醒酒。"中医临床上根据四气五味的理论，常将一些药物经盐炒炙后，入肾而引药下行达病处。

附 方

1. 因食物中毒而引起的胸腹胀满、上吐下泻 将食盐少许稍炒黄，以开水溶解温服，吐出黏涎即可缓解。
2. 乌头、附子中毒或误食有毒性野菜 服用食盐，解毒。
3. 皮肤接触中毒 用食盐水洗涂。
4. 由急性局限性皮炎引起的皮肤红肿瘙痒 用食盐泡水洗涤。
5. 小儿疝气、小便不通 把食盐炒热，醋调涂脐中，以艾绒搓成黄豆大，燃火灸之。

注--

  对于心脏病、肾炎及肝病患者，应慎用或禁用食盐。《本草从新》曰："血病、消渴（走血渗津）及水胀俱大忌。或引痰生，或凝血脉，或助水邪，或损颜色，或伤筋力。故西北人不耐咸，少病多寿。东南人嗜咸，少寿多病。"

现代研究

  食盐中主要成分为氯化钠，此外还有少量的氯化钾，部分食盐中还加入碘化钾，是维持生命活动必不可少的物质。适当摄取盐能够保证胃液分泌过程中产生足够的胃酸，起到杀灭致病微生物的作用，同时胃酸能够激活胃蛋白酶，有利于促进富含蛋白质食物的消化、吸收。

醋

  醋，又名苦酒、淳酢、米醋或酸醋，是以米、麦、高粱或酒、酒糟等酿成的含有乙酸的液体，药用以酽醋为良。醋的主要成分为醋酸，其他尚含有维生素 B_1、维生素 B_2、烟酸等。

历代论述

用食醋治病是中医药学的重要组成部分，历代医药学家在用醋治病养生方面积累了许多经验。《本草纲目》中说："消痈肿，散水气，杀邪毒（《名医别录》）。"张仲景《伤寒论》记载："少阴病，咽中伤，生疮，不能语言，声不出者，苦酒汤主之。"苦酒，即醋也。他研制的乌梅丸（将乌梅浸于醋中一宿），治疗蛔虫病十分灵验。醋可治疗眼疾、明目亮眼。治散痈疽毒，"苦酒和雀屎如小豆大，敷疮头上，即穿也"。醋为"外科敷药必用之物"。

分　类

醋的种类有米醋、陈醋、香醋、果醋、酒精醋等。米醋是以糯米为原料，经过许多道工艺加工而成，颜色为白色。陈醋颜色深，也更酸一些。香醋：以酸味为主，且有芳香味。果醋：果醋的原料五花八门，可以用葡萄、苹果、梨、桃、柿、枣、柠檬等水果酿造，具有天然水果的香甜。酒精醋：以马铃薯的淀粉为原料，用酒精发酵后而成，含有蒸馏乙基酒精；但缺乏对身体有益的有机酸及维生素 B 等。

药　　性

醋性味酸苦、温，无毒。中医认为酸入肝，有消肿、理气、止痛等功效，并有矫味矫臭的作用。中医临床将治肝的药物经醋炙，如醋炙延胡索、香附、五灵脂、柴胡、青皮等。醋配合其他药物可治疗腋下狐臭、产后昏迷、冻疮初起，以及高血压、急性黄疸性肝炎等症。

附　方

1. 胆道蛔虫或肠道蛔虫引起的腹痛　热饮醋一杯，可当即缓解。
2. 呼吸道传染病盛行期间的流感、流脑、白喉、麻疹　用醋一碗，热蒸熏散，对空气有消毒作用。
3. 无名肿毒　以醋调麦粉糊，涂敷患部。

注---

　　湿甚、痿痹、筋脉拘挛及外感初起忌服。陶弘景："酢酒不可多食之，损人肌脏耳。"

现代研究

　　现代研究发现，传统食醋具有抗氧化的作用。山西老陈醋可以通过抑制活性氧的产生保护肝细胞，减少细胞凋亡，具有解酒护肝的作用。传统食醋还具有杀菌消炎的作用。食醋中的乙酸能够抑制呼吸道病原体的生长，如白色葡萄球菌、肺炎双球菌和链球菌。食醋中的有机酸可预防糖尿病、控制体质量、降低血压和抗炎等。

酱

　　酱是一种发酵制品，也是人们生活中不可缺少的调味佐料。

历代论述

　　历代医药学家对酱的论述有很多，《名医别录》："主除热，止烦满，杀百药及热汤火毒。"《日华子本草》："杀一切鱼、肉、菜蔬、蕈毒，并治蛇、虫、蜂、虿等毒。"而关于酱能杀百药这个功效，存在争议。《本草纲目》载，"酱汁灌入下部，治大便不通。灌耳中，治飞蛾、虫、蚁入耳。涂犬咬及汤、火伤灼未成疮者，有效"，"不得酱不食，亦兼取其杀饮食百药之毒也"。

分　类

　　常见的调味酱分为以小麦粉为主要原料的甜面酱，和以豆类为主要原料的豆瓣酱两大类；还有肉酱、鱼酱和果酱等调味品。

药　性

　　酱性味咸、寒，无毒，是酱油的主要组成部分。酱油中主要含有蛋白质、氨基酸、脂肪、糖类、烟酸及维生素 B_1、维生素 B_2 等，有开胃健脾，除烦解毒的作用。民间常以酱或酱油涂抹汤火伤处，能止痛解热毒。遇有毒虫或蜂蜇时，以酱油涂之亦可止痛。

附　方

1. 手指掣痛　用酱清和蜜，温涂之。(《备急千金要方》)
2. 瘑疬风驳　酱清和石硫黄细末，日日揩之。(《外台秘要》)
3. 火烧疮方　以酱汁涂，立愈。(《千金翼方》)

注
　　《随息居饮食谱》:"痘痂新脱时食之，则瘢黑。"在服用四环素族抗菌药物同时吃大量食用酱时，酱中的金属离子将与四环素族抗生素结合，形成的结合物不易被胃肠道吸收，降低其抗菌效果。大酱或豆瓣酱中含酪胺，如与单胺氧化酶抑制剂（如降压药帕吉林、抗抑郁药异卡波肼等）同服，可引起恶心、呕吐、血压升高等，不仅降低药物疗效，还会加重病情。

现代研究

　　酱油含有丰富的氨基酸和天然色素，还含有较多的有机酸、维生素及众多生理活性物质，有抗氧化、降血压、促消化等多种保健功能。经检测分析，酿造酱油中含有具保护视力的维生素 A，有抗衰老作用的维生素 E 和维生素 C，并且含有 18 种以上的脂肪酸，其中 6 种不饱和脂肪酸的相对含量为 60%，可以降低血管中胆固醇含量，对防治心血管、高血压等疾病的作用显著。

油

油，指在制作食品过程中使用的动物或者植物油脂，为人体健康所必需。

历代论述

《本草求真》记载麻油内服润肠通便、助产下胞衣，外用生肌、消肿、敛疮、止痛。《备急千金要方》记载凡因血枯而见二便艰涩，须发不乌，风湿内乘，发为疮疥者，用麻油煎熬膏药，有生肌止痛消痈之效。《本草纲目拾遗》记载其甘平气腥，滑肠下积。

分　类

分为动物油和植物油两大类。

动物油主要是指动物的皮下脂肪油，为人体的一种高级营养品，也是工业生产上的一种辅料。獾油可治疗烧、烫伤，效果颇佳。

植物油主要是从植物的种子中榨取的一部分油脂，如芝麻、花生、豆类等。植物油除食用以外，中医在临床上使用的膏药、软膏等的基质常采用植物油炼取制成，如狗皮膏、阳和膏等。中医外科也有以植物油煎炸配伍好的各种滴耳药、软膏，用于外敷治疗疮疖。

药　性

动物油性味甘、温，有润肠通便的作用。植物油则根据原料不同，性味各不相同。《本草纲目拾遗》里说花生油："甘平气腥，滑肠下积，腻膈生痰。"《本草求真》说："麻油甘寒，滑胎利肠。"《随息居饮食谱》里说豆油："甘辛温，润燥，解毒杀虫。熬熟可入烹炮，虽谷食之精华，而肥腻已甚。盛京来者，清彻独优。"有清热、温补、润肠、安神等不同的功效。

附　方

大便干燥：为润肠通便，喝一些生油便可缓解。

注

油的营养价值很高，但冠心病、脂肪肝患者不可多食，以防胆固醇增高。

现代研究

食用油中不饱和脂肪酸较多，具有降低血脂、改善血液循环、抑制血小板聚集、阻抑动脉粥样硬化斑块和血栓形成等功效，对心血管疾病有良好的防治效果。花生油可以促进孩子的大脑发育，有效改善记忆力。大豆油含有丰富的亚油酸，可显著降低血清胆固醇含量、预防心血管疾病。芝麻油含有丰富的维生素 E 和亚油酸，可调节毛细血管的功能，改善血液循环，促进性腺发育，延缓衰老。

味精

味精是现代饮食中不可缺少的调味品，其主要成分是氨基酸的一种——谷氨酸钠，又叫麸氨酸钠。

分　类

味精的品种较多，一般将其分为四大类，即普通味精、强力味精、复合味精、营养强化味精。

药　性

性平，味酸。滋补，开胃，助消化。

附　方

1. 防止肝昏迷　每服味精 3g，每日三次。

2. 癫痫　每服味精 2g，小儿减半，一日三次。

3. 小儿大脑发育不全　每服味精 1～2g，日服三次。

注

加入味精后忌高热久煮。

现代研究

食用味精能增进食欲，提高人体对其他各种食物的吸收能力，同时还有一定的滋补作用。对肝昏迷恢复期和肝功能不全、胃溃疡、胃液缺乏的患者以及对控制癫痫小发作、神经衰弱、精神分裂症等都有一定作用。味精里含有大量的谷氨酸，是人体所需要的一种氨基酸，可形成人体组织中的蛋白质。它还能与血氨结合，解除组织代谢过程中所产生的氨的毒性作用。

碱

碱主要含有碳酸钠，能够去湿热、化食滞，解毒和制酸，但因其腐蚀性较强，一般不作内服（内服时多以小苏打代替）。

历代论述

《本草纲目》："碱音有二：音咸者，润下之味；音减者，盐土之名，后人作碱，作碱，是矣。"

分　类

食用碱是指有别于工业用碱的纯碱（碳酸钠）和小苏打（碳酸氢钠），小苏打是由纯碱的溶液或结晶吸收二氧化碳之后的制成品。

药　性

性平，味甘。去湿热、化食滞，解毒和制酸。

附　方

1. 烧烫伤（未溃破和未起疱者）　碱面 10 ~ 20g，用水 100ml 溶化后，温洗患处。

2. 寻常疣、胼胝（脚垫）及鸡眼　碱面、生石灰各等份，加水调成糊状，外涂于患处，待 20 ~ 30 分钟，视对皮肤的刺激情况，如病患处已软化，即可擦去，包扎好。

3. 毒蛇咬伤、蝎子蜇伤、蚊虫叮咬　用碱面少许，加水溶化，洗患处或用油调外涂，有消肿、止痛、止痒的效果。

注
消化性溃疡患者不宜食用。

现代研究

现代研究发现，食用碱可以缓解反酸，胃酸可以促进机体的消化，但胃酸过多会损伤胃肠道黏膜，而碱性可以与胃酸中和，起到保护胃黏膜的作用，可帮助缓解反酸症状。高尿酸血症患者体内的嘌呤无法排泄，而补充小苏打可以起到碱化尿液、促进肾脏排泄的作用，可间接帮助调节尿酸水平。

花椒

花椒，又名大椒、山椒、川椒、蜀椒，为芸香科植物花椒的果皮。花椒为辛辣味香料的主要原料之一，除了调味外，还可药用。药用以红色者为佳，果皮名椒红，种子名椒目（图11-1）。

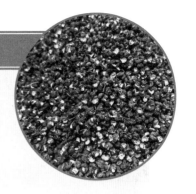

图11-1 花椒

历代论述

《神农本草经》："治邪气，咳逆，温中，逐骨节皮肤死肌，寒湿痹痛，下气。久服之头不白，轻身，增年。"《本草纲目》记载，"散寒除湿，解郁结，消宿食，通三焦，温脾胃，补右肾命门，杀蛔虫，止泄泻"，"能入肺散寒，治咳嗽；入脾除湿，治风寒湿痹，水肿泻痢；入右肾补火，治阳衰溲数，足弱久痢诸证"。据《山海经》载，其味酸，性平。主心下邪气，寒热，温中，逐寒湿痹，去三虫。久服，轻身。一名蜀枣。生山谷。

分 类

花椒品种非常多，生活中比较常见的花椒品种有大红袍、大红椒、白沙椒、小红椒、豆椒等。在植物学上分为油叶花椒和毛叶花椒两种。

药 性

花椒性味辛温，入胃、肠经，芳香醒脾而杀虫，能温中止泻、暖胃止疼。主要用于胃部和腹部冷痛、呕吐、腹泻等症。花椒可促进食欲，并能驱蛔虫，中医常用的驱虫方剂乌梅丸中就含有花椒。此外，当花椒配伍其他药物时，能治疗胃寒疼痛、风湿痹痛、阴囊湿疹、皮肤瘙痒、关节肿痛、冻疮以及牙疼等病症。

附 方

1. 湿疹、皮肤瘙痒及脚气　花椒煎水外洗。
2. 蛔虫腹痛及胆道蛔虫　花椒6g、乌梅15g，水煎服。

注--

　　花椒适宜胃部及腹部冷痛、食欲不振、呕吐清水、肠鸣便溏之人食用；适宜哺乳妇女断奶时服食；适宜中老年人、女子寒性闭经和寒性痛经者、风寒湿性关节炎者食用；适宜蛔虫病腹痛者、肾阳不足、小便频多者食用。阴虚火旺之人忌食；孕妇忌食。

现代研究

　　现代研究发现，花椒含挥发油、生物碱、香豆素和有机酸，具有局麻、镇痛、抗炎、抗氧化、抗肿瘤、杀虫等药理活性。花椒醚提取物有预防血栓形成的作用。花椒的抗栓、抗凝作用可能与血小板的抗凝成分有关，所含的佛手柑内酯有一定的对抗肝素的抗凝血作用和止血作用。驱虫作用：花椒所含挥发油在保温的任氏液中能使猪蛔虫严重中毒。

　　椒目，是花椒的种子，其性味苦寒，能行水平喘，适用于痰嗽喘息、心脏病水肿、膀胱炎、小便不利等病症。

胡椒

　　胡椒，又名浮椒、玉椒，为胡椒科植物胡椒的果实（图 11-2）。

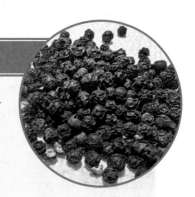

图 11-2　胡椒

历代论述

　　《本草纲目》提到"胡椒，今南番诸国及交趾、滇南、海南诸地皆有之"，并指出"胡椒大辛热，纯阳之物，肠胃寒湿者宜之"。认为胡椒暖肠胃，除寒湿。唐《新修本草》有所发展，谓其"下气温中去痰，除脏腑中风冷"。

分 类

胡椒产于热带或亚热带地区，有白胡椒、黑胡椒之分。采摘熟果干燥后为黑胡椒，经加工剥去外皮即为白胡椒。黑胡椒气味较淡，白胡椒气味浓烈，所以药用以白胡椒为好。

药 性

胡椒性味辛、温，有温中散寒，健胃除病的功能。中医常用以治疗腹疼、反胃、食欲不振、牙疼等症。服小量有增进食欲的作用，服大量则刺激胃黏膜使之充血。

附 方

1. 睾丸炎　黑胡椒7粒研末，加面粉一撮调成糊状，摊布上，贴在会阴部，用胶布固定，1～2次即愈。
2. 胃下垂　白胡椒15g，每日炖猪肚或羊肚汤饮服。

注

因胡椒属辛温类药物，所以内热盛、出血患者不宜服用。

现代研究

现代研究发现，胡椒内含有胡椒碱、胡椒脂碱及挥发性芳香油，还有脂肪油、淀粉、蛋白质、色素等物质，可作支气管黏膜刺激剂，还能解鱼、蟹、蕈等引起的食物中毒。

桂皮

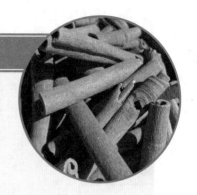

桂皮又名柴桂、山肉桂、土桂，为樟科植物天竺桂、阴香、细叶香桂或川桂等的树皮，是一种日常调味品，也是一种常用的中药材（图11-3）。

图11-3 桂皮

历代论述

《本草纲目》说桂皮"腹内诸冷，血气胀痛（藏器）"，"同百药煎、孩儿茶作膏饼噙，生津辟臭化痰，治风虫牙痛。同麻油蒸熟，润发，及作面脂"。言桂皮温中散寒，暖胃止痛，可治腹冷胸满，呕吐噎膈等。《神农本草经》曰："百病，养精神，和颜色，为诸药先聘通使。久服轻身不老，面生光华，媚好常如童子。"将其列为上品，可强身保健。

分　类

桂皮分桶桂、厚肉桂、薄肉桂三种。桶桂为嫩桂树的皮，质细、清洁、甜香、味正、呈土黄色，质量最好，可切碎做炒菜调味品；厚肉桂皮粗糙，味厚，皮色呈紫红，炖肉用最佳；薄肉桂外皮微细，肉纹细、味薄、香味少，表皮发灰色，里皮红黄色，用途与厚肉桂相同。

药　性

桂皮味辛甘、性温热，入肾、脾、膀胱经，气味芳香，为肉食调料之一，又有去湿散寒、温通血脉、补肾调经的药物作用。主治命门火衰、肢冷脉微、亡阳虚脱、腹痛泄泻、寒疝、腰膝冷痛、阴疽流注、虚阳浮越之上热下寒等症。

附　方

1. 胃寒腹胀、月经后期、痛经血少、腰痛遗尿　常服桂皮作调味品。

2. 急性腹痛　桂皮一块、生姜三片，加入一匙黑糖，煮开 15 分钟，热服。

3. 妇女产后血瘀腹痛，或见胃寒少食　可用桂皮红糖汤：桂皮 6 ～ 9g，红糖适量。煎汤服。

注

　　桂皮为温热之品，春夏季以少食为宜，月经过多、盆腔炎、咽痛及其他热病患者与妊娠妇女均应禁食，有失血和遗精病史的人也应禁食。

现代研究

　　现代研究发现，菜肴中适量添加桂皮，有助于预防或延缓因年老而引起的 2 型糖尿病。桂皮中含苯丙烯酸类化合物，对前列腺增生有治疗作用。桂皮醛及肉桂酸钠都有解热作用。可延迟士的宁（番木鳖碱）引起的强直性惊厥及死亡的时间，可减少烟碱引起的强直性惊厥及死亡的发生率。桂皮油刺激嗅觉，能反射性地促进胃机能，也能直接对胃黏膜有缓和的刺激作用，使分泌增加，蠕动增强。

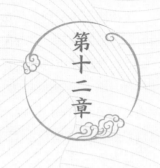

第十二章

中医饮食宜忌

食物提供人体必需的营养精微物质，人们日常可利用饮食营养机体、维持健康、保健强身、延年益寿。食物能养生治病，是由于食物自身具有一定的性能。经过历代医家长期实践积累、总结概括，并与阴阳、脏腑、经络、治疗等紧密结合，对食物性、味、归经、升降浮沉等性能进行了总结归纳。

中医理论认为，食物具有寒、凉、温、热四种性质。一般来讲，寒凉食物多有滋阴、清热、泻火、凉血、解毒的作用，如苦瓜、马齿苋、莲藕、绿豆、苋菜、芹菜等。温热食物有温经、散寒、助阳、活血、通络等作用，如芥末、辣椒、干姜、韭菜、茴香、芫荽等。

中医理论认为，食物有酸、苦、甘、辛、咸五味。《黄帝内经》记载："五味所入，酸入肝、辛入肺、苦入心、咸入肾、甘入脾"，五味既能养五脏，亦能伤五脏，长期偏嗜某味食物，会导致相应脏腑功能失调，阴阳失衡，从而引发疾病，故日常饮食不宜五味偏嗜，病人更需谨慎，防止病情加重。

归经是指食物对机体某部分的选择性作用，按照中医食物归经理论：小麦、浮小麦、莲子、百合等归心经；梨、苹果、甘蔗、荸荠等归肺经；粳米、粟米、黄豆、莲藕等归脾经；芹菜、油菜、胡萝卜、小茴香等归肝经；山药、黑芝麻、核桃仁、乌骨鸡归肾经；粳米、粟米、糯米、扁豆等归胃经；刀豆、冬瓜、黄豆芽、白菜等归膀胱经；冬瓜、菠菜、莴笋等归小肠经；荞麦、马齿苋、茄子、白菜等归大肠经。

中医理论认为：五谷养五脏是指麦养肝、黍养心、稷养脾、稻养肺、豆养肾；五果助五脏是指李（子）助肝、杏助心、枣助脾、桃（子）助肺、栗（子）助肾；五畜补五脏是指鸡补肝、羊补心、牛补脾、犬补肺、猪补肾；五菜利五脏是指葵利肝、藿利心、薤利脾、葱利肺、韭利肾。由于各种病因不同、患者体质各异，因此对饮食的宜忌要求也不相同。

第一节　常见疾病饮食宜忌

一、风寒感冒

恶寒重，发热轻，无汗，头痛，肢节酸疼，鼻塞声重，或鼻痒喷嚏，时流清涕，咽痒，咳嗽，痰液稀薄色白，口不渴或渴喜热饮，舌苔薄白，脉浮或浮紧。

1. 饮食宜清淡，忌生冷、辛辣、油腻食物。

2. 辛温解表，可食用生姜、葱白、芫荽、豆豉等。

3. 可服葱豉汤：葱白 10g，豆豉 10g，温水泡发豆豉，清水武火煮沸后，放入葱白、豆豉，文火煮 10 ~ 15 分钟，温热服用，发汗解表。

4. 可生姜、紫苏叶洗净切丝，放入杯中，加适量红糖，沸水冲泡，浸 10 ~ 15 分钟代茶饮，发汗解表，散寒健胃。

二、风热感冒

身热较著，微恶风，汗出不畅，头胀痛，面赤，咳嗽，痰黏或黄，咽燥，或咽喉乳蛾红肿疼痛，鼻塞，流黄浊涕，口干欲饮，舌苔薄白微黄，舌边尖红，脉浮数。

1. 饮食宜清淡，忌辛辣、油腻、黏滞食物。

2. 辛凉解表，可食用大豆黄卷、淡豆豉等。

3. 可大豆黄卷与茶叶一同沸水冲服，代茶饮，清热解表。

4. 可食淡豆豉粥，淡豆豉 15g、粳米 100g，加水适量一同放入锅中，武火煮沸后，文火煮至米熟烂即成。

三、暑湿感冒

身热，微恶风，汗少，肢体酸重或疼痛，头昏重胀痛，咳嗽痰黏，鼻流浊涕，心烦口渴，或口中黏腻，渴不多饮，胸闷脘痞，泛恶，腹胀，大便溏，小便短赤，舌苔薄黄而腻，脉濡数。

1. 可食西瓜皮汤，西瓜皮（连白肉）洗净切条，煮 20 分钟左右，去渣取汁，清热解暑利湿。

2. 可绿豆、茶叶同煮，代茶饮，清热解毒，清咽利尿。

四、体虚感冒

恶寒较甚，发热，无汗，头痛身楚，咳嗽，痰白，咳痰无力，平素神疲体弱，气短懒言，反复易感，舌淡苔白，脉浮而无力。

1. 饮食宜清淡、稀软、易消化。解表同时予补益之品，如大枣、豆腐等。

2. 可食生姜大枣粥，益气解表，扶正祛邪。生姜 10g、大枣 3 枚、粳米 100g，加适量清水一同放入锅中，武火煮沸后，文火煮至米熟烂即成。

五、咳嗽

咳嗽，鼻塞、喷嚏、流清涕，咯清痰，喉痒痛，或伴有恶寒发热头痛。

1. 忌烟、酒。

2. 忌吃辛辣刺激性食物，辛辣食物刺激咽喉部加重咳嗽，如葱、辣椒等。

3. 忌吃油腻黏滞的食物，油腻黏滞食物易聚湿生痰，如肥肉、油煎食品和不易消化食物。

4. 宜多吃水分多的水果蔬菜、多饮水，稀释痰液。

5. 咳嗽声重，咽痒，痰稀薄色白，可服橘皮姜茶：橘皮 15g、生姜 15g，适量清水，武火煮沸后，文火煮 15 分钟，去渣取汁代茶饮。

6. 咳痰不爽，痰黏稠或黄，伴头痛、恶风、身热，可无花果 30g、绿茶 15g，沸水冲泡代茶饮，可少量冰糖调味。

7. 咳嗽反复，痰多，色白或带灰色，因痰而咳，痰出咳平，可食梨粥：鲜梨一个去核切块，适量水文火煮 30 分钟后，捞出梨块，加入粳米 100g，煮成稀粥。

8. 新型冠状病毒感染后干咳，痰少黏白，或伴午后潮热、盗汗等，可食山药薏米粥：山药 60g、薏苡仁 60g、柿霜 30g。

六、哮喘

反复发作的痰鸣气喘，发时喉中有哮鸣音，呼吸气促困难，甚则喘息不能平卧。

1. 饮食以清淡滋补为宜，忌吃海鲜发物。

2. 不宜食辛辣刺激食物，如：辣椒、胡椒、葱、蒜、韭菜等，以免诱发加重病情。

3. 忌烟酒。

4. 忌食黏腻之品，如糯米、肥肉、甜食等，以免助痰。

5. 可多食新鲜蔬菜和水果，增加抗氧化营养素如胡萝卜素、维生素 A、维生素 C、维生素 E 等，抗氧化营养素可以清除氧自由基，减少支气管平滑肌的痉挛。如大白菜、小白菜、菠菜、芹菜、油菜、萝卜、胡萝卜、西红柿、枇杷、鲜橘、大枣、山楂、草莓、柠檬等。

6. 可食山核桃、花生、松子、海带、海蜇补充微量元素镁、硒等。

7. 有研究表明经常食用多脂鱼可减少哮喘的发病危险，如三文鱼、鲱鱼、金枪鱼和沙丁鱼等。

七、肺痨（肺结核）

咳嗽咳痰，身体消瘦，潮热盗汗，两颊潮红；或痰中带血，声音嘶哑，食欲不振，失眠多梦。

1. 宜吃青菜、番茄、胡萝卜、黄豆和豆腐等食品。

2. 不宜多吃肥甘辛辣刺激性食物，烟酒均应戒绝。

3. 多吃水果，如梨、荸荠、莲藕和苹果等。

4. 肉类如乌鸡、鱼、海参、鳖、海蜇和猪肺等养阴食物可常吃。

5. 水产品富含蛋白质、矿物质和多种维生素，有利于病灶修复，如鳗鱼。

6. 如潮热明显，可大枣和醋煲甲鱼合煎成茶。

7. 肺痨咳血，可豆腐浆冲服白及粉。

八、心悸

心跳不安，行动尤甚，不耐劳累，气短胸闷，睡眠不实，饮食减少，肌肉松浮，多汗。

1. 忌吃过咸、辛辣刺激性食物，如辣椒、酒类、浓茶、咖啡等，以免伤阴血。

2. 宜少吃多餐，稀软为宜，以利消化。

3. 宜吃清淡蔬菜、豆类、红枣汤、莲子汤、鸡汤、鸭汤等。

4. 如心悸气短、面色无华、失眠健忘、纳呆食少等心血不足证，可食猪心粥：猪心 50g，文火炒熟，粳米 100g 煮熟后，加入炒好猪肝肉末，稍煮几沸，拌匀即成；龙眼莲子粥：莲子 30g（去皮），龙眼肉 50g，糯米 100g 同煮。

5. 如心悸心痛、头晕头痛、心烦不寐、口干少津等气阴两虚证，可食桑葚西瓜汁、百合炖银耳等。

九、不寐

难入睡或入睡后易醒，常伴有头晕、多梦、惊恐、精神恍惚不安。

1. 忌烟酒。

2. 忌生葱、韭菜和大蒜等刺激性食物。睡前少食胡椒、大葱、芥末、辣椒、咖啡、茶水等。

3. 忌吃油腻、煎、炒、炙、烤的食物。

4. 宜多吃清淡蔬菜和水果：如莴笋、黄花菜、香蕉、苹果、桑葚、葡萄、大枣等。

5. 常吃莲子汤、百合汤。可睡前服用适量热牛奶。

6. 如多梦易醒、心悸健忘、肢倦神疲、饮食无味、面色少华等心脾两虚证，可食用百合龙眼粥：百合 15g、龙眼肉 15g、粟米 100g 同煮，加适量红糖拌匀。

7. 如心烦不寐、腰酸梦遗、五心烦热、潮热盗汗等阴虚火旺证，可干桑葚洗净注水代茶饮。

8. 如不寐、急躁易怒、口渴喜饮、口苦而干、耳鸣目赤、小便黄赤、大便秘结等肝郁化火证，可食用芹菜炒鲜百合，或甘菊苗 30g、粳米 100g、冰糖适量煮粥。

十、健忘

记忆力减退，遇事善忘。

1. 宜食新鲜蔬菜、水果、豆制品等富含维生素和矿物质的食物。

2. 宜食富含 EPA、DHA 的深海鱼类，如沙丁鱼等。

3. 宜食全麦制品、豆类、荞麦、坚果等含镁丰富的食物，增加大脑内的核糖核酸。

4. 可适量食用大豆、蛋黄等富含卵磷脂食物。

5. 忌烟酒。

6. 忌长期使用铝制餐具、炊具，铅、铝等重金属进入人体后有蓄积性，长期摄入会影响记忆力。少食用加入明矾的食物，如油条、粉条等，会增加体内铝含量。少食用含铅松花蛋等。

十一、癫狂

忧郁痴呆，精神恍惚，言语错乱，哭笑无常。夜寐不宁，疑惑顾虑，甚至打人骂人，脱衣登高。

1. 宜吃低脂、低盐、低胆固醇类，易消化而富有营养的食物。

2. 每餐配备新鲜果蔬，尤其多摄入富含维生素 B 类食物，如西红柿、鸡蛋、栗子等。

3. 宜吃化痰的食物，如白萝卜、海蜇等。

4. 忌烟酒，忌吃葱、姜和辛辣食物。

5. 忌吃肥肉、花生和辛辣煎炒的食物。

十二、中风

忽然昏倒，神志不清或半身不遂，口眼㖞斜。

1. 饮食宜清淡、易消化，少油腻、低糖，不宜过量，应少吃多餐。不吃刺激性食物，忌烟、酒。

2. 忌肥肉、羊肉、鸡肉、狗肉、牛肉等发物。

3. 多喝茶（如绿茶）或海带汤。

4. 多吃新鲜蔬菜、水果，如芹菜、菠菜、油菜、胡萝卜、木耳等。

5. 有条件的可食海参汤、淡菜汤等佐膳。

6. 可常吃一些芝麻粥、藕粉、山药粥。

十三、胃痛

以上腹胃脘部疼痛为主，有时影响两胁，伴有嗳气、泛酸、呕吐、纳呆、大便异常等症状。

1. 忌吃酸醋和生冷硬固食物。

2. 忌吃萝卜、番薯、芋头、玉米、南瓜、韭菜等食物。

3. 胃脘隐痛、喜温喜按，可食用红枣、羊肉、羊乳、牛乳、胡椒、姜等；胃脘灼痛、口苦，宜食用莲子、苦瓜、黄瓜、荸荠、白菜、绿豆等。

十四、吐酸

胃中酸水上泛，嗳气酸腐，常合并胃痛。

1. 宜低脂肪清淡饮食。

2. 忌咖啡、巧克力、浓茶、柠檬汁等酸性饮料及刺激性食物，如辣椒、咖喱等。

3. 晚餐控制食量，睡前避免加餐，宜多食碱性食物，少食稀粥等。

十五、痞满

自觉胃脘部痞塞不通，胸膈满闷不舒，处之无形，按之柔软，压之无痛，时轻时重，反复发作，病程漫长。

1. 宜甘平清淡饮食，多食用易消化食物。

2. 忌烈酒、咖啡、生蒜、芥末等刺激性食物。

3. 少吃肥肉、油炸食物、肉汤及胆固醇较高食物，选择用少油的烹调方式，如煮、蒸、炖等。

4. 少食用玉米、芋头、红薯等高淀粉粗粮及各种豆类及豆制品，易引起胃肠胀气，不易消化。

5. 宜食用纤维素含量少、易于消化的蔬菜水果，少吃韭菜、芹菜等纤维素含量多且难消化食物。

十六、呃逆

气逆作呃，有阵发性的，也有连续不断的。胸膈胀，食难下，或出汗。

1. 忌吃肥腻、硬固和辛辣刺激性食物。

2. 宜吃清淡蔬菜、杏仁粉等。

十七、呕吐

胃失和降，气逆于上，迫使胃中之物从口中吐出，所吐食物、液体等有酸腐苦臭气味，有时胃脘或胸膈胀痛。

1. 严重呕吐者应暂时禁食。呕吐频繁者，可少食多餐，宜进食富有营养的流质饮食，或稍加生姜汁。

2. 忌吃葱、蒜、辣椒等辛辣刺激食物。

3. 忌烟酒。

4. 忌吃生冷水果、肥腻和不易消化食物。

5. 止吐后宜吃清淡和容易消化的食物，以汤为佳，如蛋、鲫鱼、墨鱼、猪腰、鸡、猪肚、猪肺、红枣和莲子等。

十八、吐血

胸脘痞闷，胃部胀痛，按之更甚；吐出的血一般多呈咖啡色，大量吐血时多呈鲜红色；出血过多时有头晕、目眩、脉细和出汗等虚弱表现。

1. 忌吃辛辣动火的刺激性食品和经醋腌制的食物。

2. 忌烟酒。

3. 大吐血时宜禁食。血止后给予流质和半流质食物，如牛奶、藕粉、鸡蛋汤、稀粥和细面条等。饮食不宜过饱，可少吃多餐，以防止再出血。

4. 饮食不宜过热。

5. 宜饮冲盐的鲜藕汁。

十九、腹痛

胃脘以下、耻骨毛际以上部位疼痛，常伴有肠鸣或大便异常等症状。

1. 腹痛时少进食，必要时禁食。

2. 忌吃生冷、硬固食物。

3. 如腹痛急迫，得温痛减，遇寒尤甚，手足不温，可食用生姜粥：粳米100g，生姜10g捣烂，加水适量煮沸后，文火熬煮至米熟烂，放入葱段和醋搅拌。

4. 如腹痛绵绵，时作时止，喜热恶寒，痛时喜按，可食用大麦羊肉粥：大麦米50g、羊肉100g、草果5枚、适量食盐。

5. 如脘腹胀满，疼痛拒按，嗳腐吞酸，痛而欲泻，泻后痛减，可食用山楂粥：山楂干30g（鲜品加倍）煎取汁液，加入粳米100g，煮至米熟，调入红糖拌匀。

6. 如脘腹疼痛，胀满不舒，攻窜两胁，得嗳气、矢气则舒，遇忧思恼怒则剧，可服用茴香菜汁。

二十、泄泻

排便次数增多，粪质稀溏或完谷不化，甚至泻出如水样。

1. 宜细软、易消化食物，多饮水，以补充水分。

2. 忌食生冷、肥厚、黏腻、辛辣之品。

3. 忌饮酒。

4. 可食用米粉、藕粉、稀玉米面粥、无油鸡汤、米汤等，初期不宜食用牛奶、糖、完整颗粒的谷物主食、粗杂粮豆类，以免胀气或因膳食纤维过多而促进肠道过快蠕动，加重腹泻。

二十一、痢疾

腹痛，里急后重，大便次数增加，下脓血。

1. 痢疾初起，宜用清淡流质素食；大便次数减少、腹痛缓解，才可吃半流质素食。

2. 忌吃瓜果、油腻荤腥、生冷、干硬的食物以及粗纤维蔬菜（如芹菜、韭菜）。

3. 可多吃生大蒜，有研究表明大蒜素对痢疾杆菌有抑制作用。

二十二、便血

大便带血或先便后下血，也有纯下血者；肛门痛或不痛，或左下腹部疼痛。

1. 忌烟酒。

2. 忌吃葱、蒜、薤、韭菜、辣椒和煎炒干硬食物。

3. 宜吃清淡菜类，切不可油腻太厚。

4. 宜常吃猪肚、黑木耳。

5. 宜多吃些新鲜水果，如橘子、荸荠、柿子、柠檬和梨等。

二十三、便秘

大便秘结不通，排便周期延长，或周期不长，但粪质干结，排出艰难，或粪质不硬，虽有便意，但便而不畅。

1. 宜选用含粗纤维丰富的蔬菜、水果及富含 B 族维生素的食物，如粗粮、豆类、芝麻、蜂蜜、松子、杏仁、山萸、核桃仁、竹笋、土豆、萝卜、香蕉、银耳、花生、玉米、菠菜、薤菜、芹菜、麦麸、荞麦、葵花子、植物油、无花果、荸荠等食物。

2. 多饮水，少饮浓茶，忌烈酒、咖啡。

3. 忌吃辛热刺激性食物，如辣椒、芥末、胡椒等。

4. 产后便秘者可食芝麻、胡桃肉。

5. 忌长期食用糯米。

6. 如虽有便意，临厕努挣乏力，难以排出，或便后乏力，汗出气短，可食用红薯粥：新鲜红薯 100g，粳米 100g，可调入适量白糖。

7. 如大便干结，努挣难下，面色苍白，头晕目眩，心悸气短，可食用菠菜粥：菠菜 150g，粳米 100g，食盐适量；芝麻粥：芝麻 10g，粳米 100g，白糖适量。

二十四、胁痛

一侧或两侧胁肋部疼痛，胀痛、刺痛或疼痛游走无定，多伴有口苦、脉弦、嗳气等症状。

1. 忌吃辛辣食物。

2. 多吃新鲜水果、蔬菜和鳖、龟等，以滋补之。

3. 如胁肋胀痛，走窜不定，疼痛常因情志波动而增减，可食用金橘，佛手柑，绿萼梅、茉莉花代茶饮等疏肝解郁。

4. 如胁肋刺痛，痛有定处，拒按，入夜尤甚，面色晦暗，可食用山楂、木耳、玫瑰花、甜瓜子等活血通络。

5. 如胁痛口苦，脘腹痞闷，或伴恶心、厌油腻、黄疸等，可食用田螺、蚌肉等清热利湿。

6. 如胁肋隐痛，遇劳加重，口干咽燥，心中烦热，可食用猪肝、黑芝麻、桑葚、蜂蜜等濡润之品。

二十五、黄疸

目黄、身黄、小便黄，可伴厌油腻，腹胀痛，疲乏无力，大便溏泄，舌苔腻。

1. 忌饮酒。

2. 宜吃低脂肪饮食，少吃面食，忌吃生冷、辛辣、海腥食物。

3. 宜吃清淡蔬菜、水果、鸡蛋、米粉、豆浆和白糖等。

4. 如身目俱黄，黄色鲜明，发热口渴，小便黄赤，大便秘结，口干而苦，宜食泥鳅、豆腐、蛏肉、黄瓜、茭白等，温化寒湿、健脾退黄。

5. 如身目发黄而晦暗，面色黧黑，胁下或有癥块，或隐痛不休，皮肤可见蛛丝纹缕，或见手掌赤痕，宜食山楂、玫瑰花、木耳、黄花菜等，活血化瘀、疏肝解郁。

6. 如面目肌肤发黄，黄色较淡，气短乏力，头晕心悸，脘腹不舒，纳呆便溏，宜食冬菇、鳝鱼、粳米、胡萝卜、牛肉等，健脾、生血、柔肝。

二十六、鼓胀

腹部明显胀大如鼓状，或腹壁有青筋暴露，常伴乏力、食欲不振、尿少、齿衄、皮肤紫暗等。

1. 腹水严重的忌吃盐或低盐食物，腹水退后仍要忌吃盐一个时期。

2. 选用优质蛋白，如鸡蛋、牛奶、鱼及动物性蛋白质、豆制品等。

3. 饮食不应过量，宜少吃多餐。

4. 忌吃蟹、菠菜、醋和肥肉，忌吃油炸、硬固不易消化或过于肥腻的食物。忌酒。

5. 宜吃猪腰子、猪肚子、青菜和豆腐等清淡食品。

6. 可多食用纤维素少的新鲜蔬菜及软质水果，如青菜、丝瓜、西瓜、草莓、猕猴桃等。

二十七、头痛

头项、后头或前额等疼痛。

1. 忌烟酒。

2. 忌吃辛辣食物。

3. 禁吃虾、蟹等腥发食物。

4. 少食肥甘厚腻食物，如肥肉、油炸食品、甜食、奶油、奶酪等。

5. 多吃一些水果，保持大便通畅。

6. 如起病急，头痛持续不解，伴恶寒、发热、鼻塞流涕、骨节疼痛、咳嗽等，可食用菊花粥（粳米 100g 加水适量，武火煮沸后，加入菊花 20g，文火煮至米熟）。

7. 如头痛偏于肝阳上亢者，头胀痛而眩，可食用芹菜粥：鲜芹菜 100g、粳米 100g，加水适量，武火煮开后，文火煮至米熟。

二十八、眩晕

头晕目眩，或觉自身和周围旋转，或有如坐在舟中，身不自主，飘忽欲倒。

1. 以清淡、易消化、低热量、低脂肪、低胆固醇饮食为宜，少吃煎、炒、油炸和肥腻食物。

2. 忌烟酒。

3. 忌吃辣椒、洋葱、韭菜、葱、蒜等辛辣刺激性食物。

4. 眩晕发作期，如伴呕吐应及时减少饮食量，少量多餐，呕吐后不宜立即进食。

二十九、脏躁

精神恍惚，哭笑失常，易怒，头昏脑胀，胸脘痞闷，嗳气、恶心，夜睡不宁，有时忽然昏倒，甚至四肢抽搐。

1. 忌烟酒。

2. 忌吃葱、蒜等刺激性食物。

3. 少吃油腻，多吃清淡食物。

4. 宜吃水果、百合。

三十、郁证

心情抑郁，情绪不宁，胸部满闷，胁肋胀痛，或易怒喜哭，或咽中有异物梗塞。

1. 宜清淡、易消化饮食，多食新鲜蔬菜水果。规律饮食，忌暴饮暴食。

2. 少食辛辣刺激食物：如辣椒、胡椒、花椒等。

3. 忌酒。

4. 如病程较短，精神抑郁，胸胁胀痛，咽中梗塞，时太息，可食用梅花粥：白梅花 6g，粳米 100g；或菊花、茉莉花等代茶饮等理气开郁。

5. 如咽中不适，如有物梗阻咳之不出、咽之不下，胸中窒闷，或兼胁痛等痰气郁结，可食海带、海藻、萝卜丝饼、橘皮粥等化痰理气解郁。

6. 如病程已久，精神不振，心神不宁，心慌，心烦不寐，可食用糯米蜜藕等健脾养胃、益气生津。

三十一、消渴

口渴多饮，尿多，多食易饥，精神疲乏，消瘦。

1. 忌烟酒。

2. 忌吃辛辣刺激性食物和肥腻食物。

3. 忌吃糖或含糖量较高的水果，如大枣、菠萝、龙眼、荔枝、西瓜等。

4. 宜多吃些新鲜清淡蔬菜，如山药、冬瓜、洋葱、芹菜、苦瓜、鲜藕及绿豆等。

5. 猪胰脏同山药煮汤代茶饮。

三十二、痹病

四肢关节酸痛，局部红肿压痛，或有寒热，肢节屈伸不利。季节气候变化或劳动过度后，常有明显影响。

1. 忌吃过于酸、咸的食物。

2. 忌食生冷，以免助寒，痹阻经脉，加重病情。

3. 发热和关节局部红肿灼热剧痛患者，宜食流质或半流质饮食，可食苦瓜、番茄、藕、芹菜等，清热通络、祛风除湿。

4. 如肢体关节酸痛、游走不定，可食紫苏、生姜、鳝鱼等，祛风通络、散寒除湿。

5. 如肢体关节紧痛不移，遇寒痛增，得热痛减，可食薏苡仁、鲤鱼、老丝瓜、扁豆、赤小豆等，除湿通络、散寒除痹。

6. 宜多吃易消化、富有营养的食物，南方人习惯食蛇肉，有助于祛风湿、止痹痛。

三十三、痿病

肢体筋脉弛缓，肢体一侧或双侧软弱无力，甚至瘫痪，不能随意运动，或伴有肌肉萎缩。

1. 多吃牛蹄筋汤，以强筋壮骨。

2. 吃易消化和富有营养的食物，如肉类、豆制品和新鲜瓜果蔬菜等。

3. 湿热或阴虚的患者，宜多吃清淡食物，少吃肉类，忌吃辛辣食物。

4. 可多食扁豆、青豆和红枣等食品。

5. 痿病日久虚者，可多食骨汤、蛋类、瘦肉、栗子、核桃等。

三十四、腰痛

腰部发酸、胀重疼痛，或俯仰转侧不便。

1. 多吃猪髓、猪腰子。

2. 忌吃过于寒凉的瓜菜，慎食辛辣、油腻、刺激、寒凉、酸涩食物。

3. 饮食清淡，避免过咸，少食盐、酱、咸菜、酱豆腐等。

4. 如腰部冷痛重着，阴雨天加重，兼体倦乏力，或肢末欠温，宜食辣椒、小茴香、韭菜、生姜等，温经散寒。

5. 如腰痛重着而热，活动后或遇冷后可减轻，宜食赤小豆、黑豆、黄豆、绿豆、茄子、丝瓜、苦瓜等，清热利湿。

6. 如腰痛连胁，腹胀，善太息，因情志不遂腰痛加重，宜食茉莉花、梅花、玫瑰花等疏肝理气。

7. 如腰痛如刺，痛有定处，日轻夜重，痛处拒按，宜食油菜、山楂、醋等，活血化瘀。

8. 如腰痛酸软，喜按喜揉，腰膝无力，遇劳更甚，宜食小米、海蜇、海参、韭菜、虾、羊肉等。

三十五、水肿

全身浮肿，身重无力，尿少，气短腹胀，饮食减少，舌苔腻。

1. 控制钠盐摄入。

2. 忌烟酒。

3. 低蛋白饮食，以优质蛋白如鸡蛋、瘦肉、鲜牛奶等为主。控制主食中植物蛋白质的入量，可采用全麦淀粉代替部分普通面粉、大米。可选择含热能高而含蛋白质相对低的一些食品，如土豆、芋头、南瓜、粉丝等。

4. 宜多吃冬瓜、赤小豆、荸荠、薏米等清淡蔬菜。

三十六、癃闭

小便点滴甚至不通，小腹膨胀，或胀痛。

1. 忌吃生冷水果。

2. 忌烟酒。

3. 忌吃肥腻、油炸食物。

4. 宜吃清淡蔬菜如冬瓜、萝卜、红枣等。

三十七、遗精

睡中有梦或无梦泄精，伴有头昏、眼花、耳鸣、腰酸。

1. 忌烟酒。

2. 忌吃动火助阳食物，如公鸡、狗肉、虾、葱、蒜、韭菜等。

3. 宜吃鲜藕、莲子等固涩之品。

三十八、淋证

尿急、尿痛、尿频，淋沥不断或尿中断，小便红赤或如米汤样，小腹胀，或尿中有砂石。

1. 忌烟酒。

2. 忌生姜、大蒜、葱、辣椒等刺激性食物。

3. 宜吃清淡蔬菜、豆腐等食品。

4. 多吃水果，如鲜藕、橘子、梨等。

5. 如小便频数短涩，灼热刺痛，痛引腹中，伴腰痛拒按，可食用大麦米粥：大麦米 50g、粳米 50g 浸泡发胀，武火煮沸，文火熬煮至米烂熟粥稠时，加入蜂蜜，调匀即成。

6. 如小便排出砂石或小便艰涩、窘迫疼痛，或排尿突然中断，或尿中带血，腰腹绞痛，可食阳桃汤：阳桃 3 ~ 5 枚洗净切块，加水煮沸，临熟时调入蜂蜜。

三十九、尿血

血随小便而出，或伴有血块夹杂物，尿道无痛涩感觉，称为尿血。

1. 忌吃一切辛辣刺激性食物，如酒、葱、韭、大蒜、辣椒等。

2. 忌吃肥腻、煎炒食物。

3. 忌吃虾、蟹、牛肉、羊肉、狗肉、公鸡等发性食物。

4. 宜吃清淡菜类和水果，如鲜藕、甘蔗和莲子、芹菜等。

四十、脱肛

每当大便时，肛门往往翻出不能回缩，脱出部分有湿性分泌物。

1. 日常饮食宜清淡少渣、高蛋白质、高热量、高维生素。
2. 忌吃辛辣刺激性食物，如辣椒、葱、蒜等。
3. 忌烟酒。
4. 可多食莲子、鳝鱼、乌梅等食物。

四十一、痄腮

怕冷发热，一侧颈颌部和耳下红肿痛，咀嚼时牙关紧闭且痛，甚至吞咽困难。

1. 宜食流质食物。至热退、腮肿渐消后，可进半流质食物。
2. 忌吃香燥辛热食物，忌公鸡、鹅、猪头肉、海腥等发物。
3. 可多食马齿苋、香椿头、芫荽、绿豆汤、荸荠、藕汁、茅根等。

四十二、破伤风

四肢肌肉阵发痉挛强直，角弓反张，牙关紧闭，开口困难，两目斜视，呈苦笑面容。

1. 牙关紧闭时，不宜强喂饮食；在发作中止时期，可喂服流质饮食。少食多餐。
2. 多饮水和果汁。
3. 忌腥发食物，如鱼、虾、蟹等。
4. 忌吃辛辣刺激和油腻食物，如辣椒、咖喱、芥末、葱、蒜、韭菜、肥肉和油脂等。忌烟、酒、咖啡、浓茶。

四十三、衄血

鼻子、齿龈、皮下等局部出血；有少量出血即自止，也有出血较多或不止者；多无局部症状，有时局部可胀痛或灼热感。

1. 忌吃刺激性辛辣食物和补性食品如鸡、鱼等。
2. 宜多吃水果、莲藕、甘蔗和猪肺等。

四十四、血虚

头昏目眩，耳鸣心慌，惊悸失眠，肢麻，唇舌淡白，指甲苍白，肌肤萎黄，气短无力。

1. 忌烟酒。

2. 忌吃香燥辛辣刺激性食物。

3. 宜吃富有营养的食物，如瘦肉和蛋等，尤以猪肝、红枣、桂圆肉和鲍鱼等为宜。

4. 可食用南瓜、红糖、红小豆、芝麻、乌鸡、桑葚、葡萄等。

四十五、自汗、盗汗

醒时出汗叫自汗，睡时出汗叫盗汗。

1. 忌吃辛辣动火食物，如生姜、葱、蒜、韭菜、辣椒等。

2. 忌烟酒。

3. 多吃番茄、菠菜和豆类食品。

4. 多吃百合、莲子、白木耳、大枣和鸭肉汤。

5. 可食水产类滋补食品。

四十六、耳鸣、耳聋

耳中嗡嗡有声，或如蝉鸣，自觉气胀不通为耳鸣；耳聋是听力减退或消失。

1. 忌烟酒。

2. 忌吃葱、韭、蒜等刺激性食物。

3. 宜吃猪腰子。

4. 可食用含维生素 B_{12}、维生素 D 丰富的食物，如橘子、橙子、猕猴桃、香蕉、西红柿、鸡蛋、海鲜等。

5. 老年人耳鸣耳聋可食用含铁、锌丰富的食物，如：紫菜、虾皮、海蜇皮、黑芝麻、黄花菜、黑木耳、苋菜、牡蛎、粗粮、干豆类、坚果等。

四十七、牙痛

牙床肌肉胀痛，遇冷水、凉风胀痛加剧，或牙齿动摇，蛀洞作痛，咬咀时疼痛甚剧。

1. 宜吃半流质饮食或稀粥、面条。
2. 忌吃辛辣刺激性食物，如葱、蒜，韭菜、大椒等。
3. 忌烟酒。
4. 忌吃肥腻荤腥食物和甜物。

四十八、风疹块

周身皮肤发生大小不一或连绵成片的隆起疹块，色红瘙痒，时隐时现。

1. 忌吃一切辛辣刺激性食物，如酒、葱、蒜，韭菜、辣椒和香菜等。
2. 忌吃一切腥发食物，如虾、蟹、猪头肉、酱豆腐、韭菜等。
3. 忌吃生冷和油腻过甚的食物。
4. 宜吃清淡富有营养的食物，如青菜、茄子、丝瓜和豆芽等。

四十九、瘿肿

颈项两侧肿大发胀，重则颈脖明显粗肥，不痛不痒，按之较软，也有结节坚硬者。伴有心跳、易饥、急躁、汗多、手指震颤等症状。

1. 忌吃肥腻、辛辣刺激性食物和羊肉、母鸡。
2. 可常吃海带、海蜇和紫菜。
3. 多吃豆类食物和清淡蔬菜。
4. 宜食杏仁霜。

五十、鼻渊

鼻流浊涕，或有臭味，鼻塞不通，频作喷嚏，香臭不辨。

1. 忌烟酒。
2. 热证忌吃辛辣温热刺激性食物，如辣椒、茴香、胡椒、葱、蒜和韭菜等。
3. 少吃油腻食物。
4. 宜吃豆类食物及清淡蔬菜。

五十一、月经不调

月经周期不准，或提前，或延后，或经潮无定期，或经量过多，或色泽紫黑、淡红，或经质浓稠、稀薄。

1. 血热经期提前、量多者忌吃辛辣，如葱、蒜、姜等刺激性食物。

2. 虚寒患者面白，疲乏怕冷，腹部冷痛，血色不鲜或暗黑而少者，忌吃生冷瓜果、酸寒苦辣食物。

3. 气虚患者月经提前，量多，色淡，神疲倦怠，食欲不振，气短心悸者，宜食用山药、扁豆、莲子、芡实、鸡、羊肉、牛肉、大枣、桂圆等。

4. 宜吃牛奶、鸡蛋等滋补食物。

五十二、痛经

经期或经行前后小腹疼痛，或痛引腰骶，甚至剧痛晕厥，并随月经周期发作。

1. 痛经期间饮食宜清淡、易消化。

2. 宜食温热性食物，以利气血运行通畅，忌吃生冷寒凉食物，如：各类冷饮、凉菜等。

3. 经期避免食用浓茶、咖啡及辛辣刺激性食物。

4. 经前经后应保证大便畅通，日常可多食香蕉、芹菜及蜂蜜等食物。

5. 原发性痛经，经量较少的情况下，可少量饮酒：如葡萄酒，可起到扩张血管、通经活血、促进平滑肌松弛的效果，减轻疼痛。

6. 如经前或经期，小腹胀痛拒按，胸胁、乳房胀痛，经行不畅，经色紫暗有块，块下痛减，可食用玫瑰花山楂茶：玫瑰花 10g、红茶 3g、山楂 2 枚、陈皮 3g；山楂薏米粥：山楂 20g、薏苡仁 100g、红糖适量。

7. 如经前或行经期少腹冷痛，痛剧，得热痛减，经行量少，色暗夹有血块，恶寒肢冷，可生姜 15g、鸡蛋 2 枚、红糖适量，加水煮至蛋熟。

8. 如经期或经后小腹隐痛，有空坠感，月经量稀少，色淡，面色不华，神疲乏力，纳少便溏，可食用乌鸡汤。

五十三、闭经

月经正常来过而中途停止（要注意与妊娠区别），女子年逾 18 周岁，月经尚未来潮，或月经来潮后又中断 6 个月以上。

1. 虚者可适当服用补益脾肾、益气养血之品，如莲子、核桃、猪肾、猪肉、羊肉、牛肉、鸡肉、牛乳、鸡蛋、龙眼肉、大枣等。

2. 实者可适当服用理气活血、祛湿化痰之品，如玫瑰花、山楂、月季花、藕、山药、白扁豆、薏苡仁等。

3. 忌食寒凉生冷食物，以免寒凝血脉，加重病情。

4. 忌吃酸菜、辛辣和生冷食品。

五十四、癥瘕

腹中结块，坚硬不移，可伴月经过多、经期延长、尿频、排尿困难、大便秘结、痛经等。

1. 高蛋白、低脂肪饮食，少食烧烤及油炸类食品。

2. 忌食用雪蛤、甲鱼、花粉、蜂王浆、燕窝及胎盘制品。

3. 少食用豆制品、鸡肉等。

4. 少食辛辣刺激性食品，如辣椒、生蒜、麻椒等。

5. 忌烟酒。

6. 宜多吃水果、蔬菜等清淡食物。

五十五、妊娠恶阻

妊娠时期发生恶心呕吐，饮食不进。

1. 忌食患者厌恶的食物及狗肉、兔肉。

2. 宜吃清淡、易消化而富于营养的食物，少食多餐。

3. 应常吃蔬菜，多饮温开水，保持大便通畅。

4. 可试用蜜饯木瓜干、梅干、果丹皮、柑橘类适量。

第二节　儿童饮食宜忌

"若要小儿安，常带三分饥与寒。""吃热莫吃冷，吃软莫吃硬，吃少莫吃多，自然无恙。"这是我们平时常听到的俗语，在中医保健方面有着极大的参考意义。前者最早出自元代儿科医家曾世荣所著的《活幼心书》，原文为"四时欲得小儿安，常要一分饥与寒，但愿人皆依此法，自然诸疾不相干"，可理解为小儿进食吃饱、穿着保暖即可，尽量避免过饱、过热。过饱则胃肠负担过重，饮食积滞，伤及脾胃；穿着过暖，腠理汗出，更易感受外邪而发生疾病。

孩童时期的健康是一生福祉之起点，合理饮食不但能防疾病于未然，更对强壮的体魄有重要维护作用。

一、儿童食物添加顺序

6 月龄前宜母乳或配方奶喂养。

6 月龄后建议添加米粉、肉泥、蛋黄等，每次仅添加一种新食物。

10 月龄后，建议进一步添加肉、蛋、禽、鱼等动物性食物，并酌增不同种类谷物、蔬菜、水果等，减少未来挑食、偏食的可能性。质地应逐渐加粗，含有一定量柔软的颗粒状物质，如烂面、肉末、碎菜，加强咀嚼动作，有利于乳牙萌出。

1～2 岁的幼儿可尝试与家人一起进餐，辅食与家庭食物相结合，一日 3～4 餐。

3 岁后，幼儿消化系统较前完善，可尝试正餐外的食品。家长需正确选择零食类型，如豆制品、干果等，避免过度调味，少喝甜饮料；餐后可略食水果，以当地、当季盛产品种为宜。避免过饥过饱入睡，或睡前进食、喝奶。

10 岁以上，只可 3 餐，略佐零食。避免剧烈运动或情绪波动后立即进食。

二、儿童的饮食偏嗜

牛奶、鸡蛋、蔬菜、肉类能够提供人体必需的营养素，是适合儿童的食物，但它们并不能受到所有人的喜欢。

儿童对于食物常有偏嗜，但他们喜爱的并不一定是对身体有益的。偏嗜的习惯若养成，则容易出现孩子只肯吃一种或几种食物，可能造成营养摄入的不均衡，甚至营养不良，疾病常由此而起。

很多儿童都不喜蔬菜的口味及口感，尤其是绿叶蔬菜，认为"味道怪""卡嗓子"。然而中医理论认为，不吃蔬菜最易使人血分不洁，从而造成孩子脸色不好、眼下皮肤色暗，甚至身体衰弱。

糖果、干果、豆类、饮料等香甜油润，十分可口，受到孩子们的喜爱。然而糖果易在胃中发酵，逐渐使消化发生障碍；干果很难在儿童口中经过足够的咀嚼，"囫囵吞枣"，残留的干果块在腹中难以消化，易造成食积；豆类易使气机壅滞不通，多食易腹胀；而调味果汁、甜味饮料均停饮蓄痰助湿，进而妨碍消化，均不宜常食或多食。

此外，黏腻、干硬、辛辣、炸烤等难以运化之物亦需克制，日常酌情控制食用量及频次，避免对儿童身体造成不良影响。

三、儿童常见疾病饮食宜忌

（一）感冒

1. 忌生冷、辛辣、煎炒、油腻之物，不食鲟鱼，少食咸酱类。
2. 多饮温热水，宜清淡、易消化食物，适量进食新鲜水果。
3. 畏寒、头痛者，可将萝卜子研末，与葱汤共温服，使微微汗出。
4. 自感昏懵、躁闷、食欲差者，可用消梨（香水梨）煮汁，或将梨汁与大米共煮粥。

（二）咳嗽

1. 忌辛辣、煎炒、油腻之物，如油炸食品、肉皮及肥肉等。
2. 少食生冷、过甜、过咸之物，如雪糕、冷饮、糖果、蜜饯等。
3. 宜清淡、易消化食物。
4. 婴幼儿尽量不改变原有喂养，咳嗽明显时暂停进食，以免误吸。

（三）哮喘

1. 忌生冷、油腻、辛辣、过甜、过咸的食物。
2. 避免接触及进食有腥、臊、膻味等气味刺激性大的食物。
3. 关注并严格控制海鲜、水产及芒果、榴莲、菠萝蜜类热带水果等易引起过敏的食物摄入。

（四）发热

1. 常在午后、夜间出现发热、汗出等现象，建议少食肉类、炙烤、爆炒、生冷，避免过食面食。

2. 惊风后发热者，忌食鱼腥、生冷。

3. 若儿童外感已愈，遇劳累后再发热，忌食猪肉、桃、李、香菜、蒜青、鱼、生葱、未经加工熟制的蔬菜，少食樱桃。

（五）鼻鼽（过敏性鼻炎）

1. 避免接触或进食易引起儿童过敏的食物，如鱼虾蟹、不常见的热带水果等。

2. 忌辛辣刺激食物。

（六）乳蛾（扁桃体炎）

1. 忌辛辣、刺激食物。

2. 宜清淡饮食，以半流食及流食为主，如米汤、稀粥等。

3. 多饮温热水。

（七）反复呼吸道感染

1. 少食生冷、油腻、辛辣之品，如雪糕、冷饮、炸鸡、零食等。

2. 宜食清淡而富有营养的食物。

（八）口疮

1. 忌食辛辣刺激、过咸、过甜、肥腻或粗糙坚硬之食物，如辣椒、韭菜、干果、干枣、肉脯等。

2. 宜清淡饮食，多食新鲜蔬果。

3. 食物勿过凉、过烫，以防损伤口腔黏膜。

（九）厌食

1. 鼓励孩子不挑食，不强迫进食，建立定时、适量、多样化进餐的规则。

2. 少食肥腻、重口味、生冷、坚硬之物，尽量避免零食、冰品。

3. 宜食粗粮、蔬菜、不过度烹调的肉类。

4. 忌随意进补、服保健品。

（十）积滞

1. 避免偏食、挑食及不节制，尤其是肉和零食。

2. 忌黏腻之物，如糯米、粢糕等，更忌随意进补。

3. 少食甘甜油润、生冷、坚硬之物，如糖果、蜂蜜、大枣、橘子、干果等。

4. 宜食粳米、小麦、山楂、猪肚，可益胃气；古人发现，烹饪老鸡、硬肉时加入数颗山楂即易煮烂，由此可推测山楂可消肉食积，但依旧避免无节制食用。

（十一）腹痛

1. 忌生冷、黏滑、坚硬、油腻之物。

2. 少食菜瓜、慈菇、板栗、菱角、糯米、香芋、花生、荸荠。

3. 食宜温暖、清淡，如食米粥、软烂的面食，可酌食桃仁（不多于 2.5g）。

4. 忌暴饮暴食，避免进食后运动或玩耍。

（十二）呕吐

1. 呕吐明显者，禁乳食一二宿无妨，或将少量生姜汁与米汤同服；儿童若呕吐不著，可酌情予温暖、清淡的易消化流食或半流食，如热米汤、米粥、藕粉。

2. 忌甜腻、生冷、烤炸、辛辣、有腥臊异味之食物，可暂停食肉类，吐止 2 ~ 3 日后可饮少油肉汤，不喝饮料，少食樱桃等果品。

3. 宜食山药，可煮姜葱水、芹菜汁热饮。

4. 进食不宜过急，注意饮食卫生。

（十三）泄泻

1. 忌生冷、黏滑、油腻、坚硬之物；少食肉类、黄瓜、糯米。

2. 可暂减食量，适量饮温热水，宜食温暖、清淡，如米粥、米汤、软烂面食、山药、干大枣、蛋清。

3. 可食香椿、芹菜，或煮汁饮用，儿童腹泻并口渴，可饮冬瓜汁。

4. 药膳

1）乌贼骨粥：乌贼鱼骨烤至黄色，去皮后研末成粉状，与热粥搅拌后食用。

2）薤白饼：薤白（又称小根蒜、野葱）捣为泥状，与大米粉、少量蜜共同做成饼，烤熟后食用。

3）柿糕：糯米与干柿共同捣为粉后蒸熟，若太干，可煮一些枣泥共同搅拌后做成糕食用。

（十四）便秘

1. 规律、定时进食，少食生冷、辛辣刺激、肥腻、重口味之物。

2. 宜食富含粗纤维的食物，如粗粮、蔬菜、水果等，可选择玉米、绿叶菜、笋类、猕猴桃、火龙果、香蕉等。

3. 多饮温水。

（十五）夜啼与失眠

1. 忌睡前进食，或晚餐过饥、过饱。

2. 幼儿及乳母均应减少生冷、肥腻、辛辣、腥臊异味、炙烤等食物及其气味的刺激。

（十六）汗证

1. 忌辛辣、肥腻、炙烤、重口味食品。

2. 宜食清淡、易消化之品，多饮温水，及时补充水分。

3. 可酌予百合、莲子、大枣等炖汤饮用。

（十七）抽动与多动

1. 忌辛辣、刺激食品，如生葱、大蒜、韭菜等。

2. 少食油腻、煎炸、炙烤、精加工零食、甜饮料。

3. 宜清淡饮食，多食蔬菜、瘦肉、粗粮。

4. 可酌饮莲子百合汤。

（十八）性早熟

1. 柴老认为，小儿稚阴稚阳之体如木方萌，忌盲目进补，如禽类、虾皮、羊肉等温热之品，尤其是小海米和鸽子，其含雌激素或泌乳素样物质，小儿应慎食。

2. 忌盲目进补，避免食用保健品，如蜂王浆、牛初乳等。

3. 少食反季节蔬果、生冷、肥腻、油炸、煎烤、辛辣及重口味之物。

4. 避免偏食，注重饮食节制，避免体重快速增长。

（十九）矮小或生长缓慢

1. 在保障营养均衡的基础上日常饮食即可，不宜盲目进补。

2. 宜食清淡、易消化的食物，如不过度烹饪的肉类、豆制品、蛋奶、新鲜蔬果。

（二十）遗尿

1. 忌晚餐进食含水量大的食品，如稀粥、汤类。

2. 睡前 2 ~ 3 小时尽量不饮水，牛奶、饮料等。

3. 宜食瘦肉、猪肝、猪腰、山药、芡实、莲子，亦可将肉桂研末，与鸡肝混合共食。

（二十一）水肿

1. 忌盐、酱、湿面、生冷；尤其注意盐的摄入，须待消肿且脾胃平复，可于饮食中加少量烧盐。

2. 少食姜、蒜、韭菜。

3. 宜食冬瓜、赤小豆、薏米、瘦肉等食品。

（二十二）疟疾

1. 忌糯米、竹笋、公鸡、鲤鱼、鹅等腥发之物。

2. 口渴者，不可饮冷水、冷茶，亦不可食用生冷食物，可予热姜汤饮用。

3. 日久不愈者，忌生冷、油腻、水果、鸡肉、羊肉。

（二十三）小儿惊风（惊厥）

1. 应少食多餐，避免进食过多过快。

2. 忌海藻、菘菜、生葱、荞麦、蒜、黏食。

3. 少食油润、肥腻、过咸、辛辣刺激之品，如牛乳、油类、咸酱等，少食白果、核桃仁。

（二十四）麻疹

1. 忌食生冷、油腻、黏滞食物。

2. 少食桃、李、梅子、柑、橘、石榴、菱角，略食莲藕、荸荠、柿饼，可将鲜茅根、荸荠煮水饮用。

3. 宜食清淡，可饮稀粥、藕粉，可食烧盐。

4. 待疹退后数周，方可食牛、猪、羊、鹅、鸭、鱼等肉类，及葱、姜、蒜、盐、醋、糖等调味品。

（二十五）水痘

1. 忌辣物，如姜、椒等；忌冷物，如柿、橘、西瓜、菱角、水蜜桃等；忌肥肉、油腻、咸物，及酒、葱、蒜、鱼、羊等腥发之物。

2. 宜食清淡蔬菜，适食常见水果。

（二十六）瘾疹（荨麻疹、风团）

1. 忌生冷、油腻、辛辣刺激之物，如肥肉、生葱、大蒜、辣椒、韭菜、香菜等。

2. 忌腥发之物，如虾、蟹、酱类等。

3. 宜清淡饮食，如新鲜果蔬。

（二十七）湿疹

1. 忌辛辣刺激、肥腻及海鲜水产，如虾、蟹、黄鱼等。

2. 宜清淡饮食，适量食瓜果。

3. 宜食绿豆稀粥、山药、藕粉。

（二十八）痄腮（腮腺炎）

1. 忌辛热、香燥食物。
2. 宜流质食物，待热退肿消后可进半流食。

（二十九）虫证

1. 忌生冷、硬物、辛辣至少1周，慎食菱角。
2. 可用竹叶煮汁冷服，可食猪肚、榧子。

（三十）痿证（肌肉消瘦无力）

1. 少食蕨菜、蕨粉、生鸭蛋、虾。
2. 宜营养均衡，多食瘦肉、豆类、新鲜蔬果，可炖牛蹄筋汤食用。

（三十一）脱肛

1. 忌辛辣、刺激之物，如生葱、大蒜、辣椒等。
2. 少食发风毒物，如香椿、海鲜等。

（三十二）目疾

1. 忌荤、酒三五日。
2. 少食鱼、猪、羊、杏子。

第三节　食物禁忌

猪肉：忌羊肝、鹿肉、龟肉、鹌鹑肉、驴肉、荞麦。

猪肝：忌鹌鹑肉、鲤鱼肠子。

猪心、猪肺：忌饴糖、吴茱萸。

羊肉：忌赤豆、豆酱、荞麦。

羊心、羊肝：忌生椒、苦笋、赤豆、梅。

牛肉：忌狗肉、栗子。

牛肝：忌鲇鱼。

牛乳：忌生鱼、酸味食品。

驴肉：忌荆芥、猪肉。

马肉：忌生姜、苍耳、鹿肉、粳米。

兔肉：忌橘皮、鹿肉、鸡肉、芥末、生姜。

鹿肉：忌生菜、雉鸡、虾。

狗肉：忌鲤鱼、蒜、菱角。

鸡肉：忌蒜、葱、狗肉、鳖肉。

雉肉：忌荞麦、木耳、胡桃、鹿肉、猪肝、鲫鱼。

鸭肉：忌李子、鳖肉。

野鸭：忌胡桃。

雀肉：忌李子、酱、生肝。

鲤鱼：忌鸡肉、猪肝、狗肉。

鲫鱼：忌芥末、蒜、猪肝、鹿肉。

黄鱼：忌荞麦。

鳖肉：忌苋菜、桃子、鸡肉、鸭肉、芥末、薄荷。

螃蟹：忌荆芥、柿子、橘子、软枣。

虾：忌狗肉、鸡肉。

枣：忌葱、鱼。

桃子：忌鳖肉。

杨梅：忌生葱。

各种瓜：忌油饼。

绿豆：忌榧子。

葱：忌蜜、鸡、枣、杨梅。

栗子：忌牛肉。

木耳：忌雉肉、野鸭、鹌鹑肉。

胡桃：忌野鸭、酒。

第四节　服药禁忌

服甘草：忌猪肉、海菜。

服黄连：忌猪肉、冷水。

服苍耳：忌猪肉、马肉、米泔。

服仙茅：忌牛肉、牛乳。

服半夏：忌羊肉、羊血、饴糖。

服菖蒲：忌羊肉、羊血、饴糖。

服牛膝：忌牛肉。

服商陆：忌狗肉。

服地黄：忌一切血，葱、蒜、萝卜。

服何首乌：忌一切血，葱、蒜、萝卜。

服荆芥：忌驴肉、无鳞鱼。

服紫苏、天冬、麦冬、龙骨：忌鲤鱼。

服苍白术：忌雀肉、青鱼、桃、李。

服薄荷：忌鳖肉。

服常山：忌生葱、生蒜。

服丹皮：忌蒜。

服丹参、茯苓：忌醋。

服附子、乌头、天雄：忌豉汁。

第五节　妊　娠　忌　食

孕妇的营养关系到腹中胎儿的营养和发育，妊娠早期饮食应尽量诱人，主要是使孕妇能进食、少吐。妊娠中期，胃纳渐增，进食增多，除各种谷类及豆类食物为主食健脾益气外，还可适当增加一些动物肉类和鱼、蛋、奶等血肉有情之品，以补益精血，以养胎元。妊娠后期常会出现水肿、便秘等现象，此阶段饮食宜淡不宜咸，可多食润肠通便之品。

妊娠期饮食应精心调配，保障营养的前提下，食用易消化食物，不宜饮酒，孕期避免食用生海鲜，如牡蛎、生鱼寿司等。妊娠期间应该忌食的有：桑葚、鸭子、山羊肉、狗肉、兔肉、驴肉、马肉、鸡肉合糯米、鸡子干姜、食雀肉饮酒、雀肉合豆酱。

第六节 老年饮食宜忌

人到老年时期的生理特点是脏腑功能减弱，气血不够充实和肾气功能减退。中医学认为肾有三最的特点，肾生最先，为生命之本，肾足最迟，肾的功能成熟较其他脏腑为晚，并且又是衰退最早的。《黄帝内经》云，"女子七七，任脉虚，太冲脉衰少，天癸竭，地道不通，故形坏而无子也"，"丈夫八八天癸竭，精少，肾脏衰，形体皆极，则齿发去"。就是说，女子在49岁左右已经开始绝经，没有生育能力，形体上出现衰老现象；男子在64岁左右也同样没有性和生殖功能，并且有脱发、脱齿现象，以及形体上出现衰老。由此可见，维持肾气的充实，有利于保持健康和推迟衰老。在饮食上如何适应这个阶段的需要，则是老年医学的一个重要课题。所谓美食，并非食必山珍海味，而是采用保肾、养脾的食品和食法，即勿冷、勿热、不硬、不软的饮食才称为"美味"，老年人应该坚持的饮食原则有以下几点：

食，勿强食，勿强饮；要饥而食，食不厌嚼，食不过饱；午餐要量腹而入；每顿饭后要散步，可能时用手揉腹及摩肾堂令热，使水土运动而扶脾保肾。饮，不可过多，要渴而饮，以温热为佳。切忌食辛、燥之品，如辣味食品、酒类等都具有辛散、走串之性，而耗损肾阴，实利少弊多矣。

老年人饮食要保持多样性，不可偏嗜。饮食清淡，多食蔬菜水果，少食肥甘厚味之品，如肥肉、动物内脏、甜食等，如食物过于肥腻、容易加重脾胃负担。老年人宜食容易消化熟食，不可多食生食、质硬、刺激性食物，少食多餐。

建议老年人常食以下食品：

果品类

• 栗子具有补肾功用，又易咀嚼。

• 梨与梨汤均有益阴清热之功，若大便秘结时，食之最佳。

• 山药有健脾、益肾之功，可常食之。

• 黑芝麻炒熟后每晚食一匙，有补肾、乌发之效。

• 核桃、桑椹、黑豆具有良好的补肾之力，蜜渍或做酱食用均宜。

• 柿子、松子、银耳、苹果、荔枝、莲子等均有养心、益肾之力。

• 西瓜夏季食用有解暑清热和养胃的作用。

肉类

• 瘦猪肉、猪肚、瘦羊肉、羊肚、鸡肉等，可养脾、健脾并益阴补中气。

水产类

• 海参、淡菜、鱼肚、黄鱼、鲤鱼、鲥鱼等均具有补肾的功效。

菜类

• 芹菜、菠菜、油菜、白菜、茄子、红白萝卜、竹笋、冬瓜、蚕豆、豌豆、胡萝卜等，均具有不同程度的宽中开胃、去湿健脾的功用，可根据不同季节选食。

食物营养成分表

（中国食物成分表标准版，第6版，中国疾病预防控制中心营养与健康所编著，北京大学医学出版社）

（以每100g可食部计）

谷类及其制品

食物项目	别名	食部(%)	水分(g)	蛋白质(g)	脂肪(g)	碳水化合物(g)	能量(kcal)	不溶性膳食纤维(g)	灰分(g)	钙(mg)	磷(mg)	铁(mg)	胡萝卜素(μg)	硫胺素(mg)	核黄素(mg)	烟酸(mg)	维生素C(mg)
小麦		100	10.0	11.9	1.3	75.2	338	10.8	1.6	34	325	5.1	0	0.40	0.10	4.00	0.0
糯米	江米	100	12.6	7.3	1.0	78.3	350	0.8	0.8	26	113	1.4	0	0.11	0.04	2.30	0.0
玉米（鲜）		46	71.3	4.0	1.2	22.8	112	2.9	0.7	—	117	1.1	—	0.16	0.11	1.80	16.0
大麦	元麦	100	13.1	10.2	1.4	73.3	327	9.9	2.0	66	381	6.4	0	0.43	0.14	3.90	0.0
小米		100	11.6	9.0	3.1	75.1	361	1.6	1.2	41	229	5.1	100	0.33	0.10	1.50	0.0

干豆类及其制品

（以每 100g 可食部计）

食物项目	别名	食部 (%)	水分 (g)	蛋白质 (g)	脂肪 (g)	碳水化合物 (g)	能量 (kcal)	不溶性膳食纤维 (g)	灰分 (g)	钙 (mg)	磷 (mg)	铁 (mg)	胡萝卜素 (μg)	硫胺素 (mg)	核黄素 (mg)	烟酸 (mg)	维生素C (mg)
黄豆	大豆	100	10.2	35.0	16.0	34.2	390	15.5	4.6	191	465	8.2	220	0.41	0.20	2.10	—
黄豆粉		100	6.7	32.7	18.3	37.6	432	7.0	4.7	207	395	8.1	380	0.31	0.22	2.50	—
赤小豆（干）	小豆、红小豆	100	12.6	20.2	0.6	63.4	324	7.7	3.2	74	305	7.4	80	0.16	0.11	2.00	—
绿豆（干）		100	12.3	21.6	0.8	62.0	329	6.4	3.3	81	337	6.5	130	0.25	0.11	2.00	—
豆腐（北）		100	78.6	9.2	8.1	3.0	116	—	1.1	105	112	1.5	—	0.05	0.02	0.11	Tr
豆腐（南）		100	83.6	5.7	5.8	3.9	87	—	1.0	113	76	1.2	—	0.06	0.02	Tr	Tr
油豆腐		100	58.8	17.0	17.6	4.9	245	0.6	1.7	147	238	5.2	30	0.05	0.04	0.30	—

续表

食物项目	别名	食部(%)	水分(g)	蛋白质(g)	脂肪(g)	碳水化合物(g)	能量(kcal)	不溶性膳食纤维(g)	灰分(g)	钙(mg)	磷(mg)	铁(mg)	胡萝卜素(μg)	硫胺素(mg)	核黄素(mg)	烟酸(mg)	维生素C(mg)
豆腐干(菜干)		100	71.3	13.4	7.1	5.0	137	0.3	3.2	179	79	3.0	—	0.01	0.01	0.30	—
豆腐干(熏干)		100	67.5	15.8	6.2	8.8	154	0.3	1.7	173	109	3.9	10	0.03	0.01	1.00	—
豆腐丝		100	58.4	21.5	10.5	6.2	203	1.1	3.4	204	220	9.1	30	0.04	0.12	0.50	—
黑豆(干)	黑大豆	100	9.9	36.0	15.9	33.6	401	10.2	4.6	224	500	7.0	30	0.20	0.33	2.00	—
蚕豆(干)		100	13.2	21.6	1.0	61.5	338	1.7	2.7	31	418	8.2	—	0.09	0.13	1.90	2.0
扁豆(干)		100	9.9	25.3	0.4	61.9	339	6.5	2.5	137	218	19.2	30	0.26	0.45	2.60	—

根茎类蔬菜

（以每100g 可食部计）

食物 项目	别名	食部 （%）	水分 （g）	蛋白质 （g）	脂肪 （g）	碳水 化合物 （g）	能量 （kcal）	不溶性 膳食 纤维 （g）	灰分 （g）	钙 （mg）	磷 （mg）	铁 （mg）	胡萝 卜素 （μg）	硫胺素 （mg）	核黄素 （mg）	烟酸 （mg）	维生素C （mg）
胡萝卜（黄）		97	87.4	1.4	0.2	10.2	46	1.3	0.8	32	16	0.5	4 010	0.04	0.04	0.20	16.0
胡萝卜（红）	金笋、 丁香萝卜	96	89.2	1.0	0.2	8.8	39	1.1	0.8	32	27	1.0	4 130	0.04	0.03	0.60	13.0
白萝卜（鲜）	莱菔	95	94.6	0.7	0.1	4.0	16	—	0.6	47	16	0.2	Tr	0.02	0.01	0.14	19.0
红萝卜	卞萝卜	97	93.8	1.0	0.1	4.6	22	0.8	0.5	11	26	2.8	Tr	0.05	0.02	0.10	3.0
红心萝卜	心里美	94	88.0	1.2	Tr	9.8	41	1.4	1.0	86	30	0.9	80	0.02	0.02	0.10	20.0
小水萝卜	算盘子、 红皮萝卜	66	93.9	1.1	0.2	4.2	21	1.0	0.6	32	21	0.4	20	0.02	0.04	0.40	22.0
水萝卜	脆萝卜	93	92.9	0.8	Tr	5.5	22	1.4	0.8	—	—	—	250	0.03	0.05	—	45.0

鲜豆类蔬菜

（以每 100g 可食部计）

食物项目	别名	食部（%）	水分（g）	蛋白质（g）	脂肪（g）	碳水化合物（g）	能量（kcal）	不溶性膳食纤维（g）	灰分（g）	钙（mg）	磷（mg）	铁（mg）	胡萝卜素（μg）	硫胺素（mg）	核黄素（mg）	烟酸（mg）	维生素C（mg）
黄豆芽		100	88.8	4.5	1.6	4.5	47	1.5	0.6	21	74	0.9	30	0.04	0.07	0.60	8.0
绿豆芽		100	95.3	1.7	0.1	2.6	16	1.2	0.3	14	19	0.3	11	0.02	0.02	0.35	4.0
四季豆	菜豆、芸豆	96	91.2	2.0	0.2	6.0	24	—	0.6	43	47	0.6	96	0.02	0.05	0.26	Tr
豇豆		97	90.1	2.2	0.3	7.3	32	—	0.7	62	55	0.8	526	0.06	0.05	—	13.0
豌豆（带荚，鲜）	回回豆	42	70.2	7.4	0.3	21.2	111	3.0	0.9	21	127	1.7	220	0.43	0.09	2.30	14.0
蚕豆（鲜）		31	70.2	8.8	0.4	19.5	111	3.1	1.1	16	200	3.5	310	0.37	0.10	1.50	16.0
荷兰豆		88	91.9	2.5	0.3	4.9	30	1.4	0.4	51	19	0.9	480	0.09	0.04	0.70	16.0

茄果、瓜类蔬菜

（以每100g可食部计）

食物项目	别名	食部（%）	水分（g）	蛋白质（g）	脂肪（g）	碳水化合物（g）	能量（kcal）	不溶性膳食纤维（g）	灰分（g）	钙（mg）	磷（mg）	铁（mg）	胡萝卜素（μg）	硫胺素（mg）	核黄素（mg）	烟酸（mg）	维生素C（mg）
茄子（紫皮、长）		95	93.4	1.1	0.1	4.8	18	—	0.6	50	21	0.5	—	0.03	0.03	—	—
茄子（紫皮、圆）		98	93.3	0.8	0.2	5.3	23	—	0.4	7	15	0.3	23	0.03	0.02	0.50	—
番茄	西红柿	97	95.2	0.9	0.2	3.3	15	—	0.4	4	24	0.2	375	0.02	0.01	0.49	14.0
樱桃番茄	小西红柿	98	92.5	1.0	0.2	5.8	25	—	0.5	6	26	0.3	332	0.03	0.02	0.92	33.0
辣椒（青、尖）		91	93.4	0.8	0.3	5.2	22	—	0.3	11	20	0.3	98	0.02	0.02	0.62	59.0
甜椒	灯笼椒、柿子椒	82	94.6	1.0	0.2	3.8	18	—	0.4	—	—	—	76	0.02	0.02	0.39	130.0
黄瓜（鲜）	胡瓜	92	95.8	0.8	0.2	2.9	16	0.5	0.3	24	24	0.5	90	0.02	0.03	0.20	9.0

续表

食物项目	别名	食部(%)	水分(g)	蛋白质(g)	脂肪(g)	碳水化合物(g)	能量(kcal)	不溶性膳食纤维(g)	灰分(g)	钙(mg)	磷(mg)	铁(mg)	胡萝卜素(μg)	硫胺素(mg)	核黄素(mg)	烟酸(mg)	维生素C(mg)
秋黄瓜	旱黄瓜	92	96.0	0.9	0.2	2.5	14	—	0.4	9	23	0.2	40	0.02	0.01	—	—
冬瓜		80	96.9	0.3	0.2	2.4	10	—	0.2	12	11	0.1	Tr	Tr	Tr	0.22	16.0
苦瓜(鲜)	凉瓜、癞瓜	81	93.4	1.0	0.1	4.9	22	1.4	0.6	14	35	0.7	100	0.03	0.03	0.40	56.0
南瓜(鲜)	倭瓜、番瓜	85	93.5	0.7	0.1	5.3	23	0.8	0.4	16	24	0.4	890	0.03	0.04	0.40	8.0
西葫芦		73	94.9	0.8	0.2	3.8	19	0.6	0.3	15	17	0.3	30	0.01	0.03	0.20	6.0
丝瓜		83	94.1	1.3	0.2	4.0	20	—	0.4	37	33	0.3	155	0.02	0.04	0.32	4.0
秋葵		98	91.2	1.8	0.2	6.2	25	1.8	0.6	101	41	0.2	238	0.06	0.05	0.42	7.2

葱蒜类蔬菜

（以每100g可食部计）

食物项目	别名	食部(%)	水分(g)	蛋白质(g)	脂肪(g)	碳水化合物(g)	能量(kcal)	不溶性膳食纤维(g)	灰分(g)	钙(mg)	磷(mg)	铁(mg)	胡萝卜素(μg)	硫胺素(mg)	核黄素(mg)	烟酸(mg)	维生素C(mg)
大蒜（白皮,鲜）	蒜头	85	66.6	4.5	0.2	27.6	128	1.1	1.1	39	117	1.2	30	0.04	0.06	0.60	7.0
大蒜（紫皮,鲜）	蒜头	89	63.8	5.2	0.2	29.6	139	1.2	1.2	10	129	1.3	20	0.29	0.06	0.80	7.0
蒜黄（黄色）		97	93.0	2.5	0.2	3.8	24	1.4	0.5	24	58	1.3	280	0.05	0.07	0.60	18.0
蒜苗（绿色,青蒜）		82	88.9	2.1	0.4	8.0	40	1.8	0.6	29	44	1.4	280	0.11	0.08	0.50	35.0
大葱		82	91.8	1.6	0.3	5.8	28	2.2	0.5	63	25	0.6	64	0.06	0.03	0.50	3.0
洋葱（鲜）	葱头	90	89.2	1.1	0.2	9.0	40	0.9	0.5	24	39	0.6	20	0.03	0.03	0.30	8.0
韭菜		90	92.0	2.4	0.4	4.5	25	—	0.7	44	45	0.7	1 596	0.04	0.05	0.86	2.0
韭黄	韭芽（黄色）	88	93.2	2.3	0.2	3.9	24	1.2	0.4	25	48	1.7	260	0.03	0.05	0.70	15.0
薤白（鲜）	小根蒜、山蒜、团蒜	100	68.0	3.4	0.4	27.1	124	0.9	1.1	100	53	4.6	90	0.08	0.14	1.00	36.0

嫩茎、叶、花类蔬菜

（以每100g可食部计）

食物项目	别名	食部(%)	水分(g)	蛋白质(g)	脂肪(g)	碳水化合物(g)	能量(kcal)	不溶性膳食纤维(g)	灰分(g)	钙(mg)	磷(mg)	铁(mg)	胡萝卜素(μg)	硫胺素(mg)	核黄素(mg)	烟酸(mg)	维生素C(mg)
大白菜（青白口）		83	95.1	1.4	0.1	3.0	17	0.9	0.4	35	28	0.6	80	0.03	0.04	0.40	28.0
酸白菜	酸菜	100	94.9	0.7	0.2	2.6	10	—	1.6	48	38	0.3	—	0.01	0.01	Tr	—
乌菜	乌塌菜、塌棵菜	89	91.8	2.6	0.4	4.2	28	1.4	1.0	186	53	3.0	1010	0.06	0.11	1.10	45.0
小白菜	青菜	94	94.8	1.4	0.3	2.4	14	—	1.1	117	26	1.3	1853	0.01	0.05	—	64.0
油菜		96	95.6	1.3	0.5	2.0	14	—	0.9	148	23	0.9	1083	0.02	0.05	0.55	—
结球甘蓝（绿）	圆白菜	86	94.5	0.9	0.2	4.0	17	—	0.4	28	18	0.2	12	0.02	0.02	0.24	16.0
结球甘蓝（紫）	圆白菜	86	91.8	1.2	0.2	6.2	25	—	0.6	65	22	0.4	—	0.04	0.03	0.15	26.0

续表

食物项目	别名	食部(%)	水分(g)	蛋白质(g)	脂肪(g)	碳水化合物(g)	能量(kcal)	不溶性膳食纤维(g)	灰分(g)	钙(mg)	磷(mg)	铁(mg)	胡萝卜素(µg)	硫胺素(mg)	核黄素(mg)	烟酸(mg)	维生素C(mg)
蕹菜	空心菜、藤藤菜	100	92.3	2.2	0.2	4.0	19	—	1.3	115	37	1.0	1 714	0.03	0.05	0.22	5.0
菠菜(鲜)	赤根菜	89	91.2	2.6	0.3	4.5	28	1.7	1.4	66	47	2.9	2 920	0.04	0.11	0.60	32.0
莴笋叶	莴苣菜	100	95.0	1.0	0.2	2.9	15	—	0.9	9	37	0.2	24	0.03	Tr	—	Tr
莴笋(鲜)	莴苣	62	95.5	1.0	0.1	2.8	15	0.6	0.6	23	48	0.9	150	0.02	0.02	0.50	4.0
茼蒿(鲜)	蓬蒿菜、艾菜	82	93.0	1.9	0.3	3.9	24	1.2	0.9	73	36	2.5	1 510	0.04	0.09	0.60	18.0
茴香(鲜)	小茴香	86	91.2	2.5	0.4	4.2	27	1.6	1.7	154	23	1.2	2 410	0.06	0.09	0.80	26.0
芹菜茎		67	93.1	1.2	0.2	4.5	22	1.2	1.0	80	38	1.2	340	0.02	0.06	0.40	8.0
菜花(白色)	花椰菜	82	93.2	1.7	0.2	4.2	20	2.1	0.7	31	32	0.4	11	0.04	0.04	0.32	32.0

续表

食物项目	别名	食部（%）	水分（g）	蛋白质（g）	脂肪（g）	碳水化合物（g）	能量（kcal）	不溶性膳食纤维（g）	灰分（g）	钙（mg）	磷（mg）	铁（mg）	胡萝卜素（μg）	硫胺素（mg）	核黄素（mg）	烟酸（mg）	维生素C（mg）
西蓝花	绿菜花	83	91.6	3.5	0.6	3.7	27	—	0.6	50	61	0.9	151	0.06	0.08	0.73	56.0
萝卜缨（小萝卜）		93	92.8	1.6	0.3	4.1	23	1.4	1.2	238	32	0.2	710	0.03	0.13	0.40	51.0
百合（鲜）		82	56.7	3.2	0.1	38.8	166	1.7	1.2	11	61	1.0	—	0.02	0.04	0.70	18.0

水生蔬菜表

（以每100g可食部计）

食物项目	别名	食部（%）	水分（g）	蛋白质（g）	脂肪（g）	碳水化合物（g）	能量（kcal）	不溶性膳食纤维（g）	灰分（g）	钙（mg）	磷（mg）	铁（mg）	胡萝卜素（μg）	硫胺素（mg）	核黄素（mg）	烟酸（mg）	维生素C（mg）
藕	莲藕	88	86.4	1.2	0.2	11.5	47	2.2	0.7	18	45	0.3	Tr	0.04	0.01	0.12	19.0
茭白（鲜）	茭笋、茭粑	74	92.2	1.2	0.2	5.9	26	1.9	0.5	4	36	0.4	30	0.02	0.03	0.50	5.0
慈菇（鲜）	乌芋、白地果	89	73.6	4.6	0.2	19.9	97	1.4	1.7	14	157	2.2	—	0.14	0.07	1.60	4.0

薯芋类蔬菜

（以每 100g 可食部计）

食物项目	别名	食部（%）	水分（g）	蛋白质（g）	脂肪（g）	碳水化合物（g）	能量（kcal）	不溶性膳食纤维（g）	灰分（g）	钙（mg）	磷（mg）	铁（mg）	胡萝卜素（µg）	硫胺素（mg）	核黄素（mg）	烟酸（mg）	维生素C（mg）
姜（鲜）	黄姜	95	87.0	1.3	0.6	10.3	46	2.7	0.8	27	25	1.4	170	0.02	0.03	0.80	4.0
山药（鲜）	葛薯、粉葛	83	84.8	1.9	0.2	12.4	57	0.8	0.7	16	34	0.3	20	0.05	0.02	0.30	5.0
芋头	芋艿、毛芋	88	85.0	1.3	0.2	12.7	56	1.0	0.8	11	50	0.3	14	0.05	0.02	0.28	1.5

野生蔬菜类

（以每 100g 可食部计）

食物项目	别名	食部（%）	水分（g）	蛋白质（g）	脂肪（g）	碳水化合物（g）	能量（kcal）	不溶性膳食纤维（g）	灰分（g）	钙（mg）	磷（mg）	铁（mg）	胡萝卜素（µg）	硫胺素（mg）	核黄素（mg）	烟酸（mg）	维生素C（mg）
香椿（鲜）	香椿芽	76	85.2	1.7	0.4	10.9	211	1.8	1.8	96	147	3.9	700	0.07	0.12	0.90	40.0
苜蓿	草头、金花菜	95	90.2	5	0.7	2.9	148	1.4	1.2	112	22	2.8	5 490	0.02	0.17	1.00	102.0

水果类及制品

（以每100g可食部计）

食物项目	别名	食部(%)	水分(g)	蛋白质(g)	脂肪(g)	碳水化合物(g)	能量(kcal)	不溶性膳食纤维(g)	灰分(g)	钙(mg)	磷(mg)	铁(mg)	胡萝卜素(μg)	硫胺素(mg)	核黄素(mg)	烟酸(mg)	维生素C(mg)
苹果（代表值）		85	86.1	0.4	0.2	13.7	53	1.7	0.2	4	7	0.3	50	0.02	0.03	0.20	3.0
梨（代表值）		82	85.9	0.3	0.1	13.1	51	2.6	0.3	7	14	0.4	20	0.03	0.03	0.20	5.0
鸭梨		82	88.3	0.2	0.2	11.1	45	1.1	0.2	4	14	0.9	10	0.03	0.03	0.20	4.0
桃（代表值）		89	88.9	0.6	0.1	10.1	42	1.0	0.4	6	11	0.3	20	0.01	0.02	0.30	10.0
柿		87	80.6	0.4	0.1	18.5	74	1.4	0.4	9	23	0.2	120	0.02	0.02	0.30	30.0
柿饼		97	33.8	1.8	0.2	62.8	255	2.6	1.4	54	55	2.7	290	0.01	Tr	0.50	Tr
荔枝		73	81.9	0.9	0.2	16.6	71	0.5	0.4	2	24	0.4	10	0.10	0.04	1.10	41.0
桂圆		50	81.4	1.2	0.1	16.6	71	0.4	0.7	6	30	0.2	20	0.01	0.14	1.30	43.0
枣（鲜）		87	67.4	1.1	0.3	30.5	125	1.9	0.7	22	23	1.2	240	0.06	0.09	0.90	243.0
樱桃		80	88.0	1.1	0.2	10.2	46	0.3	0.5	11	27	0.4	210	0.02	0.02	0.60	10.0
红果	山里红、大山楂	76	73.0	0.5	0.6	25.1	102	3.1	0.8	52	24	0.9	100	0.02	0.02	0.40	53.0

续表

食物项目	别名	食部(%)	水分(g)	蛋白质(g)	脂肪(g)	碳水化合物(g)	能量(kcal)	不溶性膳食纤维(g)	灰分(g)	钙(mg)	磷(mg)	铁(mg)	胡萝卜素(μg)	硫胺素(mg)	核黄素(mg)	烟酸(mg)	维生素C(mg)
石榴(代表值)		57	79.2	1.3	0.2	18.5	72	4.9	0.6	6	70	0.2	—	0.05	0.03	—	8.0
葡萄(代表值)		86	88.5	0.4	0.3	10.3	45	1.0	0.3	9	13	0.4	40	0.03	0.02	0.25	4.0
菠萝蜜	木菠萝	43	73.2	0.2	0.3	25.7	105	0.8	0.6	9	18	0.5	18	0.06	0.05	0.70	9.0
橘(四川红橘)		78	89.1	0.7	0.1	9.8	42	0.7	0.3	42	25	0.5	180	0.24	0.04	0.30	33.0
橘柑子	宽皮桔	78	88.6	0.8	0.1	10.2	44	0.5	0.3	24	18	0.2	490	0.04	0.03	0.20	35.0
橙		74	87.4	0.8	0.2	11.1	48	0.6	0.5	20	22	0.4	160	0.05	0.04	0.30	33.0
柚	文旦	69	89.0	0.8	0.2	9.5	42	0.4	0.5	4	24	0.3	10	—	0.03	0.30	23.0
中华猕猴桃	毛叶猕猴桃	83	83.4	0.8	0.6	14.5	61	2.6	0.7	27	26	1.2	130	0.05	0.02	0.30	62.0
西瓜(代表值)		59	92.3	0.5	0.3	6.8	31	0.2	0.2	7	12	0.4	173	0.02	0.04	0.30	5.7
菠萝	凤梨、地菠萝	68	88.4	0.5	0.1	10.8	44	1.3	0.2	12	9	0.6	20	0.04	0.02	0.20	18.0

坚果、种子类

（以每100g可食部计）

食物项目	别名	食部 (%)	水分 (g)	蛋白质 (g)	脂肪 (g)	碳水化合物 (g)	能量 (kcal)	不溶性膳食纤维 (g)	灰分 (g)	钙 (mg)	磷 (mg)	铁 (mg)	胡萝卜素 (μg)	硫胺素 (mg)	核黄素 (mg)	烟酸 (mg)	维生素C (mg)
花生仁（炒）		100	1.8	23.9	44.4	25.7	589	4.3	4.2	284	315	6.9	—	0.12	0.10	18.90	Tr
核桃（干）	胡桃	43	5.2	14.9	58.8	19.1	646	9.5	2.0	56	294	2.7	30	0.15	0.14	0.90	1.0
栗子（鲜）	板栗	80	52.0	4.2	0.7	42.2	188	1.7	0.9	17	89	1.1	190	0.14	0.17	0.80	24.0
榛子（干）		27	7.4	20.0	44.8	24.3	561	9.6	3.5	104	422	6.4	50	0.62	0.14	2.50	Tr
松子（熟）		69	3.4	12.9	40.4	40.3	553	—	3.0	14	453	3.9	—	0.14	0.17	1.40	—
香榧（熟）		61	1.1	12.4	57.0	26.9	644	—	2.6	83	248	1.8	—	0.04	0.10	—	—
白果（干）	银杏	67	9.9	13.2	1.3	72.6	355	—	3.0	54	23	0.2	—	—	0.10	Tr	Tr
开心果（熟）		82	0.8	20.6	53.0	21.9	631	8.2	3.7	108	468	4.4	—	0.45	0.10	1.10	—
腰果（熟）		100	2.1	24.0	50.9	20.4	615	10.4	2.6	19	639	7.4	49.0	0.24	0.13	1.30	—

畜肉类及制品

（以每 100g 可食部计）

食物项目	别名	食部(%)	水分(g)	蛋白质(g)	脂肪(g)	碳水化合物(g)	能量(kcal)	胆固醇(mg)	灰分(g)	钙(mg)	磷(mg)	铁(mg)	总维生素A(μg)	硫胺素(mg)	核黄素(mg)	烟酸(mg)	维生素C(mg)
猪肉（奶面）	硬五花	79	53.0	13.6	30.6	2.2	339	77	0.6	6	120	1.3	10	0.36	0.15	3.10	Tr
猪心		97	76.0	16.6	5.3	1.1	119	151	1.0	12	189	4.3	13	0.19	0.48	6.80	4.0
猪肝		100	72.6	19.2	4.7	1.8	126	180	1.7	6	243	23.2	6 502	0.22	2.02	10.11	20.0
牛肉（后腿）		100	74.9	20.9	2.0	1.1	106	74	1.1	5	210	3.3	3	0.04	0.14	6.10	Tr
牛肝		100	68.7	19.8	3.9	6.2	139	297	1.4	4	252	6.6	20 220	0.16	1.30	11.90	—
羊肉（代表值，fat 7g）		100	72.5	18.5	6.5	1.6	139	82	1.0	16	161	3.9	8	0.07	0.16	4.41	Tr
驴肉（瘦）		100	73.8	21.5	3.2	0.4	116	74	1.1	2	178	4.3	72	0.03	0.16	2.50	Tr
狗肉		80	76.0	16.8	4.6	1.8	116	62	0.8	52	107	2.9	12	0.34	0.20	3.50	Tr
兔肉（野）		100	80.6	16.6	2.0	0.0	84	48	0.8	23	293	7.4	—	0.21	—	—	Tr
鹿肉（养殖梅花鹿）		100	78.0	19.7	1.3	0.3	92	5	0.7	4	177	2.3	Tr	0.05	0.24	—	Tr

禽肉类及制品

（以每100g可食部计）

食物项目	别名	食部（%）	水分（g）	蛋白质（g）	脂肪（g）	碳水化合物（g）	能量（kcal）	胆固醇（mg）	灰分（g）	钙（mg）	磷（mg）	铁（mg）	总维生素A（μg）	硫胺素（mg）	核黄素（mg）	烟酸（mg）	维生素C（mg）
鸡（代表值）		63	70.5	20.3	6.7	0.9	145	106	1.1	13	166	1.8	92	0.06	0.07	7.54	Tr
鸭（代表值）		68	63.9	15.5	19.7	0.2	240	94	0.7	6	122	2.2	52	0.08	0.22	4.20	Tr
鹅		63	61.4	17.9	19.9	0.0	251	74	0.8	4	144	3.8	42	0.07	0.23	4.90	Tr
鹌鹑		58	75.1	20.2	3.1	0.2	110	157	1.4	48	179	2.3	40	0.04	0.32	6.30	Tr
鸽		42	66.0	16.5	14.2	1.7	201	99	1.0	30	136	3.8	53	0.06	0.20	6.90	Tr

鱼虾蟹贝类

（以每100g可食部计）

食物项目	别名	食部（%）	水分（g）	蛋白质（g）	脂肪（g）	碳水化合物（g）	能量（kcal）	胆固醇（mg）	灰分（g）	钙（mg）	磷（mg）	铁（mg）	总维生素A（μg）	硫胺素（mg）	核黄素（mg）	烟酸（mg）	维生素C（mg）
鳙鱼	胖头鱼、摆佳鱼、花鲢鱼	61	76.5	15.3	2.2	4.7	100	112	1.3	82	180	0.8	34	0.04	0.11	2.80	Tr

续表

食物项目	别名	食部（%）	水分（g）	蛋白质（g）	脂肪（g）	碳水化合物（g）	能量（kcal）	胆固醇（mg）	灰分（g）	钙（mg）	磷（mg）	铁（mg）	总维生素A（µg）	硫胺素（mg）	核黄素（mg）	烟酸（mg）	维生素C（mg）
墨鱼（鲜、曼氏无针乌贼）		69	79.2	15.2	0.9	3.4	83	226	1.3	15	165	1.0	Tr	0.02	0.04	1.80	Tr
带鱼	白带鱼、刀鱼	76	73.3	17.7	4.9	3.1	127	76	1.0	28	191	1.2	29	0.02	0.06	2.80	Tr
东方对虾		67	78.0	18.3	0.5	1.6	84	183	1.6	35	253	1.0	52	0.02	0.11	0.90	Tr
海虾		51	79.3	16.8	0.6	1.5	79	117	1.8	146	196	3.0	Tr	0.01	0.05	1.90	Tr
海蟹		55	77.1	13.8	2.3	4.7	95	125	2.1	208	142	1.6	30	0.01	0.10	2.50	Tr
河蟹		42	75.8	17.5	2.6	2.3	103	267	1.8	126	182	2.9	389	0.06	0.28	1.70	Tr
鲍鱼	杂色鲍	65	77.5	12.6	0.8	6.6	84	242	2.5	266	77	22.6	24	0.06	0.16	0.20	Tr
河蚌		43	85.3	10.9	0.8	0.7	54	103	2.3	248	305	26.6	243	0.01	0.18	0.70	Tr
田螺		26	82.0	11.0	0.2	3.6	60	154	3.2	1 030	93	19.7	Tr	0.02	0.19	2.20	Tr

续表

食物项目	别名	食部 (%)	水分 (g)	蛋白质 (g)	脂肪 (g)	碳水化合物 (g)	能量 (kcal)	胆固醇 (mg)	灰分 (g)	钙 (mg)	磷 (mg)	铁 (mg)	总维生素 A (μg)	硫胺素 (mg)	核黄素 (mg)	烟酸 (mg)	维生素 C (mg)
文蛤（鲜）		31	84.7	9.2	0.7	3.2	56	18	2.2	30	90	17.7	—	—	—	—	Tr
银蚶	蚶子	27	82.7	12.2	1.4	2.3	71	89	1.4	49	111	7.3	—	Tr	0.06	0.90	Tr
海参		100	77.1	16.5	0.2	2.5	78	51	3.7	285	28	13.2	Tr	0.03	0.04	0.10	Tr
鱿鱼（鲜，中国枪乌贼）	枪乌贼	97	80.4	17.4	1.6	0.0	84	268	1.1	44	19	0.9	35	0.02	0.06	1.60	Tr
乌龟（肉）		100	63.2	14.5	21.1	0.4	250	69	0.8	8	152	1.6	—	—	—	—	Tr

乳类及制品

（以每100g 可食部计）

食物项目	别名	食部 (%)	水分 (g)	蛋白质 (g)	脂肪 (g)	碳水化合物 (g)	能量 (kcal)	胆固醇 (mg)	灰分 (g)	钙 (mg)	磷 (mg)	铁 (mg)	总维生素 A (μg)	硫胺素 (mg)	核黄素 (mg)	烟酸 (mg)	维生素 C (mg)
纯牛奶（代表值，全脂）		100	87.6	3.3	3.6	4.9	65	17	0.7	107	90	0.3	54	0.03	0.12	0.11	Tr

续表

食物项目	别名	食部(%)	水分(g)	蛋白质(g)	脂肪(g)	碳水化合物(g)	能量(kcal)	胆固醇(mg)	灰分(g)	钙(mg)	磷(mg)	铁(mg)	总维生素A(μg)	硫胺素(mg)	核黄素(mg)	烟酸(mg)	维生素C(mg)
鲜牛奶（代表值，全脂）		100	87.1	3.4	3.7	5.1	67	21	0.7	113	103	0.3	73	0.02	0.12	—	Tr
人乳		100	87.6	1.3	3.4	7.4	65	11	0.3	30	13	0.1	11	0.01	0.05	0.20	5.0
全脂奶粉（代表值）		100	2.6	19.9	22.3	50.5	482	79	4.7	928	513	4.6	380	0.13	1.90	0.50	23.6
干酪	奶酪	100	43.5	25.7	23.5	3.5	328	11	3.8	799	326	2.4	152	0.06	0.91	0.60	—

蛋类及制品

（以每100g可食部计）

食物项目	别名	食部(%)	水分(g)	蛋白质(g)	脂肪(g)	碳水化合物(g)	能量(kcal)	胆固醇(mg)	灰分(g)	钙(mg)	磷(mg)	铁(mg)	总维生素A(μg)	硫胺素(mg)	核黄素(mg)	烟酸(mg)	维生素C(mg)
鸡蛋（代表值）		87	75.2	13.1	8.6	2.4	139	648	0.9	56	130	1.6	255	0.09	0.20	0.20	Tr
鸭蛋		87	70.3	12.6	13.0	3.1	180	565	1.0	62	226	2.9	261	0.17	0.35	0.20	Tr

续表

食物项目	别名	食部 (%)	水分 (g)	蛋白质 (g)	脂肪 (g)	碳水化合物 (g)	能量 (kcal)	胆固醇 (mg)	灰分 (g)	钙 (mg)	磷 (mg)	铁 (mg)	总维生素 A (μg)	硫胺素 (mg)	核黄素 (mg)	烟酸 (mg)	维生素 C (mg)
鹅蛋		87	69.3	11.1	15.6	2.8	196	704	1.2	34	130	4.1	192	0.08	0.30	0.40	Tr
鹌鹑蛋		86	73.0	12.8	11.1	2.1	160	515	1.0	47	180	3.2	337	0.11	0.49	0.10	Tr

备注:

代表值: 几条相同食物数据计算的中位数或均值。

Tr: 未检出或微量, 低于目前应用的检测方法的检出线或未检出。

(0): 估计0值, 理论上为0值或测定后为0。

一: 未检测, 理论上食物中应存在一定量该种成分, 但未实际检测。